国家卫生健康委员会"十三五"规划教材

全 国 高 等 学 校 教 材

U0304169

供健康服务与管理专业及相关专业用

职业健康服务与管理

Occupational Health Service and Management

主　编　杨　磊　李卫东

副主编　姚　华　汤乃军　刘　静

编　　委（以姓氏笔画为序）

付　昕（江西中医药大学）

刘　静（海南医学院）

刘志胜（深圳市瑞安医疗服务有限公司）

汤乃军（天津医科大学）

李卫东（广东药科大学）

杨　磊（杭州师范大学）

张　恒（云南中医药大学）

洪　玉（杭州师范大学）

姚　华（新疆医科大学）

唐艳超（空军杭州特勤疗养中心）

黄德寅（天津市化工职工职业病防治院）

曾奇兵（贵州医科大学）

廖丽贞（广东药科大学）

燕　贞（郑州大学）

编写秘书

王大辉（杭州师范大学）

人民卫生出版社

图书在版编目（CIP）数据

职业健康服务与管理/杨磊，李卫东主编. —北京：
人民卫生出版社，2020
ISBN 978-7-117-29510-9

Ⅰ. ①职… Ⅱ. ①杨…②李… Ⅲ. ①卫生服务－医
学院校－教材②卫生管理－医学院校－教材 Ⅳ.
①R197.1②R197.32

中国版本图书馆 CIP 数据核字（2020）第 005095 号

| 人卫智网 | www.ipmph.com | 医学教育、学术、考试、健康，购书智慧智能综合服务平台 |
| 人卫官网 | www.pmph.com | 人卫官方资讯发布平台 |

职业健康服务与管理

主　　编：杨　磊　李卫东
出版发行：人民卫生出版社（中继线 010-59780011）
地　　址：北京市朝阳区潘家园南里 19 号
邮　　编：100021
E - mail：pmph @ pmph.com
购书热线：010-59787592　010-59787584　010-65264830
印　　刷：人卫印务（北京）有限公司
经　　销：新华书店
开　　本：850×1168　1/16　印张：14
字　　数：395 千字
版　　次：2020 年 1 月第 1 版　2024 年 8 月第 1 版第 3 次印刷
标准书号：ISBN 978-7-117-29510-9
定　　价：49.00 元

打击盗版举报电话：010-59787491　E-mail：WQ @ pmph.com
质量问题联系电话：010-59787234　E-mail：zhiliang @ pmph.com

全国高等学校健康服务与管理专业
第一轮规划教材编写说明

《"健康中国 2030"规划纲要》中指出,健康是促进人的全面发展的必然要求,是经济社会发展的基础条件。实现国民健康长寿,是国家富强、民族振兴的重要标志,也是全国各族人民的共同愿望。推进健康中国建设,是全面建成小康社会、基本实现社会主义现代化的重要基础,是全面提升中华民族健康素质、实现人民健康与经济社会协调发展的国家战略。

要推进落实健康中国战略,大力促进健康服务业发展需要大量专门人才。2016 年,教育部在本科专业目录调整中设立了"健康服务与管理"专业(专业代码 120410T);本专业毕业授予管理学学位,修业年限为四年;目前逐步形成了以医学类院校为主、综合性大学和理工管理类院校为辅、包括不同层次院校共同参与的本科教育体系,各院校分别在不同领域的专业比如中医、老年、运动、管理、旅游等发挥优势,为本专业适应社会发展和市场需求提供了多样化选择的发展模式,充分体现了健康服务业业态发展充满活力和朝阳产业的特色。

我国"健康服务与管理"专业理论和实践教学还处于起步阶段,具有中国特色的健康服务与管理理论体系和实践服务模式还在逐渐完善中。为此,2016 年 4 月和 8 月,人民卫生出版社分别参与"健康服务与管理"专业人才培养模式专家研讨会和"健康服务与管理"专业教材建设会议;2017 年 1 月,人民卫生出版社组织召开了"健康服务与管理"专业规划教材编写论证会议;2018 年 2 月,人民卫生出版社组织召开了"健康服务与管理"专业规划教材评审委员会一届一次会议。在充分调研论证的基础上,根据培养目标、课程设置确定了第一轮规划教材的编写品种,部分编写品种也与《"健康中国 2030"规划纲要》中"要积极促进健康与养老、旅游、互联网、健身休闲、食品融合,催生健康新产业、新业态、新模式,发展基于互联网的健康服务,鼓励发展健康体检、咨询等健康服务,促进个性化健康管理服务发展,培育一批有特色的健康管理服务产业;培育健康文化产业和体育医疗康复产业;制定健康医疗旅游行业标准、规范,打造具有国际竞争力的健康医疗旅游目的地;大力发展中医药健康旅游"相对应。

本套教材编写特点如下:

1. 服务健康中国战略 本套教材的编撰进一步贯彻党的十九大精神,将"健康中国"战略贯穿教材编写全过程,为学科发展与教学改革、专业人才培养提供有力抓手和契机,为健康中国作出贡献。

2. 紧密围绕培养目标 健康服务与管理专业人才培养定位是为健康服务业培养既懂业务又懂管理的实用性管理型人才。人才培养应围绕实际操作技能和解决健康服务问题的能力要求,用医学和管理学手段为健康服务业健康、有序、科学发展提供专业支持。本套教材的编撰紧密围绕培养目标,力求在各部教材中得以体现。

3. 作者团队多样 本套教材的编者不仅包括开设"健康服务与管理"专业院校一线教学专

家,还包括本学科领域行业协会和企业的权威学者,希望能够凝聚全国专家的智慧,充分发挥院校、行业协会及企业合作的优势,打造具有时代特色、体现学科特点、符合教学需要的精品教材。

4. 编写模式创新　为满足教学资源的多样化,教材采用了"融合教材"的编写模式,将纸质教材内容与数字资源内容相结合,教材使用者可以通过移动设备扫描纸质教材中的"二维码"获取更多的教材相关富媒体资料,包括教学课件、思考题解题思路、高清彩图以及视频等。

本套教材共 16 种,均为国家卫生健康委员会"十三五"规划教材,预计 2019 年秋季陆续出版发行,数字内容也将同步上线。希望全国广大院校在使用过程中能够多提供宝贵意见,反馈使用信息,为下一轮教材的修订工作建言献策。

全国高等学校健康服务与管理专业
第一届教材评审委员会

主任委员

郭　姣　广东药科大学

副主任委员

郭　清　浙江中医药大学　　　杨　磊　杭州师范大学
曾　渝　海南医学院　　　　　杨　晋　人民卫生出版社

委员（按姓氏笔画排序）

于恩彦　浙江省人民医院　　　　　　李卫东　广东药科大学
王　锦　华录健康养老发展有限公司　李浴峰　武警后勤学院
王中男　东北师范大学　　　　　　　杨　华　浙江中医药大学
王彦杰　新乡医学院三全学院　　　　张会君　锦州医科大学
毛　瑛　西安交通大学　　　　　　　张志勇　山东体育学院
毛振华　武汉大学　　　　　　　　　张智勇　武汉科技大学
孔军辉　北京中医药大学　　　　　　范艳存　内蒙古医科大学
冯毅翀　成都医学院　　　　　　　　金荣疆　成都中医药大学
朱卫丰　江西中医药大学　　　　　　周尚成　广州中医药大学
向月应　广西师范大学　　　　　　　俞　熔　美年大健康产业集团股份有限公司
邬　洁　人民卫生出版社　　　　　　钱芝网　上海健康医学院
刘世征　中国健康管理协会　　　　　倪达常　湖南医药学院
刘忠民　吉林大学　　　　　　　　　曹　熠　贵州医科大学
江启成　安徽医科大学　　　　　　　曾　强　中国人民解放军总医院
孙宏伟　潍坊医学院　　　　　　　　魏　来　遵义医科大学
杜　清　滨州医学院

秘书

关向东　广东药科大学　　　　　曹维明　浙江中医药大学
黑启明　海南医学院　　　　　　肖宛凝　人民卫生出版社

全国高等学校健康服务与管理专业
第一轮教材目录

序号	书名	主编		副主编			
1	健康服务与管理导论	郭 清		景汇泉	刘永贵		
2	健康管理学	郭 姣		王培玉	金 浪	郑国华	杜 清
3	健康经济学	毛振华		江启成	杨 练		
4	健康保障	毛 瑛		高广颖	周尚成		
5	健康信息管理	梅 挺		时松和	牟忠林	曾 柱	蔡永铭
6	健康心理学	孙宏伟	黄雪薇	于恩彦	孔军辉	朱唤清	
7	健康运动学	张志勇	刘忠民	翁锡全	骆红斌	吴 霜	徐峻华
8	健康营养学	李增宁		夏 敏	潘洪志	焦广宇	叶蔚云
9	健康养生学	傅南琳		谢 甦	夏丽娜	程绍民	
10	健康教育与健康促进	李浴峰	马海燕	马 莉	曹春霞	闫连秋	钱国强
11	职业健康服务与管理	杨 磊	李卫东	姚 华	汤乃军	刘 静	
12	老年健康服务与管理	曾 强	陈 垦	李 敏	武 强	谢朝辉	张会君
13	社区健康服务与管理	曾 渝	王中男	李 伟	丁 宏	任建萍	
14	健康服务与管理技能	许亮文	关向东	王淑霞	王 毅	许才明	
15	健康企业管理	杨大光	曹 煜	何 强	曹维明	邱 超	
16	健康旅游学	黑启明	向月应	金荣疆	林增学	吴海波	陈小勇

主 编 简 介

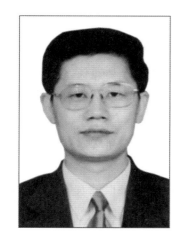

杨 磊

男，1962 年生于新疆维吾尔自治区。现任杭州师范大学副校长，教授，博士研究生导师。享受国务院政府特殊津贴，国家首批新世纪"百千万人才工程"国家级人选。教育部高等学校教学指导委员会公共卫生与预防医学类专业教学指导委员会委员，浙江省高校护理学及预防医学类等专业教学指导委员会副主任委员，浙江省预防医学会副会长。

在高等学校从事教育科研工作 35 年，是教育部服务国家特殊需求"治未病与健康管理"博士人才培养项目负责人，浙江省重点科技创新团队"公共卫生监测与突发事件处置关键技术"负责人，浙江省高校"钱江高级人才"（特聘教授）。杭州市"劳动卫生与职业病学"重中之重学科负责人。

主持完成国家科技部国际合作项目 1 项，国家重点基础研究发展计划（973）前期研究专项 1 项，国家自然科学基金 6 项，教育部重大科技项目 1 项，浙江省科技厅国际科技合作研究重点项目 1 项等多项大型课题的研究，获省部级教学科研成果奖 5 项。在国内外学术刊物上发表论文 120 余篇，其中 SCI 收录论文 50 余篇。主编和参编教材、著作 10 余部。近年来承担了国家卫生健康委、杭州市、昆明市等全民健康管理制度、健康城市建设、健康服务业政策研究等科研项目，主持完成的"省级卫生资源配置标准研究"被政府采纳应用并获省级科技进步三等奖。

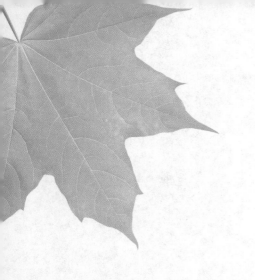

主 编 简 介

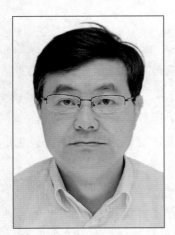

李卫东

男，1962 年生于安徽省。现任广东药科大学健康学院院长、广东省光与健康工程技术研究中心主任，医学博士，教授，硕士研究生导师。国家自然科学基金函审专家。世界中医药联合会药膳食疗分会常务理事；广东省保健协会脾胃健康分会名誉会长；广东省康复医学学会呼吸康复分会副会长；广东省本科院校医学技术类教学指导委员会委员。

从事高等教育工作 35 年，治学严谨，系统讲授过人体结构生理学、中西医结合概论、基础医学概论、健康管理学等课程；指导培养 20 余名硕士研究生。2012 年创建国内首个健康学院，能准确把握大健康学科发展趋势，创办国内首批"健康服务与管理专业"。主持和承担 10 余项国家和省级科研项目，发表论文 28 篇，主编规划教材和论著 9 部；"三对接"理念构建医药应用型人才培养体系改革与实践项目获得广东省第六届教学成果一等奖。协同创新为引领构建"四位一体"应用型康复治疗学人才培养模式的实践获得广东省康复医学会教学成果一等奖。

副主编简介

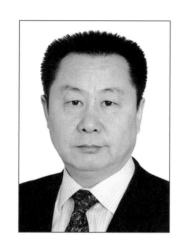

姚 华

男，1959年出生于山东省。新疆医科大学第一临床医学院（第一附属医院）原党委书记、副院长，博士，教授，主任医师，博士研究生导师。兼任中华医学会健康管理学分会常务理事，中华预防医学会健康风险评估与控制专业委员会副主任委员，新疆医学会健康管理学专业委员会主任委员，自治区健康管理（体检）质量控制中心主任，新疆医科大学健康管理研究所所长。

从事高等教育工作30余年，始终致力于健康管理学等教学和研究工作，主持国家重点基础研究发展计划（973）、国家自然科学基金等项目17项，发表国内外学术论文458篇（其中SCI论文28篇），获得省部级科技进步奖10余项。2013年获中华医学会健康管理学分会健康管理杰出贡献奖，2014年获第十五届吴阶平-保罗·杨森医学药学奖，2017年获自治区科技进步奖一等奖，并获中华医学会健康管理学分会"国之名医·优秀风范"荣誉。

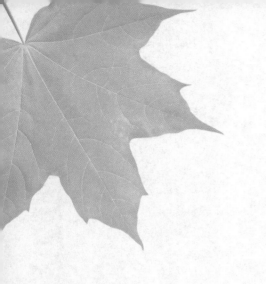

副主编简介

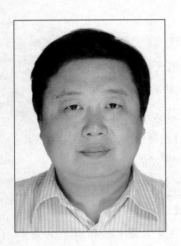

汤乃军

男，1963 年出生于河北省。现任天津医科大学公共卫生学院院长，教授，博士研究生导师，劳动卫生与环境卫生学术带头人，美国加州大学伯克利分校访问学者。

在高校从教 31 年，《中华预防医学》《中国公共卫生》等杂志编委，*EI*、*ES&T* 等十几种国际期刊审稿人，主要研究方向为"环境内分泌干扰物"（EDCs）和"持久性有机污染物"（POPs）对人体健康的影响，同时开展了大气污染对于人群慢性健康影响的人群流行病学队列研究。已发表 100 余篇相关研究论文，SCI 期刊源论文 40 余篇。曾获"天津市五一劳动奖章""天津市教学名师"荣誉称号。

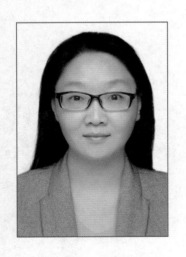

刘　静

女，1977 年出生于山西省。海南医学院社会医学与卫生事业管理学副教授，硕士研究生导师，国家二级健康管理师，《中华健康管理学》杂志通讯编委，海南省职业技能鉴定专家。

从事高等教育工作 10 年，主持参与省部级重点项目 5 项，获省部级教学科研成果奖 1 项，参与多项世界银行、中华医学基金会项目。在国内外学术刊物上发表论文 30 余篇，其中 SCI 收录论文 3 篇。主编或参编国家级规划教材 4 部、专著 1 部。

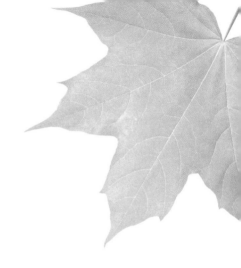

前　言

　　我国是世界上劳动人口最多的国家，2018年我国就业人口7.76亿人，多数劳动者职业生涯超过其生命周期的二分之一。工作场所接触各类危害因素引发的职业健康问题依然存在，职业病报告病例数居高不下，防治形势仍然严峻。同时新的职业健康危害因素不断出现，社会心理因素和工作压力因素所致精神疾病和肌肉骨骼损伤等工作相关疾病问题日益突出，已成为亟待应对的职业健康新挑战。实施职业健康服务与管理，对提升职业健康工作水平、有效预防和控制职业相关危险因素、切实保障劳动者职业健康权益、维护全体劳动者身体健康至关重要。

　　2015年国家首次提出"健康中国"概念，2016年10月《"健康中国2030"规划纲要》出台，2019年7月国务院印发了《关于实施健康中国行动的意见》，以"健康中国战略"为顶层设计，以"规划纲要"为行动纲领，以"健康中国行动"为推进抓手的大国国民健康保护体系全面形成，从干预健康影响因素、维护全生命周期健康和防控重大疾病等三方面提出实施15项行动，大力推进"以治病为中心"向"以人民健康为中心"转变。职业健康保护行动是健康中国行动的重要内容，主要依据《中华人民共和国职业病防治法》和职业病预防控制有关文件规定，兼顾传统职业病的防治和新型职业健康危害因素的应对，分别提出劳动者个人、用人单位、政府应采取的举措及行动。为贯彻落实健康中国战略，推进职业健康保护行动，有必要从理论上编写、梳理和阐述职业健康服务与管理的相关概念和基本理论，从实践上总结国内外相关技术、方法与成功案例。编写本书的初衷正是在这一背景下应运而生。职业健康服务与管理是以职业人群为研究对象，以保护和促进职业人群的健康与安全为目标，而采取的各类措施和实施过程的总和。要求各类相关主体包括各级政府及相关卫生行政部门、职业健康服务机构、用人单位、职工及其代表，均采取积极行动，预防和控制职业健康危险因素对从业者的健康造成伤害，创造和维护一个健康和安全的工作环境，促进职工的身心健康。

　　《职业健康服务与管理》可以分为职业健康服务与管理的基础理论知识和实践技能两大部分内容。基础理论知识部分包括的内容有职业健康问题、职业健康风险管理、职业健康相关法规与伦理、职业健康危险因素监测。实践技能部分包括的内容有职业健康检查、职业健康风险评估技术、职业健康心理干预与管理、常见职业健康损害的干预、职业健康促进技术与方法、职业健康服务与管理实践案例。本书重视基础理论知识讲解，并且强调职业场所的实践应用，案例丰富，形式多样，可读性强。本书既可以作为健康服务与管理等相关专业学生的教材，也可用于从事健康服务与管理工作从业人员的学习培训及自学教材。

由于健康服务与管理专业为新兴专业，学科交叉融合程度高，独立专业体系尚未成熟，编著者水平及时间有限，难免有纰漏与错误，恳请同行专家及广大读者批评指正。我们愿意与各位同行共同努力，为《"健康中国 2030"规划纲要》职业健康工作目标实现做出应有贡献。

杨 磊 李卫东

2019 年 12 月

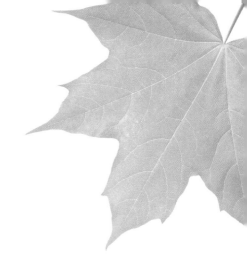

目　　录

第一章 | 绪 论

本章要点
1. **掌握** 职业健康、职业危害、职业病、职业健康危险因素的基本概念。
2. **熟悉** 职业健康安全管理体系标准化的发展;职业健康服务与管理面临的挑战。
3. **了解** 国外职业健康服务与管理发展现状。

第一节 职业健康服务与管理概述

职业场所是劳动者从事职业活动的工作环境。各种职业健康危险因素存在于职业场所及劳动作业过程中,并与特定职业相伴随,有可能对劳动者的身心健康产生危害。职业健康服务与管理专门研究职业人群的健康服务与管理问题,是健康服务与管理学科课程体系的重要组成部分。

一、基本概念

(一)职业健康

职业健康(occupational health)是对工作场所内产生或存在的职业性有害因素及其健康损害进行识别、评估、预测和控制的一门科学,其目的是预防和保护劳动者免受职业性有害因素所致的健康影响和危险,使工作适应劳动者,促进和保障劳动者在职业活动中的身心健康和社会福利。

国际劳工组织(International Labor Organization,ILO)和世界卫生组织(World Health Organization,WHO)提出职业健康的三个关键目标是:①维持和促进所有职工的健康和工作能力;②改善工作环境,使其有利于安全和健康;③发展对工作健康和安全提供支持的工作组织和工作文化,有助于促进并形成积极的、平稳运行的社会环境,并可提高企业生产力。

职业健康的概念和内涵经历了一定的发展过程。20世纪40年代开始,从服务目标人群定位为工业企业劳动者的工业卫生,随之扩展成为劳动卫生学,为全体体力劳动者提供服务;当服务目标扩大为全体劳动者时,学科名扩展为职业健康。目前,虽然概念内容上有所侧重,国际上普遍认为工业卫生、职业卫生和职业健康基本上可视为同义词。

(二)职业安全

安全一般是指免除人员伤害、危险或财产损失事故的发生和风险,职业安全(occupational safety)则是指在生产活动中改善劳动条件、保护劳动者安全,控制和预防安全事故的发生等措施的总称,涉及劳动者的健康和福祉。职业安全与职业健康紧密相连。职业安全是一项系统工程,包括了对职业危害的持续监控、危险因素的识别、职业健康风险的信息沟通和评估,组织和劳动者双方的努力和合作等。

(三)职业危害

职业危害(occupational hazards)和职业暴露(occupational exposures)密切相关。职业暴露是

指由于职业关系而暴露在危险因素中,可分为物理性职业暴露、化学性职业暴露、生物性职业暴露、工效学职业暴露、社会心理学职业暴露及其他职业暴露。当其有可能损害健康或危及生命时,就产生了危害。职业危害又可称为职业性病损,即因人们所从事的职业或职业环境中所特有的危险性、潜在危险因素、有害因素及人的不安全行为所导致的健康损害,主要包括职业意外事故和职业病两个方面。其中,职业病具备某些规律性,与职业危险因素有着因果关系和直接联系。美国国立环境卫生科学研究院(National Institute of Environmental Health Sciences,NIEHS)认为,几乎所有的职业环境都具有相关的职业危害。

（四）职业健康服务与管理

职业健康服务与管理(occupational health services and management)是以职业人群为研究对象,以保护和促进职业人群的健康与安全为目标,而采取的各类措施和实施过程的总和。要求各类相关主体包括各级政府及相关卫生行政部门、职业健康服务机构、用人单位、职工及其代表,均采取积极行动预防和控制职业健康危险因素对从业者的健康造成伤害,创造和维护一个健康和安全的工作环境,从而促进职工的身心健康。

职业健康服务与管理的主要内容包括职业健康危险因素监测,职业人群健康监护,职业健康风险识别与评估,职业健康风险管理,职业健康体检,职业健康心理干预与管理,健康教育与健康促进,职业健康相关法规与伦理,职业健康标准的制定和修订等。

二、基本内容

（一）职业病

1. 职业病及工作相关疾病 广义上讲,职业病是职业健康危险因素作用于人体的强度与时间超过一定限度,人体不能代偿其所造成的功能性或器质性病理改变,从而出现相应的临床征象,影响劳动能力。根据《中华人民共和国职业病防治法》,职业病的法定定义为企业、事业单位和个体经济组织等用人单位的劳动者在职业活动中,因接触粉尘、放射性物质和其他有毒、有害因素而引起的疾病。职业病的分类和目录由国务院卫生行政部门会同国务院劳动保障行政部门制定、调整并公布。

工作相关疾病,与法定的职业病有所区别。工作相关疾病则指多因素相关的疾病,与工作有联系,但也见于非职业人群,因而不是每一病种和每一病例都必须具备该项职业史或接触史。当这一类疾病发生于职业从事者时,由于职业健康危险因素的接触,会使原有的疾病加剧、加速或复发,或者劳动能力明显减退。工作相关疾病的范围比职业病更为广泛,常见的工作相关疾病包括行为(精神)和身心疾病、非特异性呼吸系统疾病、心脑血管疾病与代谢性疾病、消化性溃疡、腰背痛等其他疾病。

2. 职业病的防治 职业病防治工作的目的是预防、控制和消除职业病危害,保护劳动者健康及相关权益。职业病发生率和患病率的高低,反映着生产工艺技术、自我防护意识和医疗预防工作的水平。职业病防护工作,必须发挥各方面的力量,包括政府监督管理、用人单位自律、职业健康技术服务、职业病防治、工伤社会保险、社会监督、劳动者自我保护等方面,建立良好的职业健康防控体系。

（二）职业健康危险因素

1. 职业健康危险因素 职业健康危险因素(occupational health hazards),亦称职业病危害因素,是在生产过程、劳动过程和生产环境中存在的各种可能危害职业人群健康和影响劳动能力的不良因素。生产工艺过程、劳动过程和生产环境构成了劳动条件,不同劳动条件存在各种职业健康危险因素,它们对健康会产生不良影响,可导致职业性病损,是职业健康的主要研究对象。

2. 职业健康三级预防原则 《中华人民共和国职业病防治法》第一章总则第三条指出,职业病防治工作坚持预防为主、防治结合的方针,建立用人单位负责、行政机关监管、行业自律、职工参与和社会监督的机制,实行分类管理、综合治理。其基本准则应按三级预防加以控制,以保护和促进职业人群的健康。

(1)第一级预防(primary prevention)又称病因预防,是从根本上消除或控制有害因素对人的作用和损害,即改进生产工艺和生产设备,合理利用防护设施及个人防护用品,以减少或消除工人接触的机会。

(2)第二级预防(secondary prevention)是早期检测和诊断人体受到职业健康危险因素所致的健康损害并予以早期治疗、干预。其主要手段是定期进行职业健康危险因素的监测和对接触者的定期健康检查,以早期发现病损和诊断疾病,特别是早期健康损害的发现,及时预防、处理。

(3)第三级预防(tertiary prevention)是指在患病以后,给予积极治疗和促进康复的措施。

三级预防体系相辅相成,第一级预防针对整个人群,是最重要的。第二和第三级预防是第一级预防的延伸和补充。

(三)职业健康监护

1. 职业健康监护概述 职业健康监护(occupational health surveillance)不同于一般意义上的健康监护,是由企业、事业单位、个体经济组织等用人单位,组织从事接触职业健康危险因素作业的劳动者进行的健康检查,目的在于评价职业健康危险因素对接触者健康的影响及其程度,以便采用预防措施,防止有害因素所致疾病的发生和发展。它是以预防为目的,根据劳动者的职业接触史,通过定期或不定期的医学健康检查和健康相关资料的收集,连续性地监测劳动者的健康状况,分析劳动者健康变化与所接触的职业病危害因素的关系,并及时地将健康检查和资料分析结果报告给用人单位和劳动者本人,以便及时采取干预措施,保护劳动者健康。职业健康监护主要包括职业健康检查和职业健康档案管理等内容。职业健康检查包括上岗前、在岗期间、离岗时和离岗后医学随访以及应急健康检查。

2. 我国的职业健康监护制度 为配合职业病防治法的实施,进一步规范职业健康监护工作,加强职业健康监护管理,保护劳动者健康,2001年颁布了《中华人民共和国职业病防治法》。2002年5月1日,在总结我国职业健康监护经验的基础上,结合我国职业病防治实际情况,原卫生部制定发布了《职业健康监护管理办法》。2007年又制定发布了《职业健康监护技术规范》《用人单位职业健康监护监督管理办法》,以及职业卫生标准、职业病诊断标准法律规范和文件,促进了我国职业健康监护制度的逐步完善。

职业健康监护具有法律强制性。根据《中华人民共和国职业病防治法》和《职业健康监护管理办法》等法律法规,企业要完成"职业健康监护工作",相关的企事业单位必须为员工建立一套行之有效的职业健康监护体系以及反映劳动者健康变化的职业健康监护信息系统。

(四)职业健康安全管理体系

1. 职业健康安全管理体系产生的背景 在中国,用人单位是实施职业健康服务的主体,其实施的内容包含两方面:安全和健康。安全生产管理方面涉及安全管理制度和安全生产工作标准,其核心是保证员工工作过程的安全性。

现代安全科学理论认为,人的不安全行为和物的不安全状态导致了伤亡事故的发生。所以,实践中可以通过采取安全技术来改善物的不安全状态;通过教育培训、制定安全操作规定等文件以规范人的生产行为。但是对于复杂的生产系统,依赖于安全技术系统的可靠性和人的可靠性还不能完全杜绝各种事故。而直接影响安全技术系统的可靠性和人的可靠性的组织管理因素,已经成为是否发生事故的最深层次的原因。因此,系统化管理被提到了日程。系统化的职业健康安全管理是以系统安全的思想为基础,把管理的重点放在事故预防上,实行全员、全过程、全方位的健康安全管理,使组织达到最佳职业健康安全状态。

2. 职业健康安全管理体系标准化的发展 1994年,为有效解决组织的职业健康安全问题,进一步强化组织的综合管理水平，国际标准化组织（International Organization for Standardization，ISO）环境管理技术委员会提出建立职业健康安全管理体系。1999 年，我国国家经贸委制定了《职业安全卫生管理体系试行标准》。2001 年，国家质量监督检验检疫总局组织制定并发布了《职业健康安全管理体系规范》和《职业健康安全管理体系指南》国家标准。2011 年，国家质量监督检验检疫总局和国家标准化管理委员会发布了 2011 年版的《职业健康安全管理体系要求》GB/T 28001—2011 和《职业健康安全管理体系实施指南》GB/T 28002—2011 国家标准。这对于企业全面提高自身管理水平、降低职业健康安全风险，预防生产事故的发生和控制职业危害都起到了积极的作用。

3. 实施职业健康安全管理体系的意义　职业健康安全管理体系体现了现代安全科学理论中的系统安全思想，其通过系统化的预防管理机制，最大程度地消除各种事故和疾病隐患，严格控制各种职业健康安全风险，以便最大限度地减少生产事故和职业病的发生。实践证明，建立职业健康安全管理体系是解决职业健康安全问题行之有效的方法。

一个组织建立了职业健康安全管理体系并通过认证，表明了其具有社会责任感和高度的安全防护意识，遵循了所声明的职业健康安全目标承诺。同时，能在一定程度上消除世界贸易壁垒。随着国际经济全球化进程的加快，不符合职业健康安全管理体系要求的组织将由于失去"平等竞争"的机会而受到损害，逐渐被排除在欧美等国际市场之外。

（五）职业健康风险评估

1. 风险评估和风险管理　风险是指某一特定危险情况发生的可能性与后果的组合。风险评估是针对指定条件下接触危害因素的固有危害特性或危害的潜在能力，对风险存在及发生的可能性以及风险损失的范围与程度进行估计和衡量。其基本内容是运用概率统计方法对风险发生及其后果加以估计，得出一个比较准确的概率水平，为风险管理奠定可靠基础。风险管理的要旨是在风险评估基础上，对可能的风险加以防范和控制，是一个通过风险识别、风险估测、风险评价、风险控制，减少风险负面影响的决策及行动过程。

2. 职业健康风险评估的发展　风险评估在职业健康领域的研究和实践工作中具有极其重要的地位，通过风险评估，能够明确职业活动中存在或产生的职业病危害因素及其健康危害、接触方式、接触程度、剂量 - 反应关系，提供危害的预防控制等重要信息。2002 年实施的《职业病防治法》将建设项目职业病危害评价纳入法制管理。2007 年原卫生部颁布《建设项目职业病危害预评价技术导则》GBZ/T 196—2007、《建设项目职业病危害控制效果评价技术导则》GBZ/T 197—2007，首次明确将风险评估方法列为评价的主要方法之一。2010 年原卫生部颁布的《工作场所职业病危害作业分级》以及 2012 年颁布的《工作场所职业病危害作业分级　第 4 部分：噪声》则将职业健康风险评估理念引入到工作场所职业病危害作业分级管理。随着法律法规的进一步完善，必将进一步推动我国职业健康风险评估的发展。

3. 职业健康风险评估方法的基本类型　职业健康风险评估（occupational health risk assessment，OHRA）是对工作场所可能存在的风险因素及防护措施进行系统识别和评估评价职业健康风险及水平，从而决定对其进行职业健康风险管理，制订风险控制对策措施的过程。根据数据来源不同与执行方法的不同（如定性或定量、半定量研究方法），健康风险评估可分为定性风险评估方法（如欧盟化学品风险评估）、半定量风险评估方法和定量评估方法。定量风险评估方法分为致癌风险评估和非致癌风险评估，如美国环保局（EPA）推荐的人类健康评价手册。

（六）健康教育与职业健康促进

1. 定义　健康教育（health education）是通过信息传播和行为干预，帮助个人和群体掌握卫生保健知识、树立健康观念，自愿采纳有利于健康行为和生活方式的教育活动与过程。健康促进的含义比健康教育更为广义，并随着健康促进实践的迅速发展而不断完善。1995 年 WHO 西太区办事处发表《健康新视野》（*New Horizons in Health*）重要文献，指出"健康促进是指个人与其家庭、社区和国家一起采取措施、鼓励健康的行为,增强人们改进和处理自身健康问题的能力"。

职业健康促进(occupational health promotion,OHP)或称为工作场所健康促进(workplace health promotion,WHP),是指从企业管理政策、支持性环境、员工参与、健康教育、医疗服务等方面,采取整合性的干预措施,以期改善作业条件、改变不健康生活方式、控制职业病危害因素、降低病伤及缺勤率,并促进从业人员达到理想健康状态的完整过程。

2. 任务与内容 在作业环境的改善、职业健康危害因素的治理、健康促进和健康教育等方面,我国出台了一系列的政策、法律法规和部门规章。世界卫生组织(WHO)和国际劳工组织(ILO)对职业健康与安全提出了改善环境与疾病预防原则、工作适应原则、健康促进原则、治疗与康复原则、初级保健原则五项原则。用人单位根据上述原则,应承担起应尽的社会责任、制定长期的保护劳动者健康的发展规划。

2004 年,WHO 提出"人人享有职业卫生保健"的全球战略。2007 年 5 月第六十届世界卫生大会上,通过的"2008—2017 年工人健康全球行动计划"中强调:工人健康是生产力和经济发展的基本前提。

《中华人民共和国职业病防治法》《国家职业病防治规划(2016—2020 年)》,以及原卫生部、中华总工会共同颁布的"关于开展工矿企业健康促进工作"中,对积极推进以"安全 - 健康 - 环境"为中心的"工矿企业健康促进工程",倡导有益健康的生产、生活方式,减少和控制职业病伤害、职业病及职业相关疾病的发生提出了要求。

3. 职业健康促进的意义

(1)营造健康和安全的工作环境:促进企业建立一个健康、安全、和谐的工作环境,将对企业的生存和发展起到重要作用。企业将健康促进工作融入企业管理体系和组织文化中,采取整合性干预措施,使健康教育、健康预防和健康保护成为日常管理的一部分,改善作业条件,控制职业健康危害因素,这将提高每个员工的健康和安全,提高企业生产效率。

(2)树立良好的企业形象:开展职业健康促进,促使管理者在提升员工健康、作业环境改善、提高工作满意度、增强工作效率、节省资金支出和提高产品质量等方面发生巨大变化,这些变化将通过传播被社会所接受,从而提高企业形象,增强市场竞争。

(3)改善员工的精神面貌,增加员工的满意度:创建健康的工作场所需要人人参与、多部门和多方面的努力。为员工提供一个重视、保持和促进健康的支持环境,使员工变得更积极、更有活力,从而改善员工的精神面貌。促进劳动者养成健康的工作和生活习惯,形成一个合作与关心的气氛和温暖、和谐的工作环境,可以增强员工的满意度,并且降低员工的缺勤率和离职率。

(4)减少医疗卫生服务费用:通过开展工作场所健康促进,提高企业领导对工作场所、健康和发展三者之间的关系的意识,为员工提供生理、心理、社会和组织环境方面的服务,增长自我保健技能,使管理者和员工能调节和改善自身健康,从而减少医疗卫生服务费用支出。

(5)促进健康家庭和社区建设:企业开展健康促进工作的一些比较好的方法和实践,会通过员工引入到家庭,从而扩大健康促进的领域,也有利于家庭参与社区的各项健康促进活动,不断营造健康家庭和健康社区的良好氛围。

第二节 我国职业健康服务与管理发展机遇与面临的挑战

一、起源

劳动人民在长期生产实践中,对生产环境中各种有害因素与疾病发生、发展的关系,逐渐有所认识。我国最早的医学文献《黄帝内经》对中暑的原因和症状进行了描述。隋代巢元方《诸病源候论》、唐代王焘《外台秘要》等书中,对产生有毒气体的地点、浓度的变动规律、测知方法和消除措施等进行了较系统的记载。《本草纲目》《外科启玄》《天工开物》等著作中，不仅对某些职业病、职业中毒有详细的记载，而且还提出了一系列的防治方法。

随着近代工业的发展，以 1700 年意大利贝尔纳迪诺·拉马兹尼（Bernardino Ramazzini）出版的《论手工业者疾病》为代表，西欧从 16 世纪开始出现有关职业病的专门著作。20 世纪以后，世界上大多数国家先后形成了专门从事研究劳动卫生与职业病的综合性学科。

随着工业化进程的不断推进，在飞速发展的经济背后，越来越多的劳动者遭受工伤事故，或因工作中的有害因素而患有职业病和工作相关疾病。因此，在研究如何提高生产率科学方法的同时，世界各国一直探索应如何保障劳动者职业健康与职业安全，职业健康管理也越来越被人们所关注。在职业健康服务与管理体系建立过程中，美国、英国、德国等发达国家起步较早，发展较为领先，在不断调整和修正后，各自形成了基本适合其国情、较为完整的体系，能够有效减少和控制职业病的发生。

二、健康管理与职业健康

随着医学研究的不断深入和临床医学的不断进步，传统生物医学模式逐渐转变为生物 - 心理 - 社会医学模式，人们对生命和健康规律的认识趋向整体，对疾病的控制策略趋向系统，健康管理正是在这一背景下逐渐兴起。健康管理作为一门新兴学科，重点研究健康的概念、内涵与评价标准、健康风险因素监测与控制、健康干预方法与手段、健康管理服务模式与实施路径、健康信息技术以及与健康保险的结合等一系列理论与实践问题。

职业健康服务与管理是健康管理的一个重要分支学科，职业人群是健康管理的重要服务目标人群。健康管理作为一个行业及学科，最早出现于 20 世纪 50 年代的美国，并在保险行业中广泛应用。1929 年，美国蓝十字和蓝盾保险公司在对教师和工人等职业人群提供基本医疗诊费的同时，也提供健康服务与管理。实践证明了健康管理能够有效改善职业人群的健康状况并明显降低医疗保险开支。1969 年，美国联邦政府将健康管理纳入国家医疗保健计划。经过几十年的迅猛发展，健康管理已经成为美国医疗服务体系中重要组成部分。

在国际健康产业和健康管理行业迅猛发展影响下，伴随着中国社会经济持续发展、国民物质与精神生活不断改善与提高、健康物质文化与精神需求不断增加，健康管理概念开始在我国引入，健康服务与管理行业也在 21 世纪初开始兴起并快速发展。2013 年，在《国务院关于促进健康服务业发展的若干意见》（国发［2013］40 号）文件中，国家首次明确提出加快发展健康服务业，把提升全民健康素质和水平作为健康服务业发展的根本出发点、落脚点。其发展目标是到 2020 年，基本建立覆盖全生命周期、内涵丰富、结构合理的健康服务业体系；健康管理与促进服务水平明显提高；中医医疗保健、健康养老、健康体检等多样化健康服务得到较大发展。这是我国健康服务业发展的纲领性指导文件，明确了包括健康管理在内的健康服务业未来发展方向和广阔前景。

健康管理关注的是全面健康，包括了职业健康领域。职业健康管理与健康管理的目标、服务步骤是基本一致的，都是从预防的角度，用健康干预的方法促进人群保持和改善健康。职业健康管理为开展健康管理奠定了良好基础。将健康管理和职业健康管理相结合，在组织开展职业健康服务的同时，开展全方位的健康服务与管理是社会发展的必然。

三、健康中国与职业健康

我国对职业健康工作高度重视，职业病防治工作不断加强，相关法律、法规及标准日趋完善。《中华人民共和国职业病防治法》的颁布及修订标志着我国职业健康管理工作进入新的发展时期，职业健康环境有了较大改善。自 20 世纪 80 年代，即在国民经济和社会发展"七五"计划开始，职业病就被列为国家级攻关的重大疾病防治研究范围。目前，职业健康相关基础研究已逐步与国际接轨，开展了分子生物学、基因功能、基因多态性与职业病危害易感性、miRNA 与职业损伤等方面研究；在有机溶剂领域方面的研究有了重大进展；物理因素损伤研究成果显著，电磁场对细胞间核细胞内外信息传导以及作用位点、膜流动性和遗传影响，噪声相关的基因多态性研究都已经取得一定成就。广泛开展职业流行病学调查，为制订我国职业病防治策略提供了依据，并深入进行了职业病诊疗技术研究，实验方法研究成果丰硕。对于一些新职业病危害的干预性研究，如人类工效学、职业应激等也取得了重大进展。

2017 年 10 月，中国共产党第十九次全国代表大会报告中提出"实施健康中国战略"，并将其纳入国家整体发展战略。2018 年 3 月，中华人民共和国第十三届全国人民代表大会第一次会议批准组建国家卫生健康委员会，以大卫生、大健康为改革理念，从以治病为中心，转变到以人民健康为中心，推动实施健康中国战略。健康中国战略的实施，是以习近平同志为核心的党中央从长远发展和时代前沿出发，坚持和发展新时代中国特色社会主义的一项重要战略安排。推进健康中国建设，是全面建成小康社会、基本实现社会主义现代化的重要基础，是全面提升中华民族健康素质、实现人民健康与经济社会协调发展的国家战略，是积极参与全球健康治理、履行 2030 年可持续发展议程国际承诺的重大举措。健康中国的核心是健康的人。2018 年第 16 个《职业病防治法》宣传周主题是"健康中国，职业健康先行"。明确了实施健康中国战略，职业人群健康是基础。我国 2017 年 15～59 岁劳动力人口占总人口 13.90 亿人的 64.9%。职业人群的健康直接影响到国民经济的发展和进步，关系到广大劳动者的身心健康及亿万家庭幸福，关系到劳动力资源可持续供给和经济绿色发展，影响到社会的和谐与稳定。

四、我国职业健康服务与管理面临的挑战

在全球经济一体化趋势和科学技术不断进步的推动下，我国经济将继续保持较高速度的发展，必然出现许多新的职业健康问题，我国职业健康服务与管理依然面临着许多问题与挑战。

（一）职业病发病人数依然较高

近年来我国报告职业病新发病例数据出现了逐年上升的趋势。根据国家卫健委发布的《2018 年我国卫生健康事业发展统计公报》，2018 年全国共报告各类职业病新病例 23 497 例。其中，职业性尘肺病新病例 19 468 例，占 2018 年职业病报告总例数的 82.85%。职业性耳鼻喉口腔疾病 1 528 例，职业性化学中毒 1 333 例，职业性传染病 540 例。职业病除了损害劳动者健康、使劳动者过早丧失劳动能力外，也给劳动者、用人单位和国家造成巨大的经济损失。劳动者因为职业病返贫、致贫的情况在一些农村地区依然存在，甚至发生因职业病纠纷处理不当而造成影响社会和谐稳定的事件。

（二）职业病危害因素扩大

据相关资料统计，我国职业病危害广泛分布在采矿、煤炭、冶金、建材、机械等 30 多个行业，既包括传统行业，也延伸到了 IT、汽车制造、医药、生物等新兴产业。当前，威胁我国职业人群的主要有害因素仍以粉尘、化学毒物和某些物理因素（如噪声）为主，职业病危害因素种类多，存在范围广。21 世纪，微电子工业和生物基因工程技术的发展在高新技术产业中占据显著地位，但这些领域中新材料、新工艺、辐射和潜在生物致病原对职业健康提出了新挑战。例如，基因工程产品对人类的安全性问题，也将是毒理学评价的一个新课题。纳米材料技术作为一种新型材料技术目前飞速发展，同时，纤维状的纳米材料可能存在独特的吸入性危害问题，虽然目前没有明确的试验结果，尚不清楚碳和其他纳米纤维是否会像石棉纤维那样导致肺癌和胸膜间皮瘤，但纳米材料的应用也成为了职业健康新问题。

（三）中小企业职业病危害严重，农民工职业健康问题突出

随着中国城镇化发展、企业所有制形式及劳动用工制度的多样性，农村剩余劳动力外出务工成为常态。他们主要进入中小企业和非正规经济组织，从事有毒有害作业或超时、超体力劳动的

人数较多。同时,由于文化程度相对较低、法律意识缺乏、自我防护意识差等原因,成为受到职业病危害最严重的群体。

与大型企业相比较,国内中小企业(尤其是民营企业、中小企业和乡镇企业)对职业健康和职业病防治法缺乏了解,职业病预防方面的意识不强,职业健康管理薄弱,作业环境恶劣,职业病危害因素超标,缺乏有效的职业病防护设施和个人防护用品,不能有效保护就业者身体健康。因此,中小企业成为了我国是职业病高发的单位和职业场所。

（四）工作相关疾病和慢性病的挑战

因职业紧张导致的精神疾病和长时间固定体位导致的肌肉骨骼疾病等在我国仍属于工作相关疾病的范畴。在某些特殊的行业,工作相关疾病的发生率相对较高。电子商务、"互联网＋"所带来的从业者职业紧张、办公室不良工效学所致肌肉骨骼疾病、视屏作业所致视力损伤及快递从业人员的加班过劳等工作相关疾病已成为我国职业健康领域不容忽视的问题。在高收入国家,腰背痛和常见精神健康障碍等疾病已成为职业健康服务的重点领域。WHO将"工作场所的精神卫生"作为2017年世界精神卫生日的主题,认为在工作场所采取干预措施促进精神卫生,并在工作中支持精神病病人,不但有益于劳动者的健康,而且可以提高生产力并获得相应的经济收益。

慢性病是目前影响我国居民死亡和健康的最主要的公共卫生问题。劳动力人口既是职业健康危害因素的潜在接触者,也是慢性病患病的风险人群。据WHO统计,职业危害导致的职业病占慢性病负担的比例相当高,其中,占听力损失病例总数的16.0%,占慢性阻塞性肺疾病病例总数的13.0%,占哮喘病例总数的11.0%,占肺癌病例总数的9.0%,占白血病病例总数的2.0%。促进和维持健康应涉及对所有健康决定因素的考虑,即未来的职业健康实践不仅仅只关注就业工人,而应包括各种形式雇佣合同下的就业者,也包括了自营职业者和非正规工人。干预措施和行动也将扩大到社区和家庭,而不仅仅局限于工作场所。

第三节　国外职业健康服务与管理发展现状

一、美国职业健康服务与管理发展现状

美国职业健康管理体系建立于19世纪70年代,与其体制及历史发展密切相关。1970年,美国国会通过了《联邦职业安全健康法》(*Federal Occupational Safety and Health Act*),是最早颁布的职业安全健康法律,强调职业安全与职业健康并重,在强调安全的同时也要积极关注健康问题,对职业过程中的职业伤害问题从雇主责任、雇员权利和监督管理三个方面进行了统一规范。职业安全法是美国职业健康与职业病相关法律制度的基础,覆盖面广,旨在保障各行业、各地区所有劳动者都能够享有安全健康的工作条件,维护人力资源并进行调节,提供普遍性的福利。职业安全法是美国职业健康管理现行体制的基础,被许多国家参考和引用,是国际范围内职业健康管理最具借鉴意义的法规之一。此外,职业安全法突出强调了制定职业安全与职业健康相关标准,这些标准以劳工部规章形式颁布实施,具有法律的强制性,并根据不同时期的要求进行修订和简化。

为改进职业场所员工的安全和健康条件,美国国会颁布了职业安全健康法并成立专门的职业安全与健康管理局(Occupational Safety and Health Administration,OSHA)来促进该法案的实施。OSHA通过依据科学证据制订和实施标准,并提供宣传培训、教育、援助,强调预防优先,公正执法。OSHA颁布了包括通风标准、噪声标准、电离辐射标准、储罐标准、呼吸防护标准等职业健康和环境控制标准100多项,空气污染物标准包含了435种毒物。根据职业安全法,职业安全与健康复议委员会(Occupational Safety and Health Review Commission,OSHRC)负责裁决

OSHA 和雇主的纠纷，对 OSHA 的工作进行监察和监督，确保 OSHA 行动和法律保持一致。职业安全与健康研究所（National Institute for Occupational Safety and Health, NIOSH）以保障员工工作安全与健康为目标，提供职业健康相关技术服务，属于执行机构，主要从事职业病及工作相关疾病的预防等方面的科学研究并提出建议。NIOSH 集中多种学科和专业技术，建立了国家个人防护技术试验室以保护使用个体防护用品的广大工人，推进政府在呼吸防护用品和其他个体防护技术方面的研究和应用；开展并支持许多项目以跟踪职业病及工伤的发生并进行广泛地干预；进行健康危害评价并提出解决办法；资助大学和其他机构的相关研究，资助职业安全及职业健康师和研究人员的培训；在美国各个州开展项目以改善员工的职业健康与职业安全。

美国职业健康管理体制重视对中小型企业的监管，OSHA 建立了小企业援助办公室，提供 OSHA 免费现场咨询计划、自愿性保护计划（VPP）、策略伙伴关系计划（OSPP）、OSHA 最新联盟计划，发布小企业手册，提供有关法规标准的指导、教育，促使中小企业必须遵循相关的职业健康法律和规范，为员工创造安全、健康的工作环境，保障员工的职业健康。

二、德国职业健康服务与管理发展现状

德国是世界上职业健康水平较高的国家之一，主要受益于其独特的双轨制管理模式和健全的工伤保险制度。1884 年，德国颁布了《工伤事故保险法》，这是世界上第一部工伤社会保险法，为预防工伤事故和职业病的发生起到了积极作用。工伤保险在德国具有强制性的特点，法律要求企业为所有雇员缴纳工伤保险费并对工伤保险费用进行收支调节以促进职业健康与职业安全。工伤保险的首要任务是工伤和职业病的预防，其次是康复，最后才是赔付。

德国现行的职业健康法律法规主要以《劳动保护法》《职业安全法》《社会法》三部法律为基础，主要来源于欧盟制定的有关职业安全与健康方面的法律法规；各邦、州制定的相关法律法规；各行业公会制定的职业安全与健康规章和技术标准。1947 年签订了《手工业和流通业劳动监督第 81 号国际协议》。20 世纪 70 年代通过的《联邦德国职业医学法规》涉及了职业安全、职业病、员工福利、保险及赔偿等方面的内容。目前德国在职业安全与健康方面制定了比较完善的法律法规，如《职业安全健康法》《劳动保护法》《社会法》《企业基本法则》《工作场所规定》《设备安全法》《爆炸品法》《化学品法》《放射光线防护法》《危险品条例》《劳动场所条例》和《青少年劳动保护法》等。

在双轨制管理模式下，政府机构负责宏观管理，职业安全与职业健康工作由行业协会具体执行。行业协会属于自治管理的公众权益性团体，受政府委托监督管理企业的职业健康工作，其职能包括了制定行业规范标准，监督企业职业安全与职业健康工作，监测工作环境，提供防护设施技术支持，工伤和职业病的诊断、治疗、赔偿等方面。行业协会在德国职业健康管理中具有极其重要的地位，例如其通过开展一系列预防性工作如颁布安全法规、进行职业病预防、相关监测与调查、产品安全标准鉴定、提供咨询与培训，以减少工伤事故和职业病的发生，为德国长期以来较低的工伤率和职业病患病率做出了贡献。

三、英国职业健康服务与管理发展现状

作为工业革命的起源地，英国是历史上比较早的建立职业健康法规的国家之一。1833 年颁布了世界上第一个《工厂法》（Factories Act），规定了劳动者的安全、卫生福利等要求。为进一步明确劳动者的权利与义务并加强监管，1974 年颁布了《职业安全健康法》（Health & Safety at Work etc Act 1974, HASAW74）。该法与早期的职业健康安全法规的立法目的有了本质的变化，由关注劳动生产率、保护雇主利益转变为关注劳动者职业健康和福利，并明确了雇主、雇员和工会等各相关方的权利和义务，并统一适用于所有劳动者。《健康安全工作管理条例》（The Management of Health and Safety at Work Regulations, 1999）对雇主在职业健康管理过程中的责任提出了更加具

体和严格的规定，明确指出雇主要履行职业安全健康管理职责，进行风险评估、执行必要的相应措施、任命有资格的人员进行信息宣传和培训。根据需要，英国在《职业安全健康法》的基础上，制定了如《工作场所噪声条例》《工作场所电力条例》《健康与安全（显示屏装置）条例》《个人防护装备工作条例》《工作场所（卫生、安全、福利）条例》《手工作业条例》《建造（设计及管理）条例》《燃气安全（安全与使用）条例》《损伤性疾病和危险性事件报告条例》《工作装备供应使用条例》《职业健康与安全工作管理条例》《重大事故危害管理条例》《危险物质和爆炸性环境条例》《工作场所石棉控制条例》等针对具体危险物或者某些高风险因素等特殊条例，形成了一套独具特色的、成熟的职业健康与安全法律体系，并成为国际标准组织认可的标准管理流程。

英国职业健康的管理机构是健康与安全执行局（Health and Safety Executive，HSE）。HSE 及其 400 多个地方当局对企业进行职业健康工作监管，从核设施及矿山，到工厂、农场、医院及学校、天然气和石油设施、天然气的网络和配电系统，危险货物运输。英国政府不断加强宣传教育培训力度，提高雇主和劳动者的职业健康意识。同时，政府将职业健康科研工作作为监察和执法的主要支撑，健康与安全实验室（Health and Safety Laboratory，HSL）承担了绝大部分科研工作，政府鼓励社会其他科研部门和单位参与竞标。

政府对企业的职业健康工作监管力度大、资金充足并依靠企业的自律守法。政府运用法律、经济等手段强制或鼓励企业加大对职业健康与职业安全的直接投入。根据《职业安全健康法》，雇主承担职业健康监护的义务，HSE 监督雇主履行健康监护职责。英国的大多数企业通过聘请有资质的专业技术人员参与企业的职业健康管理工作，能够自觉执行有关法律法规，注重安全投入、措施及教育和劳动者健康，真正体现了防治职业病者责任主体关键在于企业。

四、日本职业健康服务与管理发展现状

日本是亚洲较早制订职业安全健康法律的国家，职业健康与职业安全相关的法律法规在过去的 100 多年的历史中，逐渐演变并不断完善。1877，大阪府首先制定《工厂检查规则》，1905 年通过《工厂法》并贯彻执行。日本宪法第 27 条规定了劳动者劳动的权利和义务以及劳动条件的基本标准，先后制定了《劳动基准法》（1947 年）、《劳动安全健康法》（1972 年）、《作业环境测定法》（1975 年）和《尘肺法》（1960 年）等一系列法律法规。《劳动安全健康法》明确规定了职业危害预防、职业安全与健康管理体制、作业场所有害因素的确定、健康促进等内容，是日本职业健康政策及其他相关法规的主要依据。此后，又相继颁布了与职业健康、职业安全相关的施行令及各种规则约 30 余项。

厚生劳动基准局、各都道府县劳动基准局、劳动基准监督署是其职业健康监护监督管理部门。厚生劳动基准局下设 47 个都道府县劳动基准局，347 个劳动基准监督署，负责各辖区职业健康监察工作。此外，国立劳动安全研究所、国立劳动健康研究所、国立健康和营养研究所直属厚生劳动省，提供职业健康管理行政决策的技术支持。职业健康技术支持机构按照系统进行分类，工业健康推进中心、地域工业健康中心、其他机构和专业人员分别为不同领域的服务对象提供培训教育、专业咨询、现场指导。日本职业健康与职业安全管理一体化，政府监察人员对企业的职业健康与职业安全管理进行督导检查，同时企业的安全健康委员会开展自身的安全与健康管理。一些大型企业具备健康管理会馆，进行职业健康体检和一些疾病的定期检查。中小企业可接受厚生劳动省提供的职业健康安全津贴、小型企业职业健康服务援助计划等多渠道职业健康服务，或委托私立医疗机构提供职业健康服务。日本的职业健康服务提供的特点之一是由职业健康医师负责体检报告的审核、提供健康促进的咨询和建议。职业健康医师分为专职职业健康医师和兼职职业健康医师。完成职业健康系统基本教育、至少三年职业健康实际训练、通过日本职业健康学会的资格确认和考试，才能成为专职职业健康医师，就职在地区以上综合型医院、注册的职业健康体检机构或大于 1 000 人的企业，从事职业病的诊断和治疗工作。兼职职业健康

医师是在医学院毕业取得执业医师资格后,参加日本医学会职业健康专科培训,取得资格证书,可以从事职业病诊断或治疗,服务于小于1000人的企业和偏远地区或海岛。

(杨 磊 张 恒)

思考题

1. 试述职业健康的概念。

2. 试述我国职业健康服务与管理面临的挑战。

3. 实施职业健康安全管理体系的意义是什么?

第二章 | 职业健康问题

 本章要点
1. **掌握** 法定职业病的特点及诊断要点；我国常见法定职业病的种类。
2. **熟悉** 职业健康危险因素的分类；职业病危害评价的种类。
3. **了解** 主要行业的职业相关健康问题。

第一节 职业健康危险因素

一、职业健康危险因素的种类

职业活动中产生和/或存在的、可能对劳动者健康、安全和作业能力造成不良影响的因素或条件统称为职业健康危险因素（occupational health hazards）。

职业健康危险因素也称为职业性有害因素，可来源于生产工艺过程、劳动过程和生产环境中，包括各种化学、物理、生物因素以及在作业过程中产生和/或存在的其他有害因素。

（一）化学性有害因素

在生产中接触到的原料、中间产品、成品和生产过程中的废气、废水、废渣中的化学毒物可对健康产生损害。化学性有害因素包括生产性毒物和生产性粉尘，其中生产性毒物主要包括金属及类金属、有机溶剂、刺激性气体、窒息性气体、苯的氨基和硝基化合物、高分子化合物、农药等。常见的生产性毒物和生产性粉尘（表2-1）。

表2-1 常见的生产性毒物和生产性粉尘

	类别	举例
生产性毒物	金属及类金属	铅、汞、砷、锰
	有机溶剂	苯及苯系物、二氯乙烷、正己烷、二硫化碳
	刺激性气体	氯、氨、氮氧化物、光气、氟化氢、二氧化硫
	窒息性气体	一氧化碳、硫化氢、氰化氢、甲烷
	苯的氨基和硝基化合物	苯胺、硝基苯、三硝基甲苯、联苯胺
	高分子化合物	氯乙烯、丙烯腈、二异氰酸甲苯酯、含氟塑料
	农药	有机磷农药、有机氯农药、拟除虫菊酯类农药
生产性粉尘		矽尘、煤尘、石棉尘、水泥尘及各种有机粉尘

（二）物理性有害因素

物理因素是职业健康危险因素之一，广泛存在于人们的工作和生活中。职业活动中接触不良的物理因素均可对人体产生危害，如异常气象条件（高温、高湿、低温、高气压、低气压）、噪声、振动、非电离辐射（可见光、紫外线、红外线、射频辐射、激光等）和电离辐射（X 射线、γ 射线等）。

（三）生物性有害因素

生产原料和作业环境中存在的致病微生物或寄生虫，如炭疽杆菌、真菌孢子、森林脑炎病毒等可引起职业性传染病。

1. **细菌**　如屠宰、皮毛加工等作业，可接触到炭疽杆菌、布鲁氏菌等。

2. **病毒**　如森林作业，可能受到携带森林脑炎病毒的蜱叮咬而感染森林脑炎。

3. **真菌**　如在粮食的收获、加工、储存过程中，劳动者可接触到霉变谷物上的曲霉菌、青霉菌等。

（四）作业过程中的其他有害因素

劳动过程是指生产中为完成某项生产任务的各种操作，涉及劳动组织、作业者操作体位和劳动方式等，作业过程中影响健康的其他有害因素主要包括：

1. **劳动组织和作息制度不合理**　如工休制度不健全或不合理、长期的单调和夜班作业等。

2. **精神（心理）性职业紧张**　如机动车驾驶、在生产流水线上的装配作业人员精神过度紧张等。

3. **劳动强度过大或生产定额不当**　如安排的作业与生理状况不相适应或生产定额过高或超负荷的加班加点等。

4. **个别器官或系统过度紧张**　如发音器官过度紧张、由于光线不足而引起的视力紧张等。

5. **长时间处于不良体位、姿势或使用不合理的工具**　如强迫体位导致扁平足、下肢静脉曲张或脊柱变形等。

6. **不良的生活方式**　如吸烟或过量饮酒、缺乏体育锻炼、个人缺乏健康和预防的知识、违反安全操作规范和忽视自我保健。

此外，社会经济因素，如国家的经济发展速度、人民的文化教育程度、生态环境、管理水平等因素都会对企业的安全、卫生条件的投入和管理带来影响；职业卫生法制的健全、职业卫生服务和管理系统化，对于控制职业危害的发生和减少作业人员的职业伤害，也是十分重要的。

在实际生产场所和过程中，往往同时存在多种有害因素，对职业人群的健康产生联合作用，加剧了对职业从事者的健康损害。

二、法定职业病与职业相关疾病

（一）法定职业病

广义上讲，职业病（occupational diseases）是指职业性有害因素作用于人体的强度与时间超过一定限度，人体不能代偿其所造成的功能性或器质性病理改变，从而出现相应的临床征象，影响劳动能力。2018 年 12 月 29 日第四次修正的《中华人民共和国职业病防治法》将职业病定义为"企业、事业单位和个体经济组织等用人单位的劳动者在职业活动中，因接触粉尘、放射性物质和其他有毒、有害因素而引起的疾病"，同时规定"职业病的分类和目录由国务院卫生行政部门会同国务院劳动保障行政部门制定、调整并公布"。所以我国对职业病，除医学的含义外，还赋予立法意义，即由国家所规定的"法定职业病"（statutory occupational diseases）。本章所指职业病，均为法定职业病。

1. **法定职业病目录**　疾病是否纳入法定职业病名单，遴选职业病遵循以下原则：有明确的因果关系或剂量 - 反应关系；有一定数量的接触人群；对疾病有可靠的医学认定方法；能够明确（或通过限定条件）界定职业人群或非职业人群；该病病人大多为职业人群，即存在特异性。职业性有害因素与疾病之间的因果关系是法定职业病定义首要强调的因素。在我国，根据不同时期社会经济发展水平以及医学科学技术水平的不断提高，参考国际通行做法，不断调整职业病的范围，使之与经济社会协调发展，严格控制严重危害劳动者身体健康的主要职业病。

我国原卫生部在 1957 年公布了《职业病范围和职业病患者处理办法的规定》,将危害职工健康比较严重的 14 种职业病列为法定职业病。1987 年又颁布了修改后的职业病名单,共有职业病 9 大类 99 种。2002 年 4 月,原卫生部和原劳动保障部联合发布了的职业病名单目录中包括尘肺(13 种)、职业性放射性疾病(11 种)、职业中毒(56 种)、物理性因素所致职业病(5 种)、生物性因素所致职业病(3 种)、职业性皮肤病(8 种)、职业性眼病(3 种)、职业性耳鼻喉口腔疾病(3 种)、职业性肿瘤(8 种)及其他职业病(5 种)在内的共 10 大类 115 种职业病。随着我国社会与经济发展,2013 年 12 月,国家卫生计生委、安全监管总局、人力资源社会保障部和全国总工会公布了新的《职业病分类和目录》,仍然将职业病分为 10 类,但对 3 类的分类名称做了调整,并从 115 种增加到 132 种(表 2-2)。因此,职业病的目录是随着科学证据、社会需求而改变的。

表 2-2 职业病分类和目录

类别	种类和数量
一、职业性尘肺病及其他呼吸系统疾病	
(一)尘肺病	1. 矽肺;2. 煤工尘肺;3. 石墨尘肺;4. 碳黑尘肺;5. 石棉肺;6. 滑石尘肺;7. 水泥尘肺;8. 云母尘肺;9. 陶工尘肺;10. 铝尘肺;11. 电焊工尘肺;12. 铸工尘肺;13. 根据《尘肺病诊断标准》和《尘肺病理诊断标准》可以诊断的其他尘肺病
(二)其他呼吸系统疾病	1. 过敏性肺炎;2. 棉尘病;3. 哮喘;4. 金属及其化合物粉尘肺沉着病(锡、铁、锑、钡及其化合物等);5. 刺激性化学物所致慢性阻塞性肺疾病;6. 硬金属肺病
二、职业性皮肤病	1. 接触性皮炎;2. 光接触性皮炎;3. 电光性皮炎;4. 黑变病;5. 痤疮;6. 溃疡;7. 化学性皮肤灼伤;8. 白斑;9. 根据《职业性皮肤病的诊断总则》可以诊断的其他职业性皮肤病
三、职业性眼病	1. 化学性眼部灼伤;2. 电光性眼炎;3. 白内障(含放射性白内障、三硝基甲苯白内障)
四、职业性耳鼻喉口腔疾病	1. 噪声聋;2. 铬鼻病;3. 牙酸蚀病;4. 爆震聋
五、职业性化学中毒	1. 铅及其化合物中毒(不包括四乙基铅);2. 汞及其化合物中毒;3. 锰及其化合物中毒;4. 镉及其化合物中毒;5. 铍病;6. 铊及其化合物中毒;7. 钡及其化合物中毒;8. 钒及其化合物中毒;9. 磷及其化合物中毒;10. 砷及其化合物中毒;11. 铀及其化合物中毒;12. 砷化氢中毒;13. 氯气中毒;14. 二氧化硫中毒;15. 光气中毒;16. 氨中毒;17. 偏二甲基肼中毒;18. 氮氧化合物中毒;19. 一氧化碳中毒;20. 二硫化碳中毒;21. 硫化氢中毒;22. 磷化氢、磷化锌、磷化铝中毒;23. 氟及其无机化合物中毒;24. 氰及腈类化合物中毒;25. 四乙基铅中毒;26. 有机锡中毒;27. 羰基镍中毒;28. 苯中毒;29. 甲苯中毒;30. 二甲苯中毒;31. 正己烷中毒;32. 汽油中毒;33. 一甲胺中毒;34. 有机氟聚合物单体及其热裂解物中毒;35. 二氯乙烷中毒;36. 四氯化碳中毒;37. 氯乙烯中毒;38. 三氯乙烯中毒;39. 氯丙烯中毒;40. 氯丁二烯中毒;41. 苯的氨基及硝基化合物(不包括三硝基甲苯)中毒;42. 三硝基甲苯中毒;43. 甲醇中毒;44. 酚中毒;45. 五氯酚(钠)中毒;46. 甲醛中毒;47. 硫酸二甲酯中毒;48. 丙烯酰胺中毒;49. 二甲基甲酰胺中毒;50. 有机磷中毒;51. 氨基甲酸酯类中毒;52. 杀虫脒中毒;53. 溴甲烷中毒;54. 拟除虫菊酯类中毒;55. 铟及其化合物中毒;56. 溴丙烷中毒;57. 碘甲烷中毒;58. 氯乙酸中毒;59. 环氧乙烷中毒;60. 上述条目未提及的与职业有害因素接触之间存在直接因果联系的其他化学中毒
六、物理因素所致职业病	1. 中暑;2. 减压病;3. 高原病;4. 航空病;5. 手臂振动病;6. 激光所致眼(角膜、晶状体、视网膜)损伤;7. 冻伤

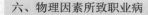

Note

续表

类别	种类和数量
七、职业性放射性疾病	1. 外照射急性放射病；2. 外照射亚急性放射病；3. 外照射慢性放射病；4. 内照射放射病；5. 放射性皮肤疾病；6. 放射性肿瘤（含矿工高氡暴露所致肺癌）；7. 放射性骨损伤；8. 放射性甲状腺疾病；9. 放射性性腺疾病；10. 放射复合伤；11. 根据《职业性放射性疾病诊断标准（总则）》可以诊断的其他放射性损伤
八、职业性传染病	1. 炭疽；2. 森林脑炎；3. 布鲁氏菌病；4. 艾滋病（限于医疗卫生人员及人民警察）；5. 莱姆病
九、职业性肿瘤	1. 石棉所致肺癌、间皮瘤；2. 联苯胺所致膀胱癌；3. 苯所致白血病；4. 氯甲醚、双氯甲醚所致肺癌；5. 砷及其化合物所致肺癌、皮肤癌；6. 氯乙烯所致肝血管肉瘤；7. 焦炉逸散物所致肺癌；8. 六价铬化合物所致肺癌；9. 毛沸石所致肺癌、胸膜间皮瘤；10. 煤焦油、煤焦油沥青、石油沥青所致皮肤癌；11. β- 萘胺所致膀胱癌
十、其他职业病	1. 金属烟热；2. 滑囊炎（限于井下工人）；3. 股静脉血栓综合征、股动脉闭塞症或淋巴管闭塞症（限于刮研作业人员）

2. 职业病的特点

（1）病因有特异性：职业性有害因素是职业病的病因，只有在接触职业性有害因素后才可能患职业病，在诊断职业病时必须有职业史、现场职业性有害因素接触的调查，均可明确具体接触的职业性有害因素。控制了职业性有害因素或限制其作用强度，就可有效地预防或控制职业病的发生和发展。

（2）病因大多可以检测：由于职业因素明确，通过对职业性有害因素的接触评估，可评价工人的接触水平，在一定范围内职业性有害因素的接触水平、接触时间与职业病发病或损害的严重程度之间，有明确的剂量 - 效应（或反应）关系。

（3）不同接触人群的发病特征不同：由于接触情况和个体差异的不同，可造成不同接触人群的发病特征不同。在不同职业性有害因素的接触人群中，常有不同的发病集丛（cluster）。接触同一种职业性有害因素的人群中可出现同一种职业病，即不同时间、不同地点、不同的人群，如果接触同一种有害因素，会出现同一种职业病。

（4）早期诊断，合理处理，预后较好。但仅指治疗病人，无助于保护继续接触职业性有害因素的人群健康。

（5）大多数职业病，目前尚缺乏特效治疗，应加强保护人群健康的预防措施。如矽肺病人的肺组织纤维化现在仍是不可逆转的。因此，只有采用有效的防尘措施、依法实施卫生监督管理、加强个人防护和健康教育，才能减少、消除职业病矽肺的发生发展。

从职业病的特点看，职业病可以说是一种人为的疾病，其发生率与患病率的高低，反映着国家生产工艺技术、防护措施、自我防护意识和医疗预防工作的水平。

（二）法定职业病的诊断

1. 职业病诊断及意义　职业病诊断是职业病防治工作的重要组成部分，为规范职业病的诊断，已对部分职业病制订了国家《职业病诊断标准》并公布实施，职业病诊断标准和职业病诊断、鉴定办法由国务院卫生行政部门制定。根据《职业病防治法》和《职业病诊断与鉴定管理办法》的规定，职业病诊断应当由取得《医疗机构执业许可证》的医疗卫生机构承担，从事职业病诊断的医师应当取得省级卫生行政部门颁发的职业病诊断资格证书，职业病诊断机构在进行职业病诊断时，应当组织三名以上单数职业病诊断医师进行集体诊断。因此职业病诊断是指具有职业病诊断条件的医疗卫生机构，根据《职业病防治法》《职业病诊断与鉴定管理办法》和相关职业病诊断标准，以及劳动者的职业史、工作场所职业病危害因素情况、临床表现和辅助检查结果等，进行综合分析,对接触职业病危害因素的劳动者作出是否患有法定职业病的诊断结论的行为。其中劳动者的职业史、职业病危害因素接触史、临床表现和辅助检查结果为主要依据,还需结合劳动者的既往病史、工作场所职业病危害因素检测评价资料、职业健康监护资料、同工种工人职业健康监护情况等资料,综合分析劳动者的疾病特征和发展变化是否符合相应职业病的患病特点、发病规律以及流行病学规律。但在具体操作过程中,尤其是某些慢性中毒,因缺乏特异的症状、体征和检测指标,确诊不易。所以,职业病的诊断应有充分的资料,包括职业史、现场职业卫生调查、相应的临床表现和必要的实验室检测,并排除非职业因素所致的类似疾病,综合分析,方能做出准确合理的诊断。职业病诊断证明书应当由参加诊断的医师共同签署,并经职业病诊断机构审核盖章。

职业病的诊断具有很强的政策性和科学性,直接关系到职工的健康和国家劳动保护政策的贯彻执行。职业病诊断亦是评价工作场所职业病防控措施是否有效的客观指标之一,也是研制和修订工作场所职业卫生标准的重要参考依据。职业病诊断使劳动者及早发现职业损害,能得到及时干预和治疗;同时根据有关法律法规,职业病病人可以得到用人单位和工伤保险基金的赔偿,或获得民政部门的救援。职业病诊断的正确与否关系到劳动者健康权益的保障和劳动保护政策方针的贯彻落实,关系到职业病病人是否能依法享受国家规定的职业病待遇,关系到用人单位是否需履行用工义务和保障劳动者健康权益的义务,关系到工伤保险基金是否能安全、有效使用。

职业病诊断属于预防医学"三级预防"的范畴,对已患病者,作出正确诊断,及时处理,包括及时脱离接触、进行治疗、防止恶化和并发症,促进康复,有助于将职业病危害因素对劳动者的健康损害降至最低。

2. 职业病诊断的特点　职业病诊断不同于普通疾病的临床诊断,只有具备职业病诊断资质的医疗卫生机构才能开展职业病诊断工作。职业病诊断是一项政策性、科学性、技术性和专业性很强的工作,同时需要符合法定程序。职业病诊断有以下几个特点:

(1)政策性强,职业病诊断涉及问题较多,必须严格根据《职业病防治法》《职业病诊断与鉴定管理办法》等法律法规开展工作。

(2)凡是已颁发国家诊断标准的职业病,其诊断原则及诊断分级指标须严格执行。

(3)必须执行职业病报告制度,职业病诊断机构发现职业病病人或者疑似职业病病人时,应当及时向所在地卫生行政部门和安全生产监督管理部门报告,以便使相关单位进行一系列执法,以及做好预防工作。

为了及时掌握职业病的发病情况,以便采取预防措施,我国在 2002 年 5 月正式开始实施《职业病防治法》,并于 2011 年 12 月 31 日、2016 年 7 月 2 日、2017 年 11 月 4 日、2018 年 12 月 29 日进行了四次修正。该法要求,用人单位和医疗卫生机构发现职业病病人或者疑似职业病病人时,应当及时向所在地卫生行政部门报告。确诊为职业病的,用人单位还应当向所在地劳动保障行政部门报告。县级以上地方人民政府卫生行政部门负责本行政区域内的职业病统计报告的管理工作,并按照规定上报。

(三)职业相关疾病

职业性有害因素可使机体的抵抗力下降,造成潜在的疾病显露或已患的疾病加重,从而表现为接触人群中某些常见病的发病率增高或病情加重,这类疾病统称为职业相关疾病,也称为工作有关疾病(work-related disease)。职业相关疾病与法定的职业病有所区别。职业病是指某一特定职业性有害因素所致的疾病,有立法意义。职业相关疾病的范围比职业病更为广泛,其导致的疾病经济负担更大。各国经济水平不同,即便一个国家,在经济发展不同阶段,某些职业相关疾病也可定为职业病。世界劳工组织强调高度重视职业相关疾病,将该类疾病列为控制和防范的重要内容,以保护及促进工人健康。

常见的职业相关疾病,举例如下:

1. **行为(精神)和身心疾病** 如精神焦虑、忧郁、神经衰弱综合征,常由于工作繁重、各种类型的职业紧张、夜班工作、饮食失调、过量饮酒、吸烟等因素引起。有时由于对某一职业性有害因素产生恐惧心理,而致心理效应(psychological effects)和器官功能失调。

2. **慢性非特异性呼吸系统疾病** 包括慢性支气管炎、肺气肿和支气管哮喘等,是多因素引起的疾病。吸烟、环境空气污染、呼吸道反复感染常是主要病因。因生产环境中的化学、生物有害因素主要由呼吸道进入,而许多物理因素又可影响呼吸系统的功能,因此,在许多行业,导致急性和慢性呼吸系统疾病高发,如慢性阻塞性肺病、肺癌、下呼吸道感染,这些仍是降低国人预期寿命的主要原因。

3. **心脑血管疾病与代谢性疾病** 我国慢性非传染性疾病中,糖尿病是我国发病上升最快的疾病之一,心脑血管疾病是我国预期寿命下降的最重要的疾病。生产环境中的各种有害因素能影响血压、心率、血脂和血糖等的系列改变,进而加快了上述疾病的发生和死亡。越来越多的研究表明,不合理的轮班作业导致了糖尿病和冠心病的显著增加。

4. **其他** 如消化性溃疡、腰背痛等疾病,常与某些工作有关,例如高温作业可引起和加剧消化性溃疡的发生和进展。骨骼肌肉系统疾病在许多职业中高发,不仅严重降低职业生命质量和劳动效率,而且也降低退休后的生活质量和增加了疾病的经济负担。

第二节 职业病危害现状及评价

一、我国常见法定职业病发病现状

近年来,职业病防治成为公共卫生的重要内容,国家制定了一系列职业病防治的重要政策,推进了职业病防治工作法制建设,职业病防治工作逐渐规范化、法制化。但我国经济发展水平不平衡,传统的职业危害与新出现的职业卫生问题并存,职业病发病形势依然严峻。2019 年 5 月 22 日,国家卫生健康委员会发布的《2018 年我国卫生健康事业发展统计公报》显示,2018 年全国共报告各类职业病新病例 23 497 例。据估计,每年我国因职业病、工伤事故造成的直接经济损失约达 1 000 亿元,间接经济损失约达 2 000 亿元。因此,有必要认真分析现阶段我国的职业卫生现状,认清所面临的主要问题,以便于在此基础上做出相应努力,在探索和解决问题中,促进和推动职业健康事业发展。

根据我国 2009—2018 年职业病发病数据(表 2-3)可见,尘肺病、化学中毒和噪声聋是发病率最高的三大职业病,也反映出我国接触职业性危害因素人数多,病患数量大,职业病发病呈现行业集中的趋势。

表 2-3 我国 2009—2018 年职业病发病情况(单位:例)

年份	报告职业病总例数	职业性尘肺病	职业性化学中毒	职业性耳鼻喉、口腔疾病(噪声聋)	职业性传染病
2009	18 128	14 495	2 464	424(348)	192
2010	27 240	23 812	2 034	347(333)	201
2011	29 879	26 401	2 131	532(492)	146
2012	27 420	24 206	1 641	639(597)	293
2013	26 393	23 152	1 541	716(681)	316
2014	29 972	26 873	1 281	880(825)	427
2015	29 180	26 081	931	1 097(1 052)	485

续表

年份	报告职业病总例数	职业性尘肺病	职业性化学中毒	职业性耳鼻喉、口腔疾病（噪声聋）	职业性传染病
2016	31 789	27 992	1 212	1 276（1 220）	610
2017	26 756	22 701	1 021	1 608	673
2018	23 497	19 468	1 333	1 528	540

（一）尘肺病

尘肺病（pneumoconiosis）是指在职业活动中长期吸入生产性矿物性粉尘并在肺内潴留而引起的以肺组织弥漫性纤维化为主的疾病。

尘肺病是我国目前危害最严重和最常见的职业病。尘肺病不仅严重危害病人的健康和生活，也已成为我国严重的公共卫生问题。自 2010 年以来，尘肺病病人占当年报告职业病总数的 80% 以上，主要行业分布在矿山开采、机械制造、金属冶炼、建材行业等。截止 2017 年，我国累计报告职业病病例 95 万余例，其中尘肺 85 万余例，占比 89.8%，主要是矽肺和煤工尘肺。根据全球疾病负担（2015 年）公布的资料显示，我国 2015 年死亡的尘肺病例估计为 9 538 例（95% 可信区间为 8 430～11 013 例），矽肺病例为 6 456（95% 可信区间为 5 656～7 533）例。尘肺病发生多需要 10～20 年甚至更长的接尘工龄，且脱离粉尘接触后仍可以发病，因此预计在未来的 20 年甚至更长时间内仍将有大量尘肺新病例陆续发生。

（二）职业性化学中毒

生产过程中产生的，存在于工作环境中的毒物称为生产性毒物（productive toxicant）；劳动者在生产劳动过程中由于接触生产性毒物而引起的中毒称为职业中毒（occupational poisoning）。

职业性化学中毒属于职业病，常见职业中毒分为急性中毒、慢性中毒和亚急性中毒。我国《职业病分类和目录》中公布了 60 种职业性化学中毒，主要种类有：铅、汞、锰、镉、铊、钒、磷、砷及其化合物中毒，氯气、二氧化硫、光气、氨、氮氧化合物、一氧化碳、二硫化碳、硫化氢、磷化氢、鳞化锌、磷化铝等中毒，工业性氟病，氰及腈类化合物中毒，苯、甲苯、二甲苯、正乙烷、汽油、二氯乙烷中毒等。生产过程中开采、提炼、使用、储存、运输等环节都可能接触到化学性毒物，如果防护措施不当，化学性毒物主要通过呼吸道、皮肤进入人体引起中毒。

2015 年共报告各类急性职业中毒事故 260 起，中毒 383 例，其中重大职业中毒事故（同时中毒 10 人以上或死亡 5 人以下）7 起，中毒 37 例，死亡 6 例。引起急性职业中毒的化学物质 30 余种，其中一氧化碳中毒最多，共发生 92 起 131 例。共报告各类慢性职业中毒 548 例。引起慢性职业中毒的化学物质 18 余种，其中苯中毒最多，为 228 例，其次为砷及其化合物中毒和铅及其化合物中毒（不包括四乙基铅），分别为 108 例和 78 例。

2016 年共报告各类急性职业中毒事故 272 起，中毒 400 例，其中重大职业中毒事故 6 起，中毒 45 例（包含死亡 4 例）。引起急性职业中毒的确认的化学物质 49 种，其中一氧化碳中毒的起数和人数最多，共发生 104 起 178 例。共报告各类慢性职业中毒 812 例。引起慢性职业中毒的确认的化学物质 15 种，其中砷及其化合物中毒最多，为 342 例，其次为苯中毒和铅及其化合物中毒（不包括四乙基铅），分别为 240 例和 89 例。

（三）噪声聋

噪声（noise）是一种人们不希望听到的声音，不仅会干扰工作、学习和生活，也会影响人的情绪。目前我国在职业活动过程中接触噪声的人数多，行业面广，是一种很常见的职业性有害因素。长期暴露一定强度的噪声，会损伤机体的听觉系统和非听觉系统功能，所导致的噪声聋（noise-induced deafness）是我国法定的职业病。

据统计，全世界 16% 的成年人听力下降与噪声暴露有关，噪声性聋是继老年性聋之后的第二大听觉神经系统损伤性疾病。职业性噪声聋是一种可以预防的疾病，但是一旦发生就很难逆转，因此降低其发病率已成为当今职业病防治机构面临的一项非常重要的课题。目前我国有大约1 000 万的工人处于噪声超标的环境工作，其中约 1/10 患有不同程度的听力损伤，可谓群体巨大。2010 年全国职业病报告中职业性噪声聋 333 例，2015 年 1 052 例，五年增长了 2.15 倍。目前，职业性噪声聋已经成为我国常见的职业病及危害工人健康的主要疾病之一。

二、职业病危害评价

《职业病防治法》明确规定新建、扩建、改建建设项目和技术改造、技术引进项目（以下统称建设项目）必须进行职业病危害评价。职业病危害评价包括职业病危害预评价、职业病危害控制效果评价和职业病危害现状评价。建设单位对可能产生职业病危害的建设项目，应当依照《建设项目职业病防护设施"三同时"监督管理办法》（2017 年 5 月 1 日起施行）进行职业病危害预评价、职业病防护设施设计、职业病危害控制效果评价及相应的评审，组织职业病防护设施验收，建立健全建设项目职业卫生管理制度与档案。建设项目职业病防护设施必须与主体工程同时设计、同时施工、同时投入生产和使用（以下统称建设项目职业病防护设施"三同时"）。国家根据建设项目可能产生职业病危害的风险程度，将建设项目分为职业病危害一般、较重和严重3 个类别，实行分类监督管理。职业病危害评价工作不但具有较复杂的技术性，而且还有很强的政策性。要做好这项工作，评价者必须要有足够的专业知识，必须以建设项目为基础，以国家职业卫生法律、法规、标准、规范为依据，在工作中始终遵循严肃性、严谨性、公正性、可行性的原则。

新建、扩建、改建建设项目和技术改造、技术引进项目可能产生职业病危害的，建设单位在可行性论证阶段应当进行职业病危害预评价，编制预评价报告。职业病危害预评价报告应当对建设项目可能产生的职业病危害因素及其对工作场所和劳动者健康的影响作出评价，确定危害类别和职业病防护措施。建设项目在竣工验收前或者试运行期间，建设单位应当进行职业病危害控制效果评价，编制评价报告。

用人单位工作场所存在职业病目录中所列职业病的危害因素时，应当及时、如实向所在地卫生行政部门申报危害项目，接受监督。存在职业病危害的用人单位，应当实施由专人负责的工作场所职业病危害因素日常监测，确保监测系统处于正常工作状态；应当委托具有相应资质的职业卫生技术服务机构，每年至少进行一次职业病危害因素检测。职业病危害严重的用人单位，除进行职业病危害因素检测外，应当委托具有相应资质的职业卫生技术服务机构，每三年至少进行一次职业病危害现状评价。同时，对初次申请职业卫生安全许可证、职业卫生安全许可证有效期届满申请换证或者发生职业病危害事故的用人单位，要求及时进行职业病危害现状评价。用人单位在定期检测、现状评价过程中，发现工作场所职业病危害因素不符合国家职业卫生标准和卫生要求时，应当立即采取相应治理措施，确保其符合职业卫生环境和条件的要求；仍然达不到国家职业卫生标准和卫生要求的，必须停止存在职业病危害因素的作业；职业病危害因素经治理后，符合国家职业卫生标准和卫生要求的，方可重新作业。

第三节 主要行业的职业相关健康问题

一、概述

职业性有害因素的全面正确识别是评价、预测和控制的基础。由于不同行业的生产工艺流程特点不同，所接触的职业性有害因素各异，职业有害因素的关键控制点和控制措施也各不相同。只有掌握主要行业的职业卫生特点，才能正确识别出每个行业的职业性有害因素，继而进一步评价、预测和控制该行业的相关职业性有害因素,采取综合治理与重点控制相结合的措施有效地预防职业病发生。

传统的行业有很多,例如矿山开采、冶炼、建筑、机器制造、化工等。新兴产业(如航天航空、信息产业、新型材料生产和使用以及固体废弃物处理与再利用)的职业卫生工作也是现代职业卫生面临的新挑战。在新兴的产业里除了可以暴露传统的职业性有害因素,还可能暴露许多新型的或罕见的职业性有害因素(稀有金属、特殊有机溶剂等)、新技术和新工艺的使用、特殊的工作状态(如航天作业的失重状态和寂寞)、高难度高负荷工作造成的高度心理紧张等。对由于这些复杂性新型的职业性有害因素或特殊工作状态,无论是职业卫生管理者、服务者还是暴露者均对此缺乏充分地识别、评价和防护,并对相关救治知识没有全面的掌握,使得新兴产业职业病的防治工作面临更加严峻复杂的形势。

矿山开采、钢铁冶炼、建筑行业和机器制造行业一直是我国尘肺病、噪声聋和职业中毒的高发行业。2016年共报告职业病31 789例,其中职业性尘肺病27 992例,以煤工尘肺(16 658例,59.5%)和矽肺(10 072例,35.9%)为主。职业性耳鼻喉口腔疾病1 276例,职业性化学中毒1 212例,其他各类职业病合计1 213例。从行业分布看,职业病病例主要分布在煤炭开采和洗选业(13 070例)、有色金属矿采选业(4 110例)以及开采辅助活动行业(3 829例),共占职业病报告总数的66.1%。

二、矿山开采及冶炼行业

矿山开采(mining)是指用人工或机械对有利用价值的天然矿物资源的开采。矿山开采包括煤炭开采、铁矿石开采、有色金属矿石开采、非金属矿石开采、石料开采等。在矿山开采过程中粉尘、毒物、异常物理因素等职业危害普遍存在,不良工作体位、不合理的轮班制度等职业性有害因素对矿山作业人员健康也产生有害作用。矿山开采行业除了接触严重的粉尘(如矽尘、煤尘)、噪声和振动可导致尘肺、噪声聋和手臂振动病外,不同矿石中的化学成分对劳动者的健康也可产生不一样的危害,如矿石中的铅、汞、砷、铬、镉可导致铅中毒、汞中毒、砷中毒、铬中毒、镉中毒等。另外由于矿井通风差,爆破产生的一氧化碳、氮氧化物、二氧化硫、甲烷、醛类、油烟等多种有毒气体亦可对人体产生毒作用。有些矿中含有放射性氡及其子体,与粉尘结合形成放射性气溶胶,吸入呼吸系统,对矿工健康造成损害。

冶炼(smelting)是用焙烧、熔炼、电解以及使用化学药剂等方法把矿石中的金属提取出来;减少金属中所含的杂质或增加金属中某种成分,炼成所需要的金属。冶炼行业包括黑色金属冶炼和有色金属冶炼,例如常见的钢铁冶炼行业。在不同金属冶炼过程中可能产生的职业性有害因素各有不同,有高温、噪声等物理因素,粉尘、毒物(如一氧化碳)等化学因素,同时还包括劳动过程和生产环境中的有害因素,如不注意防护,会严重影响工人身体健康,引发高温中暑、噪声聋、尘肺、中毒等。

三、化学化工行业

化学原料及化学制品制造业简称化工行业,根据《国民经济行业分类》(GB/T 4754—2011)对化学原料及化学制品制造业的描述,具体可分为:基础化学原料制造、肥料制造、农药制造、涂料、油墨、颜料及类似产品制造、合成材料制造、专用化学产品制造、日用化学产品制造、炸药、火工及焰火产品制造等众多与民众生活息息相关的产业。化学原料及化学制品制造业在我国化学工业中占主导地位,数据显示,2010年我国化学工业产值约为5.23万亿元,超过了美国(7 340亿美元),化工经济总量居世界第一。因此,化学化工行业职业卫生也越来越受重视。

化学化工行业工艺复杂,暴露的职业性有害因素主要是各种毒物,可来源于原料、产品、中间产品、副产品以及"三废"等,其存在状态可能是有毒粉尘、毒气或有毒液体。有时一个车间可同时暴露十几种甚至几十种有害毒物，在对毒物进行识别时，既要找出正常生产过程中低浓度长时间暴露的毒物，又要善于识别在意外（冒顶、泄漏、爆炸等）状态下高浓度短时间暴露的毒物，在对工人健康危害评价时应注意毒物的联合作用。

四、建筑行业

建筑业（construction industry）是指生产对象为建筑产品的物质生产部门，是从事建筑生产经营活动的行业。《2015年建筑业发展统计分析》显示，2015年底建筑业从业人数 5 003.4 万人，占全社会就业人员总数的 6.46%。建筑业职业卫生（occupational health of construction industry）主要包括房屋和土木工程建筑业的职业卫生、建筑安装业的职业卫生、建筑装饰业的职业卫生和其他建筑业（工程准备、提供施工设备服务、其他未列明的工程建筑活动）的职业卫生四类。

（一）房屋和土木工程建筑业的职业卫生

房屋和土木工程建筑业的职业卫生是指对工业、民用与公共建筑（建筑物、构筑物）等各类工程设施在建造过程中产生的职业危害进行识别和预防。房屋和土木工程建筑业存在多种职业有害因素，包括各种粉尘、毒物，以及噪声、高温和高湿等异常物理因素。

建筑工人在施工现场还能接触到多种粉尘，主要包含游离二氧化硅的粉尘、水泥尘（硅酸盐）、石棉尘、电焊烟尘和木尘等；当吸入肺部的粉尘达到一定数量后，就可能危害肺组织，甚至逐渐发生纤维化，呼吸功能减退，诱发尘肺病。建筑工人接触到施工现场产生的各种生产性毒物，常见的有铅、镉、苯、二甲苯、聚氯乙烯、一氧化碳、二氧化碳、亚硝酸盐等，可引起人体的急、慢性中毒反应，不仅如此，施工场所产生的有毒有害物质，还可使大气、水、土壤和食物等环境受到污染，危害其他其他人群的身体健康。房屋和土木工程建筑业的工作场所一般都在户外，作业人员经常工作在高温、寒冷、潮湿等恶劣环境中，容易导致作业人员出现中暑、冻伤，甚至诱发关节炎、风湿病等。建筑施工过程及构件生产加工过程中，产生多种不同性质的噪声，主要来源于搅拌机、空压机、电动机、打桩机等，长期在这种噪声环境中工作，不仅会损害听力系统和精神心理，造成听力损失和噪声聋，而且还可能诱发高血压、心脏病、神经衰弱综合征，导致胃肠功能紊乱等。振动是建筑现场常见的健康有害因素，常与噪声一起共同用于人体。常见于打桩机、推土机、挖掘机、混凝土搅动棒及风钻的操作工。使这些建筑工人出现手指麻木、无力、胀痛、振动性白指甚至指端坏死等。除以上所述外，我国建筑业施工安全事故高居不下。作业场所出现的致死性伤害主要表现为作业人员因高空坠落或被高空坠物击中致伤而死，非致死性伤害如作业人员在作业过程中滑倒和跌倒造成的肌肉骨骼损伤等事件的发生屡见不鲜。

（二）建筑安装业职业卫生

建筑安装业职业卫生是指对建筑物内的各种设备安装过程中产生的职业危害进行识别和预防。按照我国国民经济行业分类，建筑安装业是指建筑物主体工程竣工后，建筑物装修装饰，建筑物内的各种线路、管道和设备的安装。包括建筑物主体施工中的敷设线路、管道的安装，以及铁路、机场、港口、隧道、地铁的照明和信号系统的安装；不包括工程收尾的装饰，如对墙面、地板、天花板、门窗等处理。在职业活动中常接触到粉尘、毒物，以及噪声、高温和振动等物理因素。

工人在筛沙、水泥沙子运输、混料、爆破、碎石装运等，以及应用钻孔机打洞穿孔、金属焊接、管道的保温、防腐，线路绝缘等作业中可接触到矽尘、水泥尘、电焊尘、石棉尘等，长期吸入粉尘可引起尘肺病；管道防腐涂漆、聚氯乙烯（PVC）电路管连接使用的黏合剂、PVC 水管熔融连接等都会产生苯系物、四氯化碳、汽油等蒸气，接触油漆、防腐作业等可引起苯中毒、甲苯中毒、二甲苯中毒等；采用沥青进行地下管道防腐作业，会产生沥青烟，以烟和粉尘的形式经呼吸道和污染皮肤而引起中毒，发生皮肤损害、视力模糊、眼结膜炎、胸闷、腹痛、心悸、头痛等症状，也可引起接触人群肿瘤发病率增高。电焊作业会接触到电焊气溶胶的各种成分，包括固态的各种金属铁、锰、铝、铬、铅、镍等，气相部分有氧化锰、氟化氢、氮氧化物和臭氧等气体，空调安装会接触到的制冷剂氟利昂以及溴化锂。墙壁等应用钻孔机打洞穿孔、钢筋等金属切割产生噪声，可引起职业性耳聋；建筑安装中较多涉及手工操作，振动主要产生于手动工具，如电钻打洞穿孔、电锤的使用，手传振动可引起职业性手臂振动病、振动性白指；强烈的全身振动可导致内脏器官的损伤或位移，周围神经和血管功能的改变、腰椎损伤等。部分建筑活动存在夏季露天作业会接触高温导致中暑；电焊作业接触紫外线可发生电光性眼炎。繁重的体力劳动，加上高处作业、静力作业、重复作业、强迫体位等，易引起腰肌劳损，下肢静脉曲张或由强迫体位和局部紧张导致急、慢性劳损等工作有关疾病。

（三）建筑装饰业职业卫生

建筑装饰业职业卫生是指对建筑工程后期的装饰、装修和清理活动，以及对居室的装修活动产生的职业危害进行识别和预防。建筑装饰业涉及门窗、玻璃、防护门窗、防护栏、防盗栏的安装；地面、地板处理；墙面、墙板处理、粉刷；天花板的处理、粉刷；涂漆；室内其他木工、金属制作服务；工程完成后室内装修与保养；房屋的一般维修、装修和保养；以及其他竣工活动。

由于装饰所用的材料种类和数量繁多，涉及范围很广，并且装修和清理的要求随建筑的用途差异非常大，使得作业人员接触有害因素的可能性较高。用于装饰装修的材料主要有塑料、橡胶、有机涂料、化学黏合剂、金属材料、陶瓷制品以及花岗岩、大理石等石质材料，不同装饰材料所含有害物质不尽相同。因此，装饰工人在施工过程中通常会接触多种常见的职业性危害因素，如粉尘、毒物以及高温、噪声等物理性有害因素。

窗户、护栏、地板的安装铺设过程中常可接触到矽尘、水泥尘、电焊尘、石棉尘等粉尘，长期吸入粉尘可引起尘肺病；粉刷油漆和家具可接触到散发不良气体和有机溶剂，主要包括油漆和黏合胶中的苯、甲苯、异丁烯苯、壬烷、甲醛等，可引起苯中毒、甲苯中毒、二甲苯中毒、汽油中毒等；装饰中所用的塑料、橡胶、涂料、黏合胶等，可接触到氯乙烯、聚氯乙烯、聚四氟乙烯等高分子材料。地板、墙壁、台面等的安装铺设过程中可接触到大理石、花岗岩、瓷砖中的放射性氡及其子体；施工过程中存在的高温或低温、噪声、振动、紫外线等，噪声可引起职业性耳聋，手传振动可引起振动性白指，电焊作业接触紫外线可发生电光性眼炎；长期超时、超强度的工作，精神长期过度紧张造成相应职业病；繁重体力劳动，易引起腰肌劳损，下肢静脉曲张或由强迫体位和局部紧张可引起致急、慢性劳损等工作有关疾病。

综上，建筑业工作场所中普遍存在粉尘（矽尘、水泥尘、石棉尘、电焊烟尘）、毒物、异常物理因素（高温、低温、噪声和振动）等危害因素，同时，该行业的工作性质也决定了作业人员工作时长期处于不良的工作体位、有不合理的轮班制度等，这些职业危害因素均会影响作业人员健康。建筑工人在不同的作业场所工作，接触的职业危害因素也各有不同，但均使作业者身体健康受到各种威胁（表2-4）。

表 2-4　建筑行业接触的职业健康危险因素及引起的健康损害

常见行业	职业健康危险因素	引起的健康损害
房屋和土木工程建筑业	粉尘：如矽尘、水泥尘、石棉尘、电焊烟尘等	尘肺
建筑安装业	毒物：金属（铁、锰、铝、铬、铅、镍等）、有机溶剂（苯、甲苯、二甲苯、四氯化碳、汽油等）、高分子材料（聚氯乙烯、聚四氟乙烯等）、有害气体（甲醛、一氧化碳、二氧化碳等）等	化学中毒
建筑装饰业		高温中暑、噪声聋、手臂振动病、电光性眼炎
	物理因素：高温、低温、噪声和振动、紫外线等	骨骼肌肉系统疾病、职业紧张等
	其他有害因素：不良工作体位、不合理的轮班制度等	

五、医疗卫生和医药行业

（一）医疗卫生行业职业健康

医疗卫生行业是劳动和技术密集型行业，医务人员是构成社会劳动力的一个重要部分。医务人员在工作过程中需要面对各种疾病的病人，经常暴露于生物（乙肝、丙肝、艾滋病毒等）、化学（消毒剂、化疗药物、强酸等有毒物质）、物理（辐射、激光等）有害因素中，并处于高度紧张及应激状态，遇到突发公共卫生事件，还需要面对并处理濒临危难的个体、群体，有时甚至处于危险的环境中，其所遇到的职业性危害，既有慢性长期的影响，又有急性突发性的危害。

医务人员职业暴露是医务人员在从事诊疗、护理活动过程中接触有毒、有害物质或传染病病原体，从而损害健康或危及生命的一类职业暴露。生物危害因素主要指能导致医务人员感染传染病的病毒、细菌和寄生虫等。乙肝、丙肝、梅毒、艾滋病毒是引起医务人员职业暴露的主要病原体，近年来，人类免疫缺陷病毒（HIV）有明显增加的趋势。易引起感染的细菌有结核杆菌、幽门杆菌、淋球菌等。医院病房环境空气的主要污染源是病人的呕吐物和排泄物，通过物品的更换，污染微生物形成气溶胶散布到室内空气中，人员流动加速气悬微生物的传播，对医务人员的身体健康也造成了不同程度的影响。职业暴露主要发生在静脉输液、手术、处理医疗废物环节，医务人员的锐器伤已经成为血源性疾病的主要传播途径，威胁医务人员的职业安全，是医务人员最常见的职业损害。临床护士从事抽血、注射、输液等操作较多，是锐器刺伤发生率最高的人群；外科系统医务人员也是高危人群，主要是外科各种复杂性操作多，使用锐器的频率高，直接暴露于传染源下的概率更高，且手术传递的过程中容易刺伤自己和他人，职业感染的风险也更高。

医院作为一个细菌和病毒聚集的场所，需要进行定时的消毒处理，过氧乙酸、次氯酸钠、戊二醛等挥发性化学消毒剂对人体呼吸道、皮肤、眼睛、神经系统等都有不良的影响，医务人员每天接触这些消毒剂的时间很长，受到的影响也比较大；接触强酸、强碱、有机酸、酒精、醚、酯、麻醉剂等化合物，对操作人员可产生刺激性和腐蚀性伤害、过敏反应、致癌和致突变作用以及急、慢性中毒。随着各种抗肿瘤药物的不断涌现，肿瘤化疗的广泛合理应用，使肿瘤治疗的疗效有了很大的改善，然而多数抗癌药物在杀伤或抑制癌细胞的同时，正常组织细胞也受到损害，医务人员在对病人进行治疗时直接或间接接触此类药物，日积月累会对身体造成不同程度的伤害。辐射和激光是医疗卫生行业常见的物理性有害因素，用来诊断和治疗疾病的 X 射线和 γ 射线常被应用于放射科和放射治疗科、核医学科、心血管血流动力学科、矫形外科、消化道内镜检查、泌尿道内镜检查、麻醉科。放射检查和治疗是一种无痛性的手段，但射线持续作用于人体，可损伤机体组织，严重的可造成慢性放射病。放射工作人员尤其是医技人员因接触射线的时间长、频率高、距离近，其受辐射的强度也较高，对身体的损伤相应也较严重，辐射损伤成为医务工作中最严重的职业危害因素之一。激光广泛应用在皮肤病治疗、眼科微创手术、显微外科、妇科手术和外科的内镜检查等，其危害是因为它的热效应，对皮肤和眼睛的损害。超声波主要为中高频超声波，B 超作业人员眼晶状体混浊率明显升高。急救室、重症监护病房的医务人员如外科医师、手术室护士，每天要抢救各种危重病人，作息没有规律，精神高度紧张，工作强度大，仍然会有病人自然或因抢救无效死亡，医务人员要承受较大的心理压力。与传染病病人的职业接触，特别是接触 HIV 感染病人的血液、体液，对医务人员有明显的负面心理影响。医务人员在忍受巨大精神压力和体力负担的同时，还要忍受少数病人家属的无理纠纷甚至生命威胁和伤害。综上所述，危及医疗行业医务人员职业健康的各种危险因素，都在不同程度地危害着广大医务工作者的身体健康。

（二）化学药品制造业职业卫生

化学药品包括化学药品原药和制剂，化学药品原药（chemical medicine materials）是指供进一步加工药品制剂所需的原料药，如抗生素、内分泌品、基本维生素、磺胺类药物、水杨酸盐、水杨酸酯、葡萄糖和生物碱等原料药。化学药品原药制造业职业卫生主要是指各类化学药品原药在其制造、生产加工等过程中存在的职业性有害因素及其对人体造成的健康损害。化学药品制剂（chemical medicine preparation）是指凡根据药典、药品标准或其他适当处方，将原料药物按某种剂制成具有一定规格的药剂，即制成的药物生物制剂。化学药品制剂制造业职业卫生主要是指各类直接用于人体疾病防治、诊断的化学药品制剂在其制造、生产加工等过程中存在的职业性有害因素及其对人体造成的健康损害。

化学药品原药制造工作场所有害因素主要包括粉尘、有毒化学物质、噪声、高温、微波等。其中粉尘及有毒化学物质的职业危害较大，有毒化学物质主要有苯、甲醛、丙酮、醋酸乙酯、吡啶、乙酸、三氯甲烷、氨、二甲基甲酰胺和盐酸等。由于原药生产工艺步骤繁多、生产周期长等特殊性，各工序均属间断生产，反应时间长短不一。而且，在其主要的生产工艺流程中均可接触，如原材料的磨碎、配料、混合、制粒、干燥、筛选、包装和成品等。生产过程中作业人员接触有毒化学物质的机会主要是因为设备和管道密闭不严、锈蚀渗漏；另外，源自上道工序的材料、检验分析取样及出料、废弃物料排出，清洗或检修设备及管道中残存的有毒化学物质有可能污染作业环境。有毒化学物质可经过呼吸道和皮肤吸收。因为在生产过程中，原料药有大量的有害气体或蒸气逸出，操作工人接触液态、蒸气态有毒物质时间较长，所以呼吸道是其主要的吸入途径，其次是经皮肤吸收。

化学药品制剂制造业主要的有害职业因素不仅包括金属类（如锰、铬等）、有机溶剂（如苯及苯系化合物、氯仿等）、刺激性气体（如氯、硫酸二甲酯等）、窒息性气体（如氰化氢、一氧化碳等）、高分子化合物等化学物，还包括粉尘，高温、噪声、振动等物理因素和劳动时间安排不合理，劳动强度过大，强迫体位以及其他因素，都不同程度地存在于化学药品制剂制造业。

六、信息产业

信息产业是现代化产业，是以计算机和通讯设备行业为主体的产业，是高新技术、劳动力高度密集性产业。信息产业按结构分为信息技术设备制造（硬件）业和信息服务（软件）业两大部分。由于这两部分的工作性质不同，其职业卫生特点也不同。

（一）信息技术和设备制造业的职业卫生

信息技术和设备制造主要涉及微电子工业生产，支柱产业是以生产集成电路（integrated circuit）为主的半导体工业。以集成电路生产为例说明信息产业设备制造的职业卫生特点，主要工序包括清洗、氧化、扩散、沉积、光刻等，集成电路制造中接触的职业性有害因素包括化学性和物理性的两大类（表2-5）。

在集成电路生产中需要对芯片反复用不同的清洗液对油污、金属离子、杂质进行去除。清洗液含有氢氟酸、氨水、硫酸、盐酸、磷酸、过氧化氢、异丙醇、丙酮、三氯乙烯等有机溶剂和酸碱物质。氧化扩散是首先在高温条件下在硅片表面形成二氧化硅掩蔽膜的过程，再通过掩蔽膜上刻出的窗口掺杂硼、磷、锑和砷等杂质而形成低电阻路径，此过程除接触掺杂剂外，还可能接触三氯乙烷、盐酸、三氯氧磷、乙硼酸、硫酸、过氧化氢、氢氟酸、氨水等。光刻（photoetching）是通过一系列生产步骤将晶圆表面薄膜的特定部分除去的工艺。在此之后晶圆表面会留下带有微图形结构的薄膜。在光刻工序中涂覆强化剂、光阻液、负光阻液、去光阻液、显影液、缓冲液、蚀刻物等都含有很多类的有机溶剂和酸碱物质，如正己烷、甲苯、二甲苯、正庚烷、乙苯、乙醇、戊烷、氨水、氢氟酸、硫酸、硝酸、盐酸、磷酸、溴化氰、六氟化硫等。化学气相沉积是通过混合气体的化学反应在衬底表面生成一层所需固体膜的工艺。可接触金属卤化物、有机金属、碳氢化合物等。另外焊接等其他工艺还会暴露锡及其化合物、甲酸乙酯、异丙醇、丙酮、酚醛树脂、乙二醇乙醚、乙酸丁酯、乙烯酮、环戊酮、乙醇、双氧水等。在生产过程中还可使用特殊材料气体，这些气体为集成电路芯片制造过程中制造材料的一部分，它的某些元素以扩散和植入的方式与硅片紧密结合。这些气体中有高毒性气体(砷化氢、磷烷、硼烷和一氧化碳)、刺激性气体(溴化氢、氯化氢、氨和氯气)、单纯性窒息性气体(氮气、甲烷)和易燃性气体(硅烷、氢气)以及其他气体(六氢化硼、三氯化硼、氯化硅、四氟化碳、三氟甲烷、二氧化碳、一氧化二氮、三氟化氮)等。职业活动中还可接触到物理性有害因素,包括噪声、非电离辐射(红外线、紫外线、微波、高频)、电离辐射(X射线)和微小环境因素,也会影响人体健康。在流水线装配操作过程中,多属小零件的精细操作,由于长时间重复单调操作,如果操作台或座椅缺乏工效学设计,过多的强迫固定体位、静态紧张,易造成颈、肩、腕等功能障碍、视觉疲劳等。流水线装配和中央控制室监视工作的过分单调刻板,容易导致倦怠、无聊的单调状态。以上化学性、物理性因素、工效学问题、心理紧张等可导致不同程度的职业病或工作有关疾病。

表2-5　信息技术和设备制造行业接触的职业健康危险因素及引起的健康损害

主要工序	职业健康危险因素	引起的健康损害
清洗 氧化 扩散 沉积 光刻	(1)化学因素 1)有机溶剂和酸碱物质,如正己烷、甲苯、二甲苯、氢氟酸、氨水、硫酸、盐酸、乙醇、戊烷、三氯乙烷、氧化氢、异丙醇、丙酮等; 2)有害气体如砷化氢、氯化氢、氯气、甲烷、二氧化碳、一氧化二氮等; 3)焊接等工艺还会暴露锡及其化合物、甲酸乙酯、异丙醇、丙酮、酚醛树脂、乙二醇乙醚、乙酸丁酯、乙烯酮、环戊酮、双氧水等; (2)物理因素:噪声、非电离辐射(红外线、紫外线、微波、高频)、电离辐射(X射线) (3)其他有害因素:不良工作体位、单调重复作业等	刺激性和腐蚀性伤害、过敏反应、致癌和致突变作用以及急、慢性中毒 听力损伤、辐射损伤、皮肤和眼睛的损害 骨骼肌肉系统疾病、视觉疲劳、职业紧张等

(二)信息服务业职业卫生

信息服务业从业人员多为白领,从事着非工业生产的复杂的脑力劳动,其主要的职业卫生问题是视屏终端作业、人体工效学问题和心理紧张等问题导致白领职业相关疾病。

1. **病态建筑综合征**　在电脑、地毯、空调、装修密封良好或超净工作环境的工作场所里,空气过分干燥、新鲜空气的补充量不够、空气负离子减少等,加上电脑、打印机、复印机、工作人员密集造成的环境污染(过多的臭氧、氮氧化物、二氧化碳、病原微生物)会导致"病态建筑综合征",呼吸道黏膜受到感染或刺激,造成炎症或过敏反应。常见有慢性咽喉炎、支气管炎及咳嗽、流鼻涕、头昏脑涨、四肢酸痛、疲乏无力等症状,常被误认为感冒。

2. **视觉器官紧张**　长期从事电脑操作的人员,由于眼睛紧盯屏幕,眨眼次数减少,约为平时的1/3,因而减少了眼内润滑剂和酶的分泌,眼睛干涩发痒、灼热、疼痛和畏光。电脑操作者眼睛在视屏、文件和键盘之间频繁移动,双眼不断地在各视点及视距间频繁调节,加上视屏的闪烁、反光和眩目,工作时间久了容易产生眼睛疲劳、视觉模糊、视力下降等不适感觉。

3. **肌肉骨骼系统疾病**　计算机操作人员需要持续、快速敲击键盘或是长时间使用鼠标,加之桌椅缺乏工效学设计、姿势不当或固定姿势维持太久,会对肌腱、肌肉、神经和其他软组织造成危害,易患颈背痛、鼠标肘、腕管综合征(carpal tunnel syndrome)。腕管综合征早期表现为手指、双手、手腕、前臂、手肘或肩膀的僵硬、易疲劳,随着病情加重出现手、手指、腕部刺痛、无感觉,手臂无力或不能支配手运作,睡觉时常因手或手臂疼痛而醒来,严重者最终导致手臂致残。

4. **心身疾病**　软件工作人员,如编程人员和程序调试人员的高难度、高效率、超时工作、白昼颠倒、人际关系单一、界限分明的格子间、与计算机交流多于人际交流等都容易导致过度紧张、工作倦怠、社交困难、性格异常等。心理上表现为对工作丧失热情，情绪烦躁、焦虑，甚至愤怒，觉得丧失生活乐趣，社交恐惧等。而生理上也可能随之出现头疼、胸痛、腹胀、内分泌失调、睡眠障碍等情形。

5. **过劳死**　是长时间过度劳累而造成的突然死亡。近年来，"过劳死"在 35～45 岁的年轻 IT 精英时有发生。这些高学历的精英们，面临社会和家庭的双重高压，事业心强、期望值高、工作紧张，经常熬夜，有时甚至通宵达旦地连轴加班，忽视休息和放松，最终引发心理疲劳、抑郁症、高血压、脑出血或心肌梗死等。

6. **长期坐位工作**　导致盆腔静脉回流受阻，继发痔疮、前列腺炎、颈椎病等，女性会出现痛经、月经不调。

七、交通运输与物流产业

随着经济全球化趋势的加强，信息技术的快速发展，物流作为经济发展的一个全新的行业，正在逐步成为世界经济发展的又一热点。物流是通过提供将货物从供应商转移到消费者手中的存储和运输服务，以满足客户需求的行业，根据实际需要，将运输、储存、装卸、搬运、包装、流通加工、配送、信息处理等基本功能实施有机结合。交通运输是物流的基础环节和依托载体，是物流业最重要的组成部分，在推进物流业发展中具有重要的基础和主体作用。物流行业范围广泛，涉及铁路物流、公路物流以及航空物流等，现代物流在很大程度上由传统交通运输业发展演进而来，而现代物流的发展又给传统交通运输业带来重大变革，并将逐步融合，走向一体化。

物流行业的工艺流程主要包括集装箱及散装货物的装卸、运输、存储及派送作业。集装箱或散装货物由卡车或汽车运进厂区后，由人工或普通叉车卸下，放置于仓库存储，分拣后储存或继续运输至目的地，进行卸车和派送。主要岗位设置及作业内容包括：理货员负责货物的接收、清点；运输人员负责货物的运输；叉车工负责驾驶叉车运输；装卸工负责装卸货物，派件人员负责分拣和派送货物。物流行业主要发生职业危害集中在储存、运输、配送等环节。

作业人员在运输和装卸各种有毒化学品时，如发生容器泄漏、倾洒及其他无组织排放，可致作业人员接触到各种化学物质的危害。如运输、装卸的化学物料为固体物质，则易产生物料扬尘。仓库的地面、墙壁、屋顶以及集装箱堆场地面均可吸附、堆积化学物粉尘及其他粉尘，作业人员在上述场所作业及清扫、冲刷地面、墙面、屋顶时可接触到上述粉尘。转运过程中，在使用重型叉车、普通叉车等工具进行作业时可产生机械性噪声与振动，运输司机在长期驾驶过程中，也受到振动、噪声干扰，长期接触噪声主要引起听力下降可造成职业性噪声聋，局部振动可引起手臂振动病。物流作业人员夏季在室外进行装卸、运输等作业时易接触到高温。另外工人的作业方式是产生职业病危害因素的直接环节，例如劳动时间安排不合理，物流系统信息的网上输入任务繁重，装卸工人由于不良体位进行重体力活动，运输司机长期强迫体位易发生肌肉骨骼系统疾病（如颈背痛、腕管综合征、腰肌劳损）。

（燕　贞　汤乃军）

思考题

1. 常见的职业健康危险因素有哪些？
2. 法定职业病诊断需要收集哪些方面的资料？
3. 我国发病情况严重的法定职业病的有哪些？
4. 请例举家人或朋友的职业，并分析可能存在的职业健康有害因素。

第三章 ┃ 职业健康风险管理

本章要点

1. **掌握** 职业健康风险与职业健康风险管理的概念；职业健康风险管理的流程。
2. **熟悉** 职业健康风险管理的理论基础、职业健康风险管理框架与职业健康安全管理体系；职业健康风险管理的方法。
3. **了解** 职业健康风险管理的目的、原则与组织实施；职业健康监护、个体防护与管理。

第一节　职业健康风险管理概述

一、职业健康风险管理的基本概念

（一）风险、健康风险与职业健康风险

1. **风险**　风险（risk）一词源自意大利文"risk care"，其基本含义是损失的不确定性（uncertainty）。风险的定义最早由美国学者威特雷提出，认为风险是不愿意发生的事情发生的不确定性的客观体现。20世纪20年代初，也有学者认为风险是指某事件导致特定结局（不幸事件或不良后果）发生的可能性。

不同的学科对风险的理解侧重点不同，目前并无公认的概念。从其基本含义可以看出，风险具有两层意义：一是风险的不确定性，这种不确定主要体现在发生与否不确定，发生的时间、对象、地点、状况以及损失程度不确定；二是事件发生的后果严重程度和损失大小，分别用概率和表示损害后果的指标来衡量。

风险具有三个基本要素：风险因素、风险损失（损失的严重性和不确定性）、风险事件。促使风险事件发生，导致不良后果加重和损失增大的因素称为风险因素；风险损失是指非故意的、非预期的和非计划的经济价值的减少，包括直接损失和间接损失；风险事件，也称风险事故，是指风险有可能变为现实，以致引起损失的结果。风险事件是损失的直接原因或间接原因。

2. **健康风险**　健康风险（health risk）指有害因素在一定的暴露条件下对人体造成损害的预期的或实际的发生概率（probability），以及可能的伤害程度，如造成机体损伤、产生疾病或死亡的概率。风险不仅意味着伤害、疾病、事故等不幸事件的存在，而且特别强调其发生的可能性。危害健康的相关因素包括物理因素、化学因素、生物性因素、遗传因素、社会环境、与健康相关的生活方式等。

3. **职业健康风险**　职业健康风险（occupational health risk，OHR）指劳动者在工作过程中，因接触危害健康的相关因素，导致发生不良事故或疾病的可能性。职业健康风险结局常见的有工伤、职业病和职业有关疾病。

职业健康风险具有以下几个特征：

（1）客观性：职业健康风险是客观存在的，不以人的意志为转移，任何职业场所都存在着危害健康的风险。在现实生活中,尽管人们的年龄、性别、职业、收入等不尽相同,但都不可避免地面临各种职业健康风险。

（2）社会性:职业健康风险的损失最终都由人来承担。从这个意义上讲,职业健康风险具有社会性,没有人和人类社会也就谈不上职业健康风险损失。

（3）不确定性和复杂性:不确定性和复杂性是职业健康风险的基本属性。作为一种纯粹风险,职业健康风险必然会给人们造成一定的损失,但是这种损失是否发生、发生的时间、损失的程度和承担主体等均具有不确定性,且损失的表现形式千差万别。以个人的疾病风险为例,疾病的种类繁多,每一种疾病又因个体差异,如年龄、性别、婚姻状况、文化水平、职业、居住条件、生活方式（行为）以及家族史等的不同而不同。

（4）可测性和可控性:可测性是指职业健康风险是可以测量的。根据风险发生机制,借助概率论和数理统计知识,利用损失分布的方法计算职业健康风险发生的概率。职业健康风险的可测性决定了它的可控性,通过分析存在的风险因素类型、预期后果及可能损失的大小等,采取相应的预防和管理措施,控制风险发生的概率以及损失的严重程度。

（二）风险管理与职业健康风险管理

1. 风险管理　20世纪30年代美国管理协会的保险问题会议首次提出风险管理（risk management）的概念,它是指通过风险识别、风险衡量和风险处理,以最少的成本将风险导致的各种不利后果减少到最低程度的科学管理办法。其最主要的目标是处理风险和控制风险,减轻后果的严重性,防止和减少损失,将风险控制在可接受范围内。

风险管理具有七个基本特征:未来性、增值性、目标性、信息性、广泛参与性、完整性与改进性。

（1）未来性:风险管理是对未来可能发生的风险的管理。

（2）增值性:通过风险管理活动,降低损失,创造更多的机会和新的价值。

（3）目标性:风险管理有明确的目标,风险管理过程需要围绕其目标实施和修正。

（4）信息性:风险管理以有效的信息为基础,这些信息可以通过经验、反馈、观察、预测和专家判断等多种渠道获取。

（5）广泛参与性:风险管理过程需要各利益相关者广泛参与和充分沟通。

（6）完整性:风险管理是一个完整的循环系统。风险管理方案制订、实施到方案的调整和修正,是一个连续不断的过程。

（7）改进性:风险管理需要适应环境的动态变化。随着内外部环境的改变,已有的风险可能会发生变化,一些新的风险可能出现,还有一些风险则可能会消失。因此,需要持续不断地对各种变化保持敏感并做出修正,使风险管理得到持续改进。

2. 职业健康风险管理　职业健康风险管理是指风险管理主体通过风险识别、风险衡量、风险评估,并在此基础上优化组合各种风险管理技术,对风险实施妥善处理、有效控制,从而降低和减缓风险所致损失的后果,以期以最小的成本获得最大安全保障的目标。对于职业健康风险管理这一概念的理解,需要把握以下几点:

（1）风险管理的主体:包括个人、各组织机构（企事业单位）、社会团体和政府部门等;

（2）风险管理的客体:主要是指职业活动中的健康风险;

（3）风险管理过程:包括风险识别、风险衡量、风险评估以及风险控制与效果评价等;

（4）风险管理的基础:风险识别、风险衡量、风险评估;

（5）风险管理的关键:选择合理的风险处理手段进行风险控制;

（6）风险管理的目标:以最小的成本实现最大的职业健康和安全保障;

（7）风险管理是一个不断循环往复的、完整的、连续的、动态的过程。

由此可见,职业健康风险管理不仅仅指职业健康风险分析（风险辨识与评价）,还包括预防控制可能对职业健康构成危害的有害因素，或将其减少到可接受水平的各项决策和措施，更重要的是随着条件和环境的变化，需要不断评估新的风险并进行控制与管理。

职业健康风险管理包括社会、组织和个人三个层次。社会层次的风险管理是政策制定者对社会群体做出的管理决策；组织层次的风险管理是雇主对其雇员做出的职业健康防护管理决策；个人层次的风险管理是个体对自身健康做出的个体防护与管理。

二、职业健康风险管理的理论基础

（一）事故致因理论

事故致因理论是研究分析导致事故发生原因因素的科学理论。可能导致事故发生的原因因素被称为事故致因因素（accident-causing factor）或危险源（hazard）。随着人类社会生产的发展，事故致因理论经历了不同的发展阶段：

1. 能量意外释放论　1961年吉布森（Gibson）、1966年哈登（Haddon）等人提出了解释事故发生物理本质的能量意外释放论。他们认为，事故是一种不正常的或不希望的能量释放。人们在利用能量的时候必须采取措施控制能量，使能量按照人们的意图产生、转换和做功。如果由于某种原因失去了对能量的控制，就会发生能量违背人的意愿的意外释放或逸出，使进行中的活动中止而发生事故。如果发生事故时意外释入的能量作用于人体，并且能量的作用超过人体的承受能力，则将造成人员伤害；如果意外释放的能量作用于设备、建筑物、物体等，并且能量的作用超过它们的抵抗能力，则将造成设备、建筑物、物体的损坏。从这个理论出发，预防伤害事故就是防止能量的意外释放，防止人体与过量的能量接触，即屏蔽。常有以下几种措施：用安全的能源代替不安全的能源、限制能量、防止能量蓄积、缓慢地释放能量、设置屏蔽设施、在时间或空间上把能量与人隔离、信息形式的屏蔽等。

2. 事故因果连锁论

（1）海因里希事故因果连锁：1931年海因里希（W. H. Heinrich）首先提出了事故因果连锁论，用以阐明导致事故的各种原因因素之间及与事故之间的关系。该理论认为，事故的发生不是一个孤立的事件，尽管事故发生可能在某一瞬间，但却是一系列互为因果的原因事件相继发生的结果。海因里希事故因果连锁论认为导致事故发生的因素主要包括遗传、社会环境、人的缺点、人的不安全行为或物的不安全状态、事故、伤害等。

（2）博德的事故因果连锁论：博德（F. Bird）在海因里希事故因果连锁的基础上，提出了反映现代安全观点的事故因果连锁。该理论认为，事故因果连锁中一个最重要的因素是安全管理。如果安全管理上出现欠缺，就会使得导致事故基本原因的出现。为了从根本上预防事故，必须查明事故的基本原因（个人原因和与工作有关的原因），并针对查明的基本原因采取对策。不安全行为或不安全状况是事故的直接原因。

（3）亚当斯的事故因果连锁论：亚当斯（Edward Adams）提出了与博德的事故因果连锁论相似的事故因果连锁模型。该模型的核心在于对现场失误的背后原因进行了深入的研究。认为，操作者的不安全行为以及生产作业中的不安全状况等现场失误，是由于领导者或事故预防工作人员的管理过失造成的。

（二）整合风险管理（integrated risk management，IRM）

整合风险管理理念是由英国国家病人安全协会（National Patients Safety Association，NPSA）提出，指识别、评估、分析和管理组织各层面所有风险和安全事件，并从整体上报告所有结果，有助于确立风险管理的优先次序，改进决策，实现风险、效益和成本间的合理平衡。Meulbroek（2002）认为，整合风险管理是对影响组织价值的众多风险因素进行辨识和评估，并在组织范围内实行相应的战略以管理和控制这些风险。通过先进的管理理念和方法，把组织面临的所有风险整合在一起，形成一体化风险管理体系，进而实现组织价值的最大化。

整合风险管理的过程是实现风险全面衡量和集中管理的过程，是对风险进行整体性、系统性管控的过程。通过全面识别组织或个人的不同风险因素，发现相互之间的有机联系，从而客观衡量组织整体或个人所面临的风险，集中管理职业环境风险暴露水平，统一协调风险管控目标，进而提高组织整体的经营稳定和风险管控能力。整合风险管理在组织内部可以避免单一风险管理对组织整体风险或个人风险形成的片面性和盲目性影响。

三、职业健康风险管理框架与职业健康安全管理体系

（一）职业健康风险管理框架

风险管理框架是风险管理的指导。根据风险管理的基本原理，要使风险管理过程实施得更为有效，需要将风险管理过程嵌入一个系统化的管理基础体系中。本书主要介绍 ISO31000 标准提出的风险管理框架。ISO31000 标准提出的风险管理框架将风险管理整合到组织的管理体系中，使风险管理实施得更为有效。该框架显示了风险管理的必要要素，以及这些要素以迭代的方式相互作用的过程（图 3-1）。

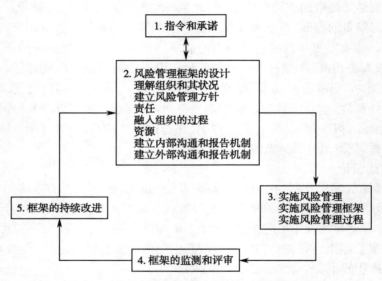

图 3-1　ISO31000 标准提出的风险管理框架图

1. **指令和承诺**　风险管理的引入和持续有效需要组织管理者强有力的支持和持续的承诺，以及为实现承诺在组织战略中的严密策划。组织管理者可以签署风险管理方针，确保风险管理方针与组织文化一致，使风险管理目标与组织的目标、战略一致。要为风险管理配备必要资源，将风险管理的益处通报给所有利益相关方，并确保风险管理框架持续有效。

2. **风险管理框架的设计**

（1）理解组织状况：在开始设计和制定风险管理框架前，要分析和评价组织内外部环境。组织外部环境包括社会、文化、政治、法律法规、财务、技术、经济、自然和竞争环境、影响组织目标的动力和趋势、外部利益相关方的感受和价值观等；组织内部环境包括组织结构、组织目标方针、战略、文化、管理方法、组织资源（资本、时间、人员、过程、系统、技术和标准），组织内部利益相关方的感受和价值观等。

（2）建立风险管理方针：风险管理方针应清楚阐明组织风险管理的目标和承诺、组织管理风险的基本原理、组织方针与风险管理方针的联系、管理风险的责任和职责、处理利益冲突的方法、提供有助于管理风险必要资源的承诺、风险管理绩效测量和报告的方法以及定期评审和改进风险管理的方针和框架等。

（3）责任：组织应有管理风险的责任和适当的能力，包括实施风险管理，确保风险控制措施的充分、有效和效率，要确定有责任和权利管理风险的风险拥有者和负责建立、实施和保持风险管理框架的人员等。

（4）融入到组织的活动过程中：风险管理应以有效和有效率的方式嵌入到组织的所有实践活动中。将风险管理过程变成组织活动过程的一部分，融入组织战略方针制定和组织全部活动实施中。

（5）资源：组织应为风险管理过程的每个步骤配备所需的资源，包括具备一定能力和经验的风险管理人员，适当的经费支持，管理风险的方法和工具，管理程序、培训方案等。

（6）建立内部沟通和报告机制：组织应建立内部沟通和报告机制，用于支持和促进风险的责任和归属。沟通和报告机制要确保风险管理过程的每一环节都能被适当沟通，风险管理的相关信息在适当的层次和时间予以获得。

（7）建立外部沟通和报告机制：组织应制定和实施一个关于如何与外部利益相关方沟通的计划。包括吸引适当的外部利益相关方的关注和确保有效的信息交流，对外报告法律法规和管理要求的遵守情况，运用沟通来建立组织的信息，向利益相关方沟通紧急或突发事件等。

3. 实施风险管理

（1）实施风险管理框架：确定组织实施框架的适当时间安排和策略；将风险管理方针和过程应用到组织的过程；遵守法律法规要求；举行风险管理信息、技能、方法等培训会议；与利益相关方进行沟通和协调确保制订的风险管理框架的适宜有效。

（2）实施风险管理过程：确保在风险管理框架的支持下，实施风险管理活动有效，将风险管理活动融入组织所有活动中。

4. 框架的监测和评审　为了确保风险管理有效和可持续改进组织的绩效，组织应基于内外部环境状况定期评审风险管理框架、方针和计划是否仍然适宜，定期监测风险管理计划的执行等。

5. 框架的持续改进　基于对风险管理框架的监测和评审结果，做出如何可以改进风险管理框架、方针和计划的决策。这些决策可以使组织的风险管理更为有效，风险管理文化得以持续改进。

（二）职业健康安全管理体系

职业健康安全管理体系（occupation health safety management system，OHSMS）是 20 世纪 90 年代后期兴起的现代化安全管理模式。职业健康安全管理体系标准是以系统安全的思想为核心，采用系统、结构化的管理模式，为组织提供了一种科学、有效的职业健康安全管理要求和指南。通过建立和实施 OHSMS，最大程度地消除各种事故和疾病隐患，严格控制各种职业健康安全风险，最大限度地减少生产事故和职业病的发生。

1. 职业健康安全管理体系标准化的发展　1994 年，为有效解决组织的职业健康安全问题，进一步强化组织的综合管理水平，国际标准化组织（ISO）环境管理技术委员会首先提出建立职业健康安全管理体系。1999 年，英国标准协会、爱尔兰国家标准局和挪威船级社等 13 个组织制定了职业健康安全评价系统系列（ONSAS）标准，即 ONSAS 18001《职业健康安全管理体系规范》、ONSAS 18002《职业健康安全管理体系 ONSAS 18001 实施指南》。2007 年，英国标准协会等组织发布了新版 OHSAS 系列标准。该系列标准改进了与 ISO 14001：2004 的一致性，并加强了与 ISO 9001、ISO 14001 的兼容性。

1999 年，我国国家经贸委参照 OHSAS 18001，制定了《职业安全卫生管理体系试行标准》，在经贸委系统试行。2001 年国家经贸委将该试行标准转为《职业健康安全管理体系审核规范》。2001 年，国家质量监督检验检疫总局组织制定并发布了 GB/T 28001—2001《职业健康安全管理体系规范》和 GB/T 28002—2002《职业健康安全管理体系指南》国家标准。2011 年，国家质量监督检验检疫总局和国家标准化管理委员会发布了 GB/T 28001—2011《职业健康安全管理体系要求》和 GB/T 28002—2011《职业健康安全管理体系实施指南》国家标准。这对于企业全面提高自身管理水平、降低职业健康安全风险,预防生产事故的发生和控制职业危害都起到了积极的作用。

2. 职业健康安全管理体系基本内容和核心　职业健康安全管理体系的基本内容主要包括为制定、实施、实现、评审和保持职业健康安全方针所需的组织结构、策划活动、职责、惯例、程序、过程和资源。职业健康安全管理的目的是控制风险事件的发生。导致风险事件发生的根源是危险源,要想控制风险事件的发生,首先必须辨识危险源,控制危险源所带来的风险。从这个意义上讲,危险源控制成为职业健康安全管理体系的核心。职业健康安全管理应围绕危险源,按照职业健康安全管理体系审核规范要求而展开。

3. 职业健康安全目标和安全管理方案是实现持续改进的重要途径　职业健康安全目标是将危险源所带来的风险降低至某种程度,职业健康安全管理方案是实现这些目标的计划方案。在制定目标的基础上,通过管理方案的实施,降低职业健康安全风险,取得职业健康安全绩效,使组织职业健康安全状况得到改进。

4. 资源、作用和职责是实施职业健康安全管理体系的必要前提条件　职业健康安全管理体系明确规定了组织职业健康安全的最终责任者是最高管理者,要求管理者应为职业健康安全管理体系的实施与保持提供必要的资源。组织的最高管理者应指定一名管理者代表负责职业健康安全管理体系的建立、实施、保持和改进。组织机构合理可靠、职责明确、资源充分是职业健康安全管理体系运行的必要条件。

5. 运行控制是控制职业健康风险的关键步骤　职业健康安全管理体系中的运行控制程序严格规定了活动的运行标准,这种运行标准是避免风险事件发生的保障条件。运行控制程序文件是组织控制其风险的法规性文件,必须严格遵照执行。

6. 遵守"法规和其他要求"贯穿于职业健康安全管理体系的始终　有效的职业健康安全管理体系运行是以法规为最低要求,不断持续改进。在职业健康安全管理体系中,必须将职业健康安全法律、法规要求贯穿始终。

第二节　职业健康风险管理的目标、原则与流程

一、职业健康风险管理的目标

职业健康风险管理活动是风险管理行动计划实施的过程。通过风险管理活动,将职业健康风险降至可接受的程度,即在风险成本预算最低的前提下,实现两个目标:一是降低职业健康风险事件的发生概率;二是将损失减少到最低程度。两个目标均是通过改变职业者的风险暴露状况,从而帮助职业者回避风险、减少损失。因此,职业健康风险管理的目标可以从损前目标和损后目标两个方面去理解。二者的有效结合,构成了完整而系统的风险管理目标。

（一）损前目标

风险因素的存在给职业者的正常生产和生活造成了心理或精神上的压力,风险管理主体以最经济的方法避免或减小风险事件形成的机会或潜在损失为立足点,通过制定切实可行的损前目标,减轻或消除职业者的这种压力。损前目标的制定要求企事业单位对安全计划、保险以及防损技术费用等进行详细的财务分析,从而使风险事件可能造成的损失成本降至最低,实现最大安全保障。

（二）损后目标

损失发生后,企事业需要在一段合理的时间内才能部分恢复生产或经营活动。损后目标是为了能让企事业在损失发生后尽早恢复生产或经营活动,保持经营的连续性,减少损失所造成的影响。企事业作为社会的一部分,损失的发生可能还会涉及员工的家属、债权人和所在社区的直

接利益,从而面临严重的社会压力。因此,企事业在制定自身的风险管理目标时不仅要考虑到本身发展的需要,还要考虑到其所承担的社会责任。

二、职业健康风险管理的原则

(一)风险管理创造和保护价值,贯穿于组织所有活动过程,实现组织的持续改进

职业健康风险管理通过控制风险的发生,进而避免风险给组织带来直接或间接的经济损失。系统、规范的职业健康风险管理组织是一个具有较高生产力、低成本、高质量、拥有较好员工关系的组织,也必将会为组织创造价值。组织的管理者应意识到风险管理创造和保护价值的原则,并基于此原则,推动组织的风险管理更加系统和规范。

职业健康风险管理不是一项孤立的活动,实施职业健康风险管理不能与组织的活动或活动过程割裂开来,而应将其整合在所有组织活动过程中,包括战略规划制订、项目活动与管理过程中等。组织的职业健康风险管理基础体系的每项管理要求,都必须紧密结合组织的实际活动或过程。

随着法律法规的日趋完善,组织社会责任意识的不断提升,商业竞争的不断加剧,组织应在制定战略目标等方面共同改进职业健康风险管理的成熟度,实现组织的持续改进。

(二)风险管理支持决策,基于最可用的信息,明晰解决不确定问题

风险管理可以帮助决策者做出明智的选择,优先的措施和辨别行动方向。组织通过职业健康风险管理过程,辨识危险源,确定不可接受的风险,划分风险等级进行风险评价,并依据风险评价结果,有针对性地对危险源采取进一步的控制措施。通过这个过程,为管理者提供决策依据。

风险的不确定性是风险管理的最大阻力。风险管理必须尽可能地利用各种信息源,去收集和掌握相关的信息,才有可能有效地解决不确定性问题。这些信息包括历史数据、经验、利益相关方的反馈、观察、预测和专家判断等。

风险管理明确地阐述不确定性、不确定性的性质以及如何加以解决。组织通过危险源辨识过程,识别危险源并确定其可能导致的风险及导致风险的基本途径;通过风险评价过程,确定危险源在现有控制措施条件下的风险可接受性;基于风险评价结果,有针对性地确定对危险源采取的控制措施。整个风险管理过程明确地阐述了风险这种随机事件不确定问题的解决途径。

(三)风险管理是动态、迭代的,具有针对性

由于内外部环境在不断变化,风险一直存在。规避旧的风险,新的风险又会出现,风险管理应持续察觉和响应变化。对于组织的职业健康风险管理,可能会面临诸如法律法规或社会期望、资源配备、生产工艺过程、设备、设施、材料,知识等组织内外部状况的变化,这些内外部环境的变化使得危险源和风险发生变化,所运用的风险管理技术和风险准则要随之改变。

风险是客观存在的,但每个组织活动的风险却是不同的。因每个活动所面临的内外部环境状况不同,风险管理必须要与组织的内外部环境以及风险状况相匹配。组织内部的资源配备、人文文化、活动过程以及组织外部的社会环境、法律法规要求、经济资源等都不尽相同,所以要求组织要针对其内外部状况有针对性地开展风险管理。组织风险管理过程所采用的风险管理技术和确定的风险准则,都应与风险状况相适应。

组织内部或外部人员的能力、观念和意图会影响组织风险管理技术的运用、风险准则的确定以及参与组织风险管理的程度。因此,组织的风险管理应认识到可以促进或阻碍组织目标实现的内部和外部人员的能力、观念和意图。只有认识到这些可以促进或阻碍组织目标实现的人文因素,才能利用、促进或调动这些人文因素的资源,合理地控制风险。

(四)风险管理是透明的和包容的

在职业健康风险管理过程中,组织应将危险源和其他工作场所相关信息告知各利益相关方,风险管理是透明;组织各层面的决策者适当、及时的参与风险管理过程,允许利益相关方发表意

见,并将他们的观点考虑到风险准则的确定中,这一过程体现了包容。工作参与和协商的职业健康风险管理非常重要,有助于风险管理技术的有效运用和风险准则的合理确定。

（五）风险管理具备系统性、结构化和及时性

职业健康风险管理过程强调全方位、全过程地进行危险源辨识、风险评价和确定控制措施,是一个系统的、结构化的过程。及时的风险管理有助于及时取得一致、可衡量和可靠的结果,提高风险管理效率。因此职业健康风险管理具备系统性、结构化和及时性。另外,支撑职业健康风险管理过程的基础管理体系所包含的原理和要素也应该是结构化的。

三、职业健康风险管理的基本过程

职业健康风险管理是评估和控制职业暴露与风险源的过程,需要健康安全专家、管理者和劳动者共同完成。职业健康风险管理过程由 6 个基本步骤组成（图 3-2）,主要包括确定环境、识别危害、分析风险、评价风险、风险控制、监测与复查风险。

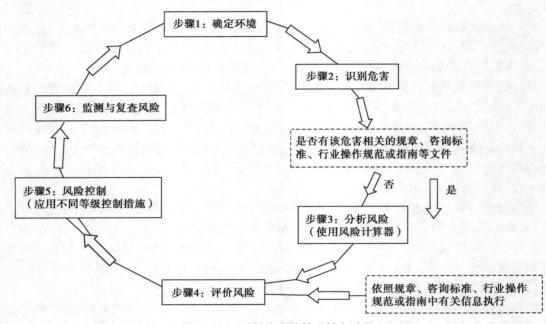

图 3-2　职业健康风险管理基本过程

（一）确定环境

对该项风险管理工作充分了解,明确工作场所环境,确定工作流程。

（二）风险识别

风险识别（risk identification）是对风险进行识别,明确风险存在的条件是什么,损失发生的可能性等问题。在生产工艺过程、劳动过程和生产环境等工作场所中,可能存在各种不同的风险因素。对风险因素识别的方法有工作场所巡查、询问作业人员、收集信息等。识别风险时要注意以下几个方面:该危害是否容易纠正? 如果是,应立即纠正危害;如果不是较小风险,那工作场所是否已经为该危害制定了相关规章或行业操作规范? 如果有,请参考这些规章中的建议执行。

（三）风险分析

风险分析（risk analysis）是在风险识别的基础上,通过分析所收集的大量资料,利用概率统计知识,估计和预测风险发生的概率和损失程度,确定暴露于某种有害因素时可能造成的危害及其发生的可能性,包括危害的严重程度、现行的控制措施是否有效、如何采取措施控制风险、采取措施的优先等级等。

1. **识别后果的严重程度**　识别潜在风险事件最有可能的结局。根据表 3-1 可以确定有害因素可能引起的人员伤亡、经济损失、生产影响以及环境破坏等后果级别。

表 3-1　有害因素可能引起的后果分级

分级	人员伤亡	经济损失	生产影响	环境影响
大灾难	大量人员伤亡	经济损失巨大	大部分受损,不能正常生产	非常大范围
灾难	多人伤亡	经济损失严重	受损严重,不能正常生产	大范围
很严重	有人员伤亡	经济损失严重	严重影响正常生产	较大范围
严重	严重受伤(引起永久性残疾,截肢等)	经济损失较大	明显影响正常生产	中等程度
一般	有人员伤残,需要医疗救治	有一定经济损失	对正常生产略有影响	轻微
微小	轻微的割伤、擦伤或碰撞,急救处理即可	轻微的经济损失	不影响正常生产	可以忽略

2. **估计有害因素暴露频率**　可根据表 3-2 来判断和估计个体暴露于危害的频率和暴露特征。

表 3-2　有害因素暴露频率

暴露频率	暴露频率特征
非常罕见	无暴露于该危害的资料
罕见	暴露的机会非常少,而且暴露时未被察觉
不经常	暴露的机会很少,暴露时可被察觉
偶尔	1 个月甚至 1 年暴露 1 次
经常	暴露频率为每日 1 次
持续	每日大部分时间都暴露于该危害

3. **估计概率(有害因素引起伤害的可能性)**　估计个体暴露于有害因素发生伤害的可能性大小,其概率可根据表 3-3 来确定。

表 3-3　伤害发生的概率

概率	伤害的可能性
几乎必然	只要有暴露,伤害就会发生,且结果在预期中
相当可能	伤害不一定发生,但可能性很大,概率为 50%
不常但可能	不常发生,但有可能,而且有些时侯会连续或偶然发生
不太可能	很少发生,只有一些巧合情况下才会发生
难以想象	理论上推测是有可能发生,但实际上很多年都没有发生过
实际不可能	几乎不可能,而且以前从来没有发生过

4. **确定风险**　根据风险等级计算器自动画线确定风险水平。

（四）风险评价

风险评价(risk evaluation)是指在风险识别和风险分析的基础上,对风险发生的概率、损失程度,结合其他因素进行全面考虑,评价发生风险的可能性及其危害程度,并与公认的安全指标相比较,以衡量风险的程度,决定是否需要采取相应的措施。根据风险计算器得出的分值等级,按表 3-4 来确定优先控制的风险。

表3-4　风险控制分级

等级	行动
高或非常高	立即采取治理措施
重大或中等	尽早采取治理措施
可接受的风险	可能不需要立即关注

（五）风险控制

在很多情况下，必须采取多项控制措施来管理风险暴露。例如，为了减少某种化学品相关风险的暴露，可用低毒化学品来替代、执行更安全的作业程序或使用通风柜等。在问题彻底解决之前，可能需要一直实施一些较低级别的控制措施。例如，可能已经决定采用保护装置较好的安全型机器，作为管理风险暴露的最佳方法。同时，加强监管、改变工作程序以及设置临时护栏等措施来减少风险暴露。

不管选择何种控制措施，必须考虑其优先等级。要从最高的消除级别逐渐降低至最基本的个体防护设施来考虑控制措施。

1. 控制措施优先级别考虑

（1）首先消除危害：理想的解决办法是完全去除危害，这是应该首先考虑的、是最有效的控制措施。

（2）如果危害不能完全消除，则需要设立以下控制选项来预防或减少风险暴露：用危险性较低的材料、工序或装置来替换；重新设计装置或工作流程；利用工程防护隔离装备，做到工作与危害相隔离；通过应用操作规范或作业指导等行政管制措施以减少风险暴露，包括限制某种特定危害，如噪声或辐射的暴露时间来降低风险。

（3）个体防护设施：个体防护设施（personal protective equipment，PPE）是风险暴露不能（或不可能）通过其他措施来减少时才采取的最后办法。PPE 是工作与危害之间的最后一道防线。虽然这项措施不能控制危害源，但可以通过行为调整来达到目的。这项控制措施的成功实施取决于正确选择、穿戴、使用以及维护 PPE。PPE 的管理和使用在控制措施列表中属于最低级别，除非其他更高级别的控制措施均已用尽，才可以将其作为风险控制的主要手段来实施。

2. 执行控制措施　制定与控制措施有关的操作规范，明确管理方、监督员和工作人员的职责；向所有相关人员告知即将执行的控制措施；如果控制措施发生变更，要告知变更的原因；充分监督以核实新控制措施的正确执行与应用。

控制措施相关的维护工作也是风险管理过程的重要部分。操作规范中应细化维护要求，定期维护核查，确保控制措施有效运行。

风险的大小决定于风险的偶然性、强度和严重程度。优先控制的风险是那些所有或大多数劳动者能够接触（分布最广泛）、强度最高、最可能发生、后果最严重的风险。优先级别最低的风险是那些既不会引起严重后果，分布也不广泛，轻微的、罕见的风险。风险预防和管理应当坚持有效预防的规则，即应最优先解决最为严重的危害，而无论该危害涉及多少劳动者。如果两个风险严重程度一样，其中之一更容易控制，且所涉及的劳动者人数更多，则其优先级别也更高。参见职业健康风险控制对策（表 3-5）。

表3-5　职业健康风险控制对策

风险等级	风险控制对策
可忽略风险	
低风险	可继续维持现行的预防和控制措施；定期开展风险因素监测、进行培训和职业健康检查；每5年进行一次风险评估，以确保风险等级不会发生变化；如风险因素等发生变化时，应重新进行风险评估

Note

续表

风险等级	风险控制对策
中等风险	可继续维持现行的预防和控制措施，定期开展风险因素监测、进行培训和职业健康检查；每3年进行一次风险评估；如风险因素等发生变化时，应重新进行风险评估
高风险	应首先执行有效的职业健康风险防控措施；采取严格的职业卫生管理措施，每年至少委托具有资质的机构开展一次职业健康风险因素监测；每年至少进行一次培训和职业健康检查；提供合格的个人防护用品；建立职业健康危害事故应急救援预案；每年进行一次风险评估，必要时进行定量风险评价
极高风险	如现行的职业健康风险防控措施不可行，应立即改进或重新设计工艺和设备，重新设计职业健康防护措施或使用低毒物质代替高毒物质，必要时采取封闭措施隔离操作或使用机器代替人工操作；改进后需重新进行评价，必要时应进行定量风险评价；当极高风险降低一个等级后，方可进行作业

（六）风险监测与复查

风险监测和复查旨在监测与审查控制措施的有效性，是风险管理过程的最后一步。在实施风险控制的过程中，应定期评估控制措施是否到位和是否按风险管理计划实施。当发现问题时，可以通过风险管理的步骤，检查相关信息，不断完善和改进风险控制措施。

在监测与复查控制措施时，需考虑下列问题：是否按计划贯彻实施控制措施？控制措施在设计和运行方面是否恰当、有效和到位？这些控制措施正在执行吗？这些控制措施是否正确执行？所选的控制措施是否正在运行？针对控制风险暴露所做的变更是否已达到预期目的？已评估的风险暴露是否已经消除或充分减少？是否有新的问题出现？执行的控制措施是否导致新的问题？执行的控制措施是否导致已存在的问题进一步恶化？

此外，风险决策和风险交流也是风险管理过程中必不可少的内容。

四、风险管理原则、框架和过程之间的关系

职业健康风险管理原则是职业健康风险管理科学最精髓的理论思想，是开展风险管理应遵循的最基本原则；风险管理框架是组织设计、实施、监测、评审和持续改进风险管理的体系；风险管理过程是管理方针、程序和惯例对沟通、协商、确定状况以及识别、分析、评价、处理、监测和评审风险活动的系统应用。图3-3展现了风险管理原则、框架和过程之间的关系。

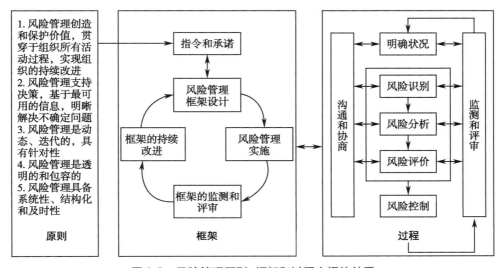

图3-3　风险管理原则、框架和过程之间的关系

第三节　职业健康风险管理的组织实施与应对措施

一、职业健康风险管理的组织实施

（一）风险管理组织

职业健康风险管理的运行需要组织和个人共同参与才能开展工作。风险管理委员会是组织中最权威的风险管理组织。风险管理委员会对组织中所有劳动者的职业健康负有整体责任，一般由5～7人组成，设风险管理委员会主任一名（可由组织的相关领导来兼任），成员由组织相关领导、员工以及社会风险管理专家等共同组成。风险管理委员会具有以下职责：

1. 引导组织文化建设。将职业健康风险管理理念融入组织文化，并落实到员工的培训中。

2. 建立职业健康风险管理制度，并明确各层级负责人职责。

3. 审议组织业务流程、规范与员工健康相关的所有事项，提出决策建议。

4. 建立组织职业健康风险管理流程，并将其整合到公司业务流程之中。

5. 定期监测、识别、分析评估组织各方面的风险，给出控制建议，并将结果进行反馈和沟通汇报。

6. 监督组织职业健康风险管理的具体实施，并进行考核和评价，形成透明有效的监督机制和信息反馈机制。

（二）风险管理人员要求

1. 具有丰富的工作经验　风险管理人员应选熟悉组织工作内外环境、工作模式、流程，且具有丰富工作经验的员工。

2. 具有责任感　职业健康风险管理责任重大，一旦出现问题将会对员工健康产生较大的影响甚至有生命的危险。风险管理人员的工作关乎员工生命和组织命运，责任感是对成员素质的第一要素。

3. 具有职业健康风险管理的基本知识　风险管理人员者要有敏锐的眼光，时刻警惕戒备，对即将发生的风险进行察觉或识别，并且能够恰当地及时进行风险衡量和分析评价，据此提出风险控制措施，规避风险发生。

4. 具备良好的沟通能力　职业健康风险管理离不开组织机构、员工等的配合，风险管理措施需要组织落实，同时也需要员工的信任与支持。因此，风险管理理念的灌输、风险识别的调查、风险措施的制订与传达以及风险管理效果的反馈等都需要风险管理人员与员工、组织进行充分地沟通和交流来实现。

二、职业健康风险应对措施

职业劳动者或企事业风险管理人员应对风险的措施常见有：风险回避、损失管理、风险转移。

（一）风险回避

在风险识别、分析、衡量和评价工作完成以后，如果风险管理人员发现某些风险发生损失的可能性很大，或者一旦发生损失且损失的程度很严重时，可以采取主动放弃原先承担的风险或完全拒绝承担该种风险的行动方案来避免风险发生。例如，美国联合碳化物公司建立的印度博帕尔农药厂因发生毒气泄漏事故造成万人死亡、万人中毒的惨剧。后来的调查发现，把生产剧毒化学品工厂建在人口密集的地区本身就是个重大的决策错误，当初决策时，如果采用避免风险的方法就可以避免这一场人间悲剧的发生。

避免风险的方法主要有两种：一种是放弃或终止某项活动的实施；另一种是虽然继续该项活动，但要改变原来活动的性质或方式。因风险回避是对可能造成损失的活动采取规避的态度，但这种态度也有局限性,从而限制了风险回避这一处置风险方法的适用范围。因为有些风险的存在往往伴随着收益的可能,风险回避就意味着放弃收益;或者在采用改变工作性质或方式的措施来避免某种风险时,很可能产生另一种风险。因此,避免风险只适用于以下几种情形:损失频率和损失程度都较大的特定风险;损失频率虽不大,但损失后果严重且无法得到补偿的风险;采用其他风险管理措施的经济成本超过了进行该项经济活动预期收益的风险。

（二）损失管理

损失管理是一种通过降低损失频率或减少损失幅度的风险应对方法。相对于风险回避来说,损失管理是一种积极的方法。损失管理的方法分为损失预防和损失减少。

1. 损失预防 降低损失频率。损失预防在实践中被广泛应用,它主要通过干扰风险因素来实现。可以通过以下几种方式:第一,改变风险因素;第二,改变风险因素所处的环境;第三,改变风险因素和其所处环境的相互作用。

2. 损失减少 减少损失幅度。损失减少的目的是减少损失的潜在严重程度。常用的损失减少措施包括抢救、灾难计划和紧急事件计划。灾难计划和紧急事件计划也称为预案,即事先想象出事故发生后的情况,然后对所有的行动进行部署。预案一般在事先要进行培训或演练,以便真正实施时能够迅速到位。一些同时具有损失预防和损失减少功能的措施能从人为因素方面减少事故发生的频率,如对员工进行安全与救助的培训等。在事故发生时,员工也懂得一些救助的方法,可以有效地降低损失程度。

是否选择损失控制来降低风险,选择什么样的损失控制措施,要在成本效益分析的基础上决定。任何损失管理措施都是有成本的,而风险管理的目标是风险成本最少化,某项损失控制的预期收益至少应等于预期成本,如果某种风险控制起来成本过高,就可以考虑是否有其他方法,如风险转移等。

（三）风险转移

风险转移主要指把风险转移到其他更能控制风险的组织上来。某一项特殊任务,若没有足够的设备、经验或技术时就要考虑风险转移。灾难发生时,使用应对灾难的应急管理队伍就是风险转移的例子。

保险业所说的"风险转移"是指将风险的损失转移给保险公司,而职业健康风险管理中常用的风险转移是指将员工的职业健康风险转移给保险公司。保险是应对可保的纯粹风险的一种重要的风险融资工具。对于组织来说,通过给员工交纳保费,将组织面临的风险负担转移给保险公司,即以小额成本(保险费)替代大额不确定性损失(保险所保的意外事故)。保险并没有改变职业劳动者所面临的风险,而是组织通过事先做安排,使得一旦风险事件发生,职业劳动者也能够从保险公司那里得到资金弥补损失。也就是说,通过风险转移消除了损失发生后经济负担的不确定性。

三、职业健康监护、个体防护与管理

（一）职业健康监护

1. 职业健康监护 职业健康监护(occupational health surveillance,OHS)是由企业、事业单位、个体经济组织等用人单位,组织从事接触职业病危害因素作业的劳动者进行的健康检查,目的在于评价职业病危害因素对接触者的健康的影响及其程度,以便采用预防措施,防止有害因素所致疾病的发生和发展。

职业健康监护不同于一般意义上的健康监护,是对职业人群的健康状况进行各种检查,了解并掌握人群健康状况,早期发现工人健康损害征象的一种健康监控方法和过程。它是一种初级的预防措施,通过结合生产环境监测和职业流行病学资料的分析,可以监视职业病及工作有关疾病在人群中发生、发展规律,疾病的发病率在不同工业及不同地区之间随时间的变化;掌握对健

康危害的程度；鉴定新的职业危害、职业性有害因素和可能受危害的人群，并进行目标干预；评价防护和干预措施效果，为制订、修订卫生标准以及采取进一步控制措施提供科学依据，达到二级预防的目的。

2. 职业健康监护制度

（1）国际：1996 年第 49 届世界卫生大会，WHO 提出"人人享有职业卫生服务"的目标。为实现此目标，需要对全体劳动者进行健康监护。目前，世界各国已通过立法确定了职业健康监护制度，如美国于 1971 年颁布执行《联邦职业安全与卫生法》、英国于 1974 年颁布《职业安全卫生法 1974》（HASAW 1974）。

（2）国内：为配合职业病防治法的实施，进一步规范职业健康监护工作，加强职业健康监护管理，保护劳动者健康，2002 年 5 月 1 日，在总结我国职业健康监护经验的基础上，结合我国职业病防治实际情况，原卫生部制定发布了《职业健康监护管理办法》。2007 年发布了《职业健康监护技术规范》（GBZ 188—2007）。《中华人民共和国职业病防治法》《职业健康监护管理办法》《职业健康监护技术规范》《用人单位职业健康监护监督管理办法》以及职业卫生标准、职业病诊断标准，共同构成了我国比较完善的职业健康监护制度。

我国职业健康监护制度规定了用人单位和职业健康检查机构在职业健康监护中的责任，劳动者的权利与义务、职业健康检查师的基本要求、职业健康检查的分类、检查项目、检查周期及程序、职业健康档案及管理以及健康检查结果的报告等基本要求。

3. 职业健康监护的目的与内容　职业健康监护的目的是防止职业病、工作相关疾病和伤害的发生。健康检查是职业健康监护重要的组成部分。通过在健康损害的可逆阶段检测健康状况，做到"三早"，即早发现、早诊断、早治疗。

职业健康监护的内容主要包括接触控制（职业性有害因素的环境监测、接触评定），医学检查（就业前和定期的健康检查、健康筛检以及职工工伤与职业病致残的劳动能力鉴定）和信息管理等。

4. 职业健康监护的程序

（1）自查：通过培训，使员工提高对危害自身健康因素的重视和识别能力。

（2）负责人检查：通过培训等，使得企事业单位风险管理人员能够检查并识别员工是否存在由于工作接触了某些有害因素而引起的症状和体征。

（3）专业人员对员工进行临床检查。

（4）生物监测和生物效应监测：由专业人员对员工的代谢物或某些生物指标进行实验室检测。

5. 职业健康监护管理措施　当职业健康监护的结果表明员工的健康受到目前职业健康危险因素的影响，应采取以下措施：

（1）减少或暂时避免接触有害因素，必要时做进一步检查和治疗。对某些特别敏感的或出现健康损害的员工，应进行特殊的防护。

（2）检查作业场所的危害因素，以决定是否加强防护或加强健康监护的力度。

（3）必要时进一步改善防护设施。

6. 职业健康监护信息管理　职业健康监护信息能反映劳动者的健康变化，是职业病或职业相关疾病诊断鉴定的重要依据之一。职业健康监护信息作为法院审查健康权益案件的证物，也是区分健康损害责任的重要依据。建立健全职业健康监护信息及档案管理是用人单位的法定义务，也是用人单位职业病防治工作的重要基础，更是评价用人单位职业病危害状况及控制效果的重要依据之一。

（二）个体防护与管理

个体防护是安全生产中的重要组成部分，当存在职业健康风险因素的工作场所中防护设施不到位、工作环境中的有毒有害因素远远超过卫生标准、作业时间很短、防护设施在技术上无法实施时，员工可佩戴个人使用的职业病防护用品来保护自身健康。

个人使用的职业病防护用品指工人在劳动过程中使用的、可以防止职业性有害因素、有效地保护自身健康的个人用品，如隔热工作服、防尘防毒口罩、防毒面具、防护鞋等。随着人们安全生产意识的日益提高，工人对个人使用的职业病防护用品的品种、质量要求越来越高，需求越来越大，我国已制定了《个人使用的职业病防护用品选用规范》（GBT 11651—2008）对个人使用的职业病防护用品的选择和使用进行详细阐述。

个体防护的管理方法包括：通过发放合格证等手段，实现对个人使用的职业病防护用品制造企事业进行管理；企事业应根据作业场所存在的危害因素类型和性质，配发相应的个人使用的职业病防护用品，并购置合格的、具有鉴定证书的职业病防护用品；加强培训和宣传，强化工作的自我防护意识，提高职业病防护用品的使用率；企事业应与工人签订使用责任书，规定进入存在职业危害的场所时必须正确佩戴防护用品，指定专人对职业病防护用品的佩戴情况进行考核、监督和巡检，对不按要求佩戴防护用品的个人进行处罚；国家通过科研经费投入和政策支持，加强职业病防护用品相关的研发力度，鼓励研究机构和生产企事业对职业病防护用品进行优化升级，提高配戴舒适性。

（三）职业相关疾病的风险管理

职业相关疾病是由于生产环境或劳动过程中某些危害健康的因素，造成职业人群常见病发病率增高、潜伏的疾病发作或现患疾病的病情加重等。由此可见，职业相关疾病比职业病的范围更加广泛，可通过三级预防的模式对职业相关疾病进行风险管理。

（刘　静）

思考题

1. 理解职业健康风险管理需把握几点？
2. 职业健康风险管理如何实现？
3. 职业健康风险应对的方法有哪些？
4. 如何理解职业健康监护与个体防护管理在职业健康风险管理中的作用？

第四章 职业健康相关法规与伦理规范

本章要点

1. **掌握** 我国职业健康相关法律法规的内容；用人单位在职业病防治中的责任。
2. **熟悉** 我国职业健康法律体系构成；常见职业健康相关的伦理规范；违反职业健康相关法律法规所应负的法律责任。
3. **了解** 我国职业健康立法的现状；职业健康伦理目标。

第一节 我国职业健康相关法律法规

一、职业健康法律法规体系

法律体系通常是指一个国家全部现行法律规范分类组合为不同的法律部门而形成的有机联系的统一整体。简单地说，法律体系就是部门法体系。部门法，又称法律部门，是根据一定标准、原则所制定的同类规范的总称。

中国特色社会主义法律体系，是指适应我国社会主义初级阶段的基本国情，与社会主义的根本任务相一致，以宪法为统帅和根本依据，由部门齐全、结构严谨、内部协调、体例科学、调整有效的法律及其配套法规所构成，是保障我们国家沿着中国特色社会主义道路前进的各项法律制度有机统一整体。这个体系由法律、行政法规、地方性法规三个层次，宪法及宪法相关法、民法商法、行政法、经济法、社会法、刑法、诉讼与非诉讼程序法七个法律部门组成。

（一）宪法

《中华人民共和国宪法》是我国的根本大法，是治国安邦的总章程，适用于国家全体公民，具有最高的法律效力。

健康权作为一项最基本人权，是公民享有一切权利的基础之一，如果健康权得不到保障，那么公民的其他权利就无法实现或很难实现。因此，健康权载于世界各国的国家宪法以及诸多国际和区域人权条约之中。

各国政府都积极创造各种条件使人人能够尽可能享有健康权。这些条件包括确保获得卫生服务，健康和安全的工作条件，适足的住房和有营养的食物等。

我国《宪法》第二十一条明确指出，国家要发展医疗卫生事业，发展现代医药和我国传统医药，鼓励和支持农村集体经济组织、国家企业事业组织和街道组织举办各种医疗卫生设施，开展群众性的卫生活动，保护人民健康。

第四十二条指出中华人民共和国公民有劳动的权利和义务。国家通过各种途径，创造劳动就业条件，加强劳动保护，改善劳动条件，并在发展生产的基础上，提高劳动报酬和福利待遇。

宪法中所有这些规定，是我国职业安全健康立法的法律依据和指导原则。

（二）法律

法律分为基本法律和一般法律（专门法）两类。基本法律是由全国人民代表大会制定的调整国家和社会生活中带有普遍性的社会关系的规范性法律文件的统称，如刑法、民法、诉讼法以及有关国家机构的组织法等法律。一般法律是由全国人民代表大会常务委员会制定的调整国家和社会生活中某种具体社会关系或其中某一方面内容的规范性文件的统称。其调整范围较基本法律小，内容较具体，是我国法律的重要组成部分，也是裁判中应当依循的基本规则，法官可以直接援引这些法律裁判案件。如《职业病防治法》《中医药法》《传染病防治法》《消防法》《突发事件应对法》《安全生产法》等。

（三）行政法规

职业健康行政法规是由国务院组织制定并批准公布的，为实施职业健康法律或规范劳动保护管理制度及程序而颁布的"条例"等。其效力仅次于宪法和法律。在处理相关案件时，法官也可以援引这些行政法规裁判案件。

目前，《安全生产许可条例》《使用有毒物品作业场所劳动保护条例》《中华人民共和国尘肺病防治条例》《放射性同位素与射线装置安全和防护条例》等是职业健康与职业病防治基本法规的主体。其他的有关职业健康法规还包括《工伤保险条例》《劳动保护监察条例》等。

（四）地方性法规

地方性法规是指依法由有地方立法权的地方人民代表大会及其常委会就地方性事务以及根据本地区实际情况执行法律、行政法规的需要所制定的规范性文件。有权制定地方性法规的地方人大及其常委会包括省、自治区、直辖市人大及其常委会、较大的市的人大及其常委会。较大的市是指省、自治区人民政府所在地的市，经济特区所在地的市和经国务院批准的较大城市。地方性法规只在本辖区内有效，如《河南省安全生产条例》《江苏省工业企业职业健康管理制度及操作规程编制要点和范例》《深圳市职业病报告暂行管理办法》等。

（五）部门规章

根据《立法法》的规定，部门规章是由国务院各部委以及各省、自治区、直辖市的人民政府和省、自治区所在地的市以及设区市的人民政府制定和发布的为加强职业安全健康工作的规范性文件。内容限于执行法律、行政法规，以及相关的具体行政管理事项。根据《引用法律规定》及其司法解释，对于部门规章而言，法官"根据审理案件的需要，经审查认定为合法有效的，可以作为裁判说理的依据"。可见，部门规章不能直接作为裁判依据，而需要经过法院的审查认定。

卫生部门根据《职业病防治法》的规定从 4 个方面建立健全了职业病防治法配套规章：规范用人单位职业病防治活动；规范职业安全健康技术服务活动；规范卫生行政执法行为；职业病防治技术法规，包括职业安全健康标准、技术规范等。

卫生部门发布的配套规章和规范性的文件有《职业健康检查管理办法》《职业健康监护管理办法》《职业病目录》《职业病危害因素分类目录》《建设项目职业病危害分类管理办法》《职业病诊断与鉴定管理办法》《职业病危害事故调查处理办法》《国家职业卫生标准管理办法》《职业病危害项目申报管理办法》等。

（六）行业标准

技术规范与标准是我国职业安全健康法规体系中的一个重要组成部分，也是职业安全健康法制管理的基础和重要依据。职业安全健康标准包括职业安全健康专业基本标准、工作场所作业条件卫生标准、职业接触限值标准、职业照射放射防护标准、职业防护用品卫生标准、职业危害防护技术导则、职业病诊断标准等。

依据《中华人民共和国标准化法》第十四条：强制性标准，必须执行；不符合强制性标准的产品，禁止生产、销售和进口；推荐性标准，国家鼓励企业自愿采用。

国家标准分为强制性国家标准和推荐性国家标准。

1. 对保障人身健康和生命财产安全、国家安全、生态环境安全以及满足经济社会管理基本需要的技术要求，应当制定强制性国家标准。

2. 对于满足基础通用、与强制性国家标准配套、对各有关行业起引领作用等需要的技术要求，可以制定推荐性国家标准。

《安全生产法》第十条指出国务院有关部门应当按照保障安全生产的要求，依法及时制定有关的国家标准或者行业标准，并根据科技进步和经济发展适时修订。

生产经营单位必须执行依法制定的保障安全生产的国家标准或者行业标准。涉及职业健康管理方面的标准有《职业健康监护技术规范》《放射工作人员职业健康监护技术规范》《工业企业设计卫生标准》《职业性慢性锰中毒诊断标准》《职业性慢性二硫化碳中毒诊断标准》《尘肺病诊断标准》《职业性航空病诊断标准》《职业性肿瘤诊断标准》《职业健康监护技术规范》《用人单位职业病防治指南》等。

（七）国际条约

国际条约指我国与外国缔结、参加、签订、加入、承认的双边、多边的条约、协定和其他具有条约性质的文件（国际条约的名称，除条约外还有公约、协议、协定、议定书、宪章、盟约、换文和联合宣言等）。中国对缔结或参加的条约确认其效力，在处理涉外案件中，凡是中国参加或缔结的条约应当适用。如与国内法规定不一致的，适用国际条约规定，但对未曾缔结或参加的国际条约，以及声明保留的条款除外。

目前，中国已加入涉及职业健康方面的《国际劳工组织公约》《经济、社会及文化权利国际公约》《作业场所安全使用化学品公约》《三方协商促进履行国际劳动标准公约》《消除就业和职业歧视公约》等 5 个公约，是中国承担全球职业安全卫生健康义务的承诺。

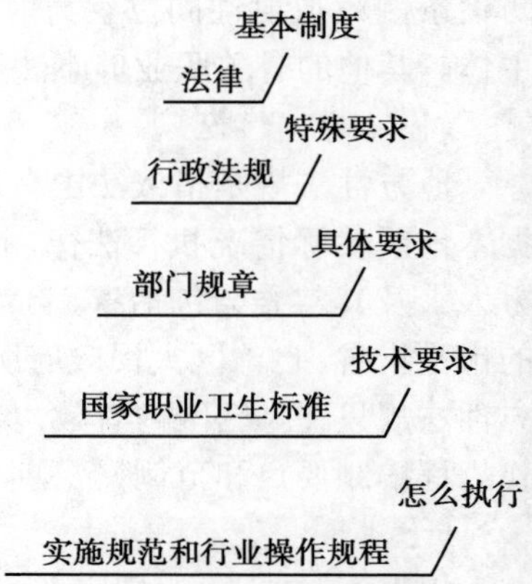

职业健康法律体系的构成如下图 4-1 所示：

基本制度
　法律

特殊要求
行政法规

具体要求
　部门规章

技术要求
国家职业卫生标准

怎么执行
实施规范和行业操作规程

图 4-1　法律体系图

二、职业健康相关法律法规内容

职业健康权是劳动者依法所享有的在劳动过程中不受职场危险因素侵害的权利。从国际劳工公约和建议书的规定来看，则是指包括工作的物质要求与进行或监督工作的人员之间的关系，以及机器、设备、工作时间、工作组织和工作过程对劳动者身心能力适应的主要行为领域所产生的安全健康问题。并特别指出：与工作有关的"健康"一词，不仅指没有疾病或并非体弱，也包括与工作安全和卫生直接有关的影响健康的身心因素。

我国关于职业健康安全方面的立法，从 20 世纪 50 年代起，先后制定并实施了《矿山安全法》《工会法》《劳动法》《职业病防治法》《传染病防治法》《安全生产法》《社会保险法》《中医药法》《卫生法》《道路交通安全法》等一系列重要法律，同时国务院及其劳动行政主管部门以及各地方政府还颁布了大量行政法规与规章，具体规定了劳动安全健康权利保护的内容和实施程序，已基本形成了一个包括宪法在内的多层次立法相结合的法律体系。此外，国家还先后制定了 100 多项劳动安全健康国家标准。

对劳动者职业安全健康基本服务，特别是职业健康方面的法律保护，主要体现在以下法律法规之中：

（一）民法

2017 年 10 月 1 日起施行的《中华人民共和国民法总则》（第三条）全面确认和保障了公民民

事权利。"民事主体的人身权利、财产权利以及其他合法权益受法律保护,任何组织或者个人不得侵犯。"。

《中华人民共和国民法总则》第一百一十条指出人身权利是公民依法享有的与人身直接相关的权利,是公民基本权利的重要部分。人身权利包括"自然人享有生命权、身体权、健康权、姓名权、肖像权、名誉权、荣誉权、隐私权、婚姻自主权等权利。",其中就充分地确认和保护了民事主体所享有的健康权益不受侵犯。

（二）《劳动法》

劳动法是调整劳动关系以及与劳动关系有密切联系的其他社会关系的法律规范的总称。重在保护劳动者的合法权益,维护劳动者的职业健康。

《劳动法》第五十二条规定:用人单位必须建立、健全职业安全卫生制度,严格执行国家职业安全卫生规程和标准,对劳动者进行职业安全卫生教育,防止劳动过程中的事故,减少职业危害。根据本条款的规定,职业安全卫生制度包括以下几项内容:用人单位必须建立、健全职业安全卫生制度,用人单位必须执行国家职业安全卫生规程和标准,用人单位必须对劳动者进行职业安全卫生教育。

第五十三条规定:职业安全卫生设施必须符合国家规定的标准。新建、改建、扩建工程的职业安全卫生设施必须与主体工程同时设计、同时施工、同时投入生产和使用。职业安全卫生设施是指安全技术方面的设施、劳动卫生方面的设施、生产性辅助设施。如女工卫生室、更衣室、饮水设施等。

第五十四条规定:用人单位必须为劳动者提供符合国家规定的职业安全卫生条件和必要的劳动防护用品。对从事有职业危害作业的劳动者应当定期进行健康检查。此处,国家规定是指《工厂安全卫生规程》《建筑安装工程安全技术规程》《工业企业设计卫生标准》等。

第五十六条规定:劳动者在劳动过程中必须严格遵守安全操作规程。劳动者对用人单位管理人员违章指挥、强令冒险作业,有权拒绝执行,对危害生命安全和身体健康的行为,有权提出批评、检举和控告。

第五十七条规定:国家建立伤亡事故和职业病统计报告和处理制度。县级以上各级人民政府劳动行政部门、有关部门和用人单位应当依法对劳动者在劳动过程中发生的伤亡事故和劳动者的职业病状况,进行统计、报告和处理。

同时,《劳动法》还就加强女职工和未成年工特殊保护方面做了专门规定。

（三）《安全生产法》

《安全生产法》是为了加强安全生产工作,防止和减少生产安全事故,保障人民群众生命和财产安全,促进经济社会持续健康发展而制定的法律。对于督促用人单位加强安全生产、维护职工职业健康具有重要意义。

在中华人民共和国领域内从事生产经营活动的单位(以下统称生产经营单位)的安全生产,适用该法的调整。有关法律、行政法规对消防安全和道路交通安全、铁路交通安全、水上交通安全、民用航空安全以及核与辐射安全、特种设备安全另有规定的,适用其规定(《安全生产法》第二条)。

《安全生产法》有以下重点内容:

1. 以人为本,坚持安全发展。明确提出安全生产工作应当以人为本,将坚持安全发展写入了总则,对于坚守红线意识、进一步加强安全生产工作、实现安全生产形势根本性好转的奋斗目标具有重要意义(《安全生产法》第三条)。

2. 建立完善安全生产方针和工作机制。将安全生产工作方针完善为"安全第一、预防为主、综合治理",提出要建立生产经营单位负责、职工参与、政府监管、行业自律、社会监督的工作机制,进一步明确了各方安全职责(《安全生产法》第三条)。

3. 落实"三个必须"，确立安全生产监管执法部门地位。按照安全生产管行业必须管安全、管业务必须管安全、管生产经营必须管安全的要求，规定国务院和县级以上地方人民政府应当建立健全安全生产工作协调机制，及时协调、解决安全生产监督管理中的重大问题（《安全生产法》第八条、第九条、第六十二条）。

4. 强化乡镇人民政府以及街道办事处、开发区管理机构安全生产职责（《安全生产法》第八条）。

5. 明确生产经营单位安全生产管理机构、人员的设置、配备标准和工作职责。劳务派遣单位应当对被派遣劳动者进行必要的安全生产教育和培训（《安全生产法》第二十一条至第二十三条、二十五条、第五十八条）。

6. 建立事故隐患排查治理制度。把加强事前预防、强化隐患排查治理作为一项重要内容。对未建立隐患排查治理制度、未采取有效措施消除事故隐患的行为，设定了严格的行政处罚（《安全生产法》第三十八条、第九十八条、第九十九条）。

7. 推行注册安全工程师制度（《安全生产法》第二十四条），推进安全生产责任保险（《安全生产法》第四十八条）。

（四）《社会保险法》

社会保险是一种为丧失劳动能力、暂时失去劳动岗位或因健康原因造成损失的人提供收入或补偿的一种社会和经济制度。对稳定劳动者在职时因医疗、工伤、生育、失业等引起的职业健康问题和退休后的健康养老预期具有十分重要的意义。社会保险的主要项目包括养老保险、医疗保险、失业保险、工伤保险、生育保险。

1. **基本养老保险**　养老保险是以老年人的生活保障为指标的，通过再分配手段或者储蓄方式建立保险基金，支付老年人生活费用，实现健康养老。它有利保证劳动力再生产，能够激励劳动者在职期间积极劳动，有利于促进经济发展和社会安全稳定。

2. **基本医疗保险**　基本医疗保险是为补偿劳动者因疾病风险造成的健康支出而建立的一项社会保险制度。一方面医疗保险解除了劳动者的后顾之忧；另一方面也保证了劳动者的身心健康，有利于劳动力的再生产。我国现阶段建立了城镇职工基本医疗保险制度、城乡居民基本医疗保险制度。

3. **工伤保险**　工伤保险是指劳动者在工作中或在规定的特殊情况下，遭受意外伤害或患职业病导致暂时或永久丧失劳动能力以及死亡时，劳动者或其遗属从国家和社会获得物质帮助的一种社会保险制度。工伤保险的实施是人类文明和社会发展的标志和成果，是国家通过立法强制实施的，是国家对职工履行的社会责任，也是职工应该享受的基本权利。

工伤的认定：根据《工伤保险条例》第十四条，职工有下列情形之一的，应当认定为工伤：

（1）在工作时间和工作场所内，因工作原因受到事故伤害的。

（2）工作时间前后在工作场所内，从事与工作有关的预备性或者收尾性工作受到事故伤害的。

（3）在工作时间和工作场所内，因履行工作职责受到暴力等意外伤害的。

（4）患职业病。

（5）因工外出期间，由于工作原因受到伤害或者发生事故下落不明。

（6）职工在合理时间内往返于工作地与配偶、父母、子女居住地的合理路线的上下班途中发生事故的，亦可认定为工伤。受到非本人主要责任的交通事故或者城市轨道交通、客运轮渡、火车事故伤害的（最高院关于工伤认定的司法解释（2014年9月1日起施行）。"上下班途中"指从居住的住所到工作区域之间的必经路途，必要时间所发生的人身伤害事故。

（7）法律、行政法规规定应当认定为工伤的其他情形。

《工伤保险条例》第十五条规定：职工有下列情形之一的，应当视同为工伤：

（1）在工作时间和工作岗位，突发疾病死亡或者在48h内经抢救无效死亡的。

（2）在抢险救灾等维护国家利益、公共利益活动中受到伤害的。

（3）职工原在军队服役，因战、因工致残，已取得伤残军人证，到用人单位后旧伤复发的。

《工伤保险条例》第十六条规定：职工有下列情形之一的，不得认定为工伤或者视同工伤：①因故意犯罪；②醉酒导致伤亡的；③自残或者自杀的。

此外，《社会保险法》还规定了失业保险和生育保险。

（五）卫生法

卫生法是指有关食品安全、医疗卫生、医疗事故处理、卫生防疫、药品药械管理、从业资格、突发性公共卫生事件应急处理等方面法律规范的总称。卫生法作为我国行政法的一个分支，属于特殊行政法。

目前我国没有专门的卫生法，只有以公共卫生与医政管理为主的多个单行法律法规构成相对完整的卫生法体系。医疗方面主要是由《执业医师法》《传染病防治法》《中医药法》《医疗机构管理条例》及其实施细则《护士条例》《中华人民共和国母婴保健法》及其实施办法《中华人民共和国义务献血法》等法律法规构成。

（六）《刑法》

刑法是规定犯罪、刑事责任和刑罚的法律，具体些说，也就是规定哪些行为是犯罪和应该负何种刑事责任，并给犯罪嫌疑人何种刑罚处罚的法律。

刑法具有惩罚犯罪人的功能，它以剥夺犯罪人的一定权益为内容，包含着国家对犯罪人的否定评价。同时，刑法具有教育功能，通过对一些犯罪规定一定的刑罚，可以教育广大人民群众，了解违法犯罪行为的后果，自觉地遵纪守法。刑法还具有对犯罪人的教育改造功能，使其成为社会上有用一员，避免其再次犯罪危害社会。

我国《矿山安全法》《消防法》《职业病防治法》《传染病防治法》《安全生产法》《道路交通安全法》、卫生法等一系列重要法律都规定用人单位侵犯职工职业健康权，情节严重构成犯罪的，依法追究刑事责任。

我国《刑法》规定用人单位侵害职工职业健康方面的犯罪有重大责任事故罪（第一百三十四条）、重大劳动安全事故罪（第一百三十五条）、危险物品肇事罪（第一百三十六条）、工程重大安全事故罪（第137条）、消防责任事故罪（第一百三十九条）、强迫劳动罪（第二百四十四条）、妨害传染病防治罪（第三百三十条条）、妨害动植物防疫、检疫罪（第三百三十七条）、传染病防治失职罪（第四百零九条）等。

三、职业健康立法的目标与意义

（一）立法目标

立法目标又称立法宗旨，是制定一部法律的总纲，只有纲举才能目张，其他所有法律条文的内容都是为实现立法目的而服务的。通过职业健康立法应该达到以下目标：

1. **预防、控制和消除职业健康危害，防治职业病**　职业病是与人们从事职业活动或者生产劳动紧紧联系在一起的一类特殊健康问题。预防和控制职业病危害，保护劳动者健康和宝贵的劳动力资源，就成为各国政府非常关心的问题。职业健康立法目的就是通过从源头上预防、控制和消除职业病危害，逐步彻底消除职业病等职业健康问题对劳动者健康的危害。

2. **督促用人单位履行加强安全生产、劳动保护等方面的监督管理责任**　防止和减少生产安全事故，保障人民群众生命和财产安全。

3. **保护劳动者职业健康权及其相关权益**　职业健康权及其相关权益是职业健康立法目的的核心。通过相关立法规定劳动者在职业活动中享有的职业卫生保护的权利和用人单位在保护劳动者健康方面的义务，用制度来保护劳动者职业健康权及其相关权益，体现了以人为本的理念和依法治国的要求。

4. **促进经济、社会和谐健康发展**　人类的生存发展有赖于经济的发展，发展经济必须有大量的劳动者从事生产劳动和各种社会活动。劳动者是社会财富的创造者，是生产力中最活跃的因素。劳动者健康素质的高低，直接关系到一个国家的生产力发展水平和发展质量。加强职业健康立法是与采用先进技术，实现生产过程机械化和自动化，以及改进操作方法等密切相连的，不仅可以大大改善劳动条件减轻劳动强度、保障职业健康，也能促进劳动生产率提高和经济持续、快速发展。

5. 制裁危害职业健康的违法行为，提高侵害劳动者职业健康行为的违法成本　只有这样，才能推动有关职业健康各方参与者归位尽责，使其严格遵守相关法律法规，大大减少侵害职业健康的现象，营造尊重职业健康权的社会氛围。

（二）立法意义

1. 强化用人单位职业健康安全管理，提高健康管理水平　职业健康安全管理是用人单位全面管理的重要组成部分，使安全生产管理由被动地接受强制性管理转变为自愿参与，能大大提高用人单位健康管理水平，节约健康支出，提高经济效益。

2. 推动用人单位贯彻落实国家职业健康相关法律、法规　用人单位要有相应的制度和程序来跟踪国家法律、法规的变化，以保证其持续遵守各项法律、法规的要求，使用人单位由被动接受政府监管转变为主动接受。

3. 有助于用人单位树立良好的社会形象，增加市场竞争力　建立和实现对职业健康的有效管理，反映了用人单位对职工的社会责任感，可以大大提高用人单位的社会信誉和市场竞争力。

4. 有利于提高员工的职业健康意识　职业健康相关法律法规要求用人单位要"对劳动者进行劳动安全卫生教育"。有利于提高用人单位管理者及员工做好职业健康安全的责任感和自觉性，帮助其正确认识和学习职业安全健康法律、法规、基本知识。同时，能够普及和提高员工的安全技术知识，增强安全操作技能，从而保护自己和他人的安全与健康，促进生产力的发展。

第二节　职业病防治法

一、职业病的构成要件

职业病是指企业、事业单位和个体经济组织等用人单位的劳动者在职业活动中，因接触粉尘、放射性物质和其他有毒、有害因素而引起的疾病。职业病的分类和目录是由国务院卫生行政部门会同国务院劳动保障行政部门制定、调整并公布的。

构成要件：

《中华人民共和国职业病防治法》规定的职业病，必须具备以下四个条件，四个条件应同时具备，缺一不可：

1. 患病主体是企业、事业单位或个体经济组织的劳动者；

2. 必须是在从事职业活动的过程中产生的；

3. 必须是因接触粉尘、放射性物质和其他有毒、有害物质等职业病危害因素引起的；

4. 必须是国家公布的职业病分类和目录所列的职业病。

二、2018 新《职业病防治法》修改内容

《职业病防治法》是为了预防、控制和消除职业病危害，防治职业病，保护劳动者健康及其相关权益而制定的。自 2002 年 5 月 1 日起施行以来，历经四次修改，2018 年 12 月 29 日新修订的《职业病防治法》审议通过。新法主要做了以下几个方面的修改：

（一）强化了县级以上政府及乡镇政府对职业病预防工作的职责

县级以上地方人民政府统一负责、领导、组织、协调本行政区域的职业病防治工作，建立健

全职业病防治工作体制,统一领导、指挥职业卫生突发事件应对工作,加强职业病防治能力建设和服务体系建设,完善、落实职业病防治工作责任制。

（二）进一步明确了工会对职业病防治法监管的职能

工会组织依法对职业病防治工作进行监督,维护劳动者的合法权益。工会组织有权依法代表劳动者与用人单位签订劳动安全卫生专项集体合同。

（三）强化了用人单位履行职业病防治法的职责

用人单位主要负责人对本单位职业病防治工作全面负责。建立用人单位负责、行政机关监管、行业自律、职工参与和社会监督的机制。

（四）执法主体的转变

由原来执法主体卫生行政部门转为:安全生产监督管理部门、卫生行政部门、劳动保障行政部门,统称职业卫生监管部门。并规定了各部门的职责分工和法定监管权限。

（五）被诊断为职业病病人,其医疗及生活更有保障

劳动者被诊断患有职业病,但用人单位没有参加工伤保险的,其医疗和生活保障由该用人单位承担。用人单位已经不存在或无法确认劳动关系的职业病人,可以向地方人民政府民政部门申请医疗救治和生活等方面的救助。

（六）建设项目职业病危害预评价及职业病危害严重项目职业病防护设施设计审查将得到相关部门的严格把关

新职业病防治法明确了该项目除安监部门负责监管、审批外,同时还规定了对未开展职业病危害预评价的建设项目给予批准以及对未经职业病防护设施设计审查发放施工许可的有关部门直接负责的主管人员和其他直接负责人员,将由监察机关或上级机关依法给予记过直至开除的处分。这样就促使相关企业能认真负责地对存在职业病危害的新建、改建、扩建的建设项目能按要求开展职业病危害预评价,属职业病危害严重的建设项目,能进行职业病防护设施设计审查。

（七）加大了对用人单位某些违法行为的处罚力度

三、用人单位的职业病防治义务

（一）前期预防

用人单位应当依照法律、法规要求,严格遵守国家职业卫生标准,落实职业病预防措施,从源头上控制和消除职业病危害。

1. 工作场所应当符合法律、行政法规规定的卫生条件　职业病危害因素的强度或者浓度符合国家职业卫生标准;有与职业病危害防护相适应的设施;生产布局合理,符合有害与无害作业分开的原则;有配套的更衣间、洗浴间、孕妇休息间等卫生设施;设备、工具、用具等设施符合保护劳动者生理、心理健康的要求;法律、行政法规和国务院卫生行政部门关于保护劳动者健康的其他要求。

2. 建设项目应当进行职业病危害预评价　新建、扩建、改建建设项目和技术改造、技术引进项目可能产生职业病危害的,建设单位在可行性论证阶段应当进行职业病危害预评价。医疗机构建设项目可能产生放射性职业病危害的,建设单位应当向卫生行政部门提交放射性职业病危害预评价报告。

（二）劳动过程中的防护与管理

1. 采取相应的职业病防治管理措施的义务　设置或者指定职业卫生管理机构或者组织,配备专职或者兼职的职业卫生管理人员,负责本单位的职业病防治工作;制订职业病防治计划和实施方案;建立、健全职业卫生管理制度和操作规程;建立、健全职业卫生档案和劳动者健康监护档案;建立、健全工作场所职业病危害因素监测及评价制度;建立、健全职业病危害事故应急救援预案。

2. 提供必要的劳保用品的义务　用人单位必须采用有效的职业病防护设施,并为劳动者提

供个人使用的职业病防护用品。另外,用人单位为劳动者个人提供的职业病防护用品必须符合防治职业病的要求,不符合要求的,不得使用。

对职业病防护设备、应急救援设施和个人使用的职业病防护用品,用人单位应当进行经常性的维护、检修,定期检测其性能和效果,确保其处于正常状态,不得擅自拆除或者停止使用。

3. **用人单位应当优先采用有利于防治职业病和保护劳动者健康的新技术、新工艺、新设备、新材料**　逐步替代职业病危害严重的技术、工艺、设备、材料。

4. **做出必要的警示的义务**　产生职业病危害的用人单位,应当在醒目位置设置公告栏,公布有关职业病防治的规章制度、操作规程、职业病危害事故应急救援措施和工作场所职业病危害因素检测结果。

对产生严重职业病危害的作业岗位,应当在其醒目位置,设置警示标识和中文警示说明。警示说明应当载明产生职业病危害的种类、后果、预防以及应急救治措施等内容。

5. **职业病危害因素日常监测义务**　用人单位应当实施由专人负责的职业病危害因素日常监测,并确保监测系统处于正常运行状态。

用人单位应当按照国务院卫生行政部门的规定,定期对工作场所进行职业病危害因素检测、评价。检测、评价结果存入用人单位职业卫生档案,定期向所在地卫生行政部门报告并向劳动者公布。

职业病危害因素检测、评价由依法设立的取得国务院卫生行政部门或者设区的市级以上地方人民政府卫生行政部门按照职责分工给予资质认可的职业卫生技术服务机构进行。职业卫生技术服务机构所作检测、评价应当客观、真实。

发现工作场所职业病危害因素不符合国家职业卫生标准和卫生要求时,用人单位应当立即采取相应治理措施,仍然达不到国家职业卫生标准和卫生要求的,必须停止存在职业病危害因素的作业;职业病危害因素经治理后,符合国家职业卫生标准和卫生要求的,方可重新作业。

6. **职业病危害说明义务**　用人单位与劳动者订立劳动合同(含聘用合同,下同)时,应当将工作过程中可能产生的职业病危害及其后果、职业病防护措施和待遇等如实告知劳动者,并在劳动合同中写明,不得隐瞒或者欺骗。

劳动者在已订立劳动合同期间因工作岗位或者工作内容变更,从事与所订立劳动合同中未告知的存在职业病危害的作业时,用人单位应当依照前款规定,向劳动者履行如实告知的义务,并协商变更原劳动合同相关条款。

用人单位违反前两款规定的,劳动者有权拒绝从事存在职业病危害的作业,用人单位不得因此解除与劳动者所订立的劳动合同。

7. **培训义务**　用人单位的主要负责人和职业卫生管理人员应当接受职业卫生培训,遵守职业病防治法律、法规,依法组织本单位的职业病防治工作。

用人单位应当对劳动者进行上岗前的职业卫生培训和在岗期间的定期职业卫生培训,普及职业卫生知识,督促劳动者遵守职业病防治法律、法规、规章和操作规程,指导劳动者正确使用职业病防护设备和个人使用的职业病防护用品。

劳动者应当学习和掌握相关的职业卫生知识,增强职业病防范意识,遵守职业病防治法律、法规、规章和操作规程,正确使用、维护职业病防护设备和个人使用的职业病防护用品,发现职业病危害事故隐患应当及时报告。

对从事接触职业病危害的作业的劳动者,用人单位应当按照国务院卫生行政部门的规定组织上岗前、在岗期间和离岗时的职业健康检查,并将检查结果书面告知劳动者。职业健康检查费用由用人单位承担。

用人单位不得安排未经上岗前职业健康检查的劳动者从事接触职业病危害的作业;不得安排有职业禁忌的劳动者从事其所禁忌的作业;对在职业健康检查中发现有与所从事的职业相关

的健康损害的劳动者,应当调离原工作岗位,并妥善安置;对未进行离岗前职业健康检查的劳动者不得解除或者终止与其订立的劳动合同。

职业健康检查应当由取得《医疗机构执业许可证》的医疗卫生机构承担。卫生行政部门应当加强对职业健康检查工作的规范管理,具体管理办法由国务院卫生行政部门制定。

8. 救援义务　发生或者可能发生急性职业病危害事故时,用人单位应当立即采取应急救援和控制措施,并及时报告所在地卫生行政部门和有关部门。卫生行政部门接到报告后,应当及时会同有关部门组织调查处理;必要时,可以采取临时控制措施。卫生行政部门应当组织做好医疗救治工作。

对遭受或者可能遭受急性职业病危害的劳动者,用人单位应当及时组织救治、进行健康检查和医学观察,所需费用由用人单位承担。

9. 职业病报告义务　用人单位和医疗卫生机构发现职业病病人或者疑似职业病病人时,应当及时向所在地卫生行政部门报告。确诊为职业病的,用人单位还应当向所在地劳动保障行政部门报告。接到报告的部门应当依法作出处理。

10. 对特殊人群的保护义务　用人单位不得安排未成年工从事接触职业病危害的作业;不得安排孕期、哺乳期的女职工从事对本人和胎儿、婴儿有危害的作业。

四、《职业病防治法》赋予劳动者的权利

为保护劳动者的职业健康,《职业病防治法》赋予了劳动者八项权利:

1. 知情权　产生职业病危害的用人单位,应当在醒目位置设置公告栏,公布有关职业病防治的规章制度、操作规程、职业病危害事故应急救援措施和工作场所职业病危害因素检测结果。用人单位与劳动者订立劳动合同(含聘用合同)时,应当将工作过程中可能产生的职业病危害及其后果、职业病防护措施和待遇等如实告知劳动者,并在劳动合同中写明,不得隐瞒或者欺骗。对从事接触职业病危害作业的劳动者,用人单位应当组织上岗前、在岗期间和离岗时的职业健康检查,并将检查结果如实告知劳动者。劳动者有权了解工作场所产生或者可能产生的职业病危害因素、危害后果和应当采取的职业病防护措施。

2. 培训权　用人单位应当对劳动者进行上岗前的职业卫生培训和在岗期间的定期职业卫生培训,普及职业卫生知识,督促劳动者遵守职业病防治法律、法规、规章和操作规程,指导劳动者正确使用职业病防护设备和个人使用的职业病防护用品。劳动者应当学习和掌握相关知识,遵守相关法律、法规、规章和操作规程,正确使用、维护职业病防护设备和个人使用的职业病防护用品。劳动者有权获得职业卫生教育和培训。

3. 拒绝冒险权　劳动者有权拒绝在没有职业病防护措施下从事职业危害作业,有权拒绝违章指挥和强令性冒险作业。用人单位若与劳动者设立劳动合同时,没有将可能产生的职业病危害及其后果等告知劳动者,劳动者有权拒绝从事存在职业病危害的作业,用人单位不得因此解除或者终止与劳动者所订立的劳动合同。

4. 检举、控告权　任何单位和个人有权对违反职业病防治法的行为进行检举和控告。用人单位若因劳动者依法行使检举、控告权而降低其工资、福利等待遇或者解除、终止与其订立劳动合同的行为是无效的。

5. 特殊保障权　产生职业病危害的用人单位在工作场所应有配套的更衣间、洗浴间、孕妇休息间等卫生设施。国家对从事放射、高毒等作业实行特殊管理。用人单位不得安排未成年工从事接触职业病危害的作业,不得安排孕期、哺乳期的女职工从事对本人和胎儿、婴儿有危害的作业,不得安排有职业禁忌的劳动者从事其所禁忌的作业。

6. 参与决策权　参与用人单位职业卫生工作的民主管理,对所在的用人单位的职业病防治管理工作是否符合法律法规规定、是否科学合理等方面,直接或间接地提出意见和建议。

7. **职业健康权**　对于从事接触职业病危害的作业的劳动者,用人单位除了应组织职业健康检查外,还应为劳动者建立职业健康监护档案,并按照规定的期限妥善保存。对遭受或者可能会遭受急性职业病危害的劳动者,用人单位应及时组织救治,进行健康检查和医学观察,所需费用由用人单位承担。当劳动者被疑患有职业病时,用人单位应及时安排对病人进行诊断,在病人诊断或者医学观察期间,不得解除或者终止与其订立的劳动合同。职业病病人依法享受国家规定的职业病待遇。用人单位应按照国家有关规定,安排病人进行治疗、康复和定期检查;对不适宜继续从事原工作的病人,应调离原岗位,并妥善安置;对从事接触职业病危害作业的劳动者,应给予适当岗位津贴。职业病病人的诊疗、康复费用,伤残以及丧失劳动能力职业病病人的社会保障,按照国家有关工伤社会保障的规定执行。

8. **损害赔偿权**　用人单位应当建立、健全职业病防治责任制,加强对职业病防治的管理,提高职业病防治水平,对本单位产生的职业病危害承担责任。职业病病人除依法享有工伤社会保险外,依照有关民事法律,尚有获得赔偿权利的,有权向用人单位提出赔偿要求。

五、职业病诊断与职业病病人保障

(一)职业病诊断

1. **诊断部门**　劳动者可以在用人单位所在地、本人户籍所在地或者经常居住地依法承担职业病诊断的医疗卫生机构进行职业病诊断。职业病诊断标准和职业病诊断、鉴定办法由国务院卫生行政部门制定。

2. **诊断依据**　进行职业病诊断时,应当综合分析下列因素:病人的职业史;职业病危害接触史和工作场所职业病危害因素情况;临床表现以及辅助检查结果等。

用人单位应当如实提供职业病诊断、鉴定所需的劳动者职业史和职业病危害接触史、工作场所职业病危害因素检测结果等资料;卫生行政部门应当监督检查和督促用人单位提供上述资料;劳动者和有关机构也应当提供与职业病诊断、鉴定有关的资料。

3. **现场调查**　职业病诊断、鉴定机构需要了解工作场所职业病危害因素情况时,可以对工作场所进行现场调查,也可以向卫生行政部门提出,卫生行政部门应当在十日内组织现场调查。用人单位不得拒绝、阻挠。

没有证据否定职业病危害因素与病人临床表现之间的必然联系的,应当诊断为职业病。职业病诊断证明书应当由参与诊断的取得职业病诊断资格的执业医师签署,并经承担职业病诊断的医疗卫生机构审核盖章。

4. **异议处理**　当事人对职业病诊断有异议的,可以向作出诊断的医疗卫生机构所在地地方人民政府卫生行政部门申请鉴定。

人民法院受理有关案件需要进行职业病鉴定时,应当从省、自治区、直辖市人民政府卫生行政部门依法设立的相关的专家库中选取参加鉴定的专家。

(二)职业病病人保障

1. **待遇保障**　疑似职业病病人在诊断、医学观察期间的费用,由用人单位承担。

用人单位应当保障职业病病人依法享受国家规定的职业病待遇。

用人单位对从事接触职业病危害的作业的劳动者,应当给予适当岗位津贴。

职业病病人的诊疗、康复费用,伤残以及丧失劳动能力的职业病病人的社会保障,按照国家有关工伤保险的规定执行。

劳动者被诊断患有职业病,但用人单位没有依法参加工伤保险的,其医疗和生活保障由该用人单位承担。

用人单位已经不存在或者无法确认劳动关系的职业病病人,可以向地方人民政府医疗保障、民政部门申请医疗救助和生活等方面的救助。

职业病病人除依法享有工伤保险外，依照有关民事法律，尚有获得赔偿的权利的，有权向用人单位提出赔偿要求。

2. 岗位保障　用人单位应当按照国家有关规定，安排职业病病人进行治疗、康复和定期检查。

用人单位对不适宜继续从事原工作的职业病病人，应当调离原岗位，并妥善安置。职业病病人变动工作单位，其依法享有的待遇不变。

用人单位在发生分立、合并、解散、破产等情形时，应当对从事接触职业病危害的作业的劳动者进行健康检查，并按照国家有关规定妥善安置职业病病人。

六、监督检查

1. 监督检查机构　县级以上人民政府职业卫生监督管理部门依照职业病防治法律、法规、国家职业卫生标准和卫生要求，依据职责划分，对职业病防治工作进行监督检查。

职业卫生监督执法人员依法执行职务时，被检查单位应当接受检查并予以支持配合，不得拒绝和阻碍。

2. 检查措施　卫生行政部门履行监督检查职责时，有权采取下列措施：进入被检查单位和职业病危害现场，了解情况，调查取证；查阅或者复制与违反职业病防治法律、法规的行为有关的资料和采集样品；责令违反职业病防治法律、法规的单位和个人停止违法行为。

发生职业病危害事故或者有证据证明危害状态可能导致职业病危害事故发生时，卫生行政部门可以采取下列临时控制措施：责令暂停导致职业病危害事故的作业；封存造成职业病危害事故或者可能导致职业病危害事故发生的材料和设备；组织控制职业病危害事故现场。在职业病危害事故或者危害状态得到有效控制后，卫生行政部门应当及时解除控制措施。

七、法律责任

法律责任是指行为人由于不履行或拒绝履行法律所确定的义务，侵犯了他人的权利，而应承担的法律后果。依法追究行为人的法律责任，是国家保障法律得以实施的法律强制手段。依照违法行为的性质、情节、动机和造成直接或潜在的后果，《职业病防治法》规定的法律责任有行政责任、民事责任和刑事责任三种。职业病防治法第六章法律责任的规定中大多是对民事责任，行政责任的规定。

《职业病防治法》第七十九条指出用人单位违反本法规定，造成重大职业病危害事故或者其他严重后果，构成犯罪的，对直接负责的主管人员和其他直接责任人员，依法追究刑事责任。第八十六条指出违反本法规定，构成犯罪的，依法追究刑事责任。

第三节　职业健康相关的伦理规范

伦理学关乎人们的行为准则、道德以及其起源、发展，人们对社会、国家应尽的义务等。"道德是内心的法律，法律是成文的道德"。医学伦理学特指将一般性的伦理道德准则应用于解决医疗卫生实践及医学科学发展中人与人、医学与社会之间的关系。

健康伦理是关于健康的伦理学研究，它旨在研究与健康相关的所有伦理问题以及解决这些问题所应奉行的伦理原则和道德规范。健康属于伦理领域是因为它不仅关系到对于社会中疾病出现的解释，也关系到这一状况的改善。

一、职业健康伦理的意义

职业健康伦理主要是为促进职业人群健康、预防疾病、减少风险和伤害提供伦理支持。为职业健康提供伦理价值观指导。具体说来，职业健康伦理的意义有如下五个方面。

1. 为职业健康提供伦理价值观指导　健康是公民的基本权利，也是一种人权。美国学者乔纳森·麦恩认为人权具有一系列相似的核心价值，社会对于健康的承诺就是在保护人权。在任何社会和文化背景下，不仅健康目标能否实现是社会公正的重要标志，而且健康资源的分配也始终是社会伦理价值观的反映。

2. 为职业健康制度和政策提供伦理依据　伦理学是一个社会公共健康体制建立和政策制定的基础。通常说来，从一个社会是否关注健康和公共健康具体到它的每一项相关的决定，都包含着各种伦理价值的选择与冲突。在社会主义市场经济条件下，所有的健康制度和政策都应以"公众健康"为目标，照顾到社会最边缘人群和弱势群体的需要。政府应当在创造减少人口患病率和死亡率的基础社会条件方面发挥重要作用，这既是政府职责所在，也是以人为本执政理念的具体化。

3. 为解决健康领域的利益冲突提供伦理途径　毫无疑问，在健康领域，存在各种各样的利益冲突，国家对于健康政策的运用会带来许多伦理问题，例如：限制政府使用强制手段问题，以及行使这一权力时应当平等地对待所有公民的责任问题等；又如，健康干预势必受到科学本身所具有的复杂性和不确定性的影响，当从生物学、流行病学和临床科学中总结数据的方法被用于疾病原因的解释和预防有效性的证据时，并不必然保证能够带来利益，这就需要以健康伦理来开展宣传和教育，让公众和政府一道承担风险和利益。同时，许多疾病，特别是如同 SARS 和艾滋病一类的传染性疾病对现有的伦理道德关系产生冲击，需要有伦理原则来规范和帮助人们做出正确的道德选择。此外，公共健康研究题目的选择，公共健康资金向哪里投放，以及如何投放等都需要有伦理论证。许多健康伦理领域的利益冲突都需要伦理途径来协调和解决。

4. 为政府、公共健康机构以及从业人员确立伦理规范　为了促进健康事业的发展，无论对于社会、政府还是公共健康机构以及从业人员都需要一套必须奉行的伦理规范。健康伦理首先应当探讨下列问题：政府部门在公共健康发展中应履行的道德责任是什么？如何从伦理角度论证和分析社会对于健康的投入问题？病后盈利性治疗与病前非盈利性预防之间的道德责任有何差异？最基础的公共健康设施应当如何建立？最有效、最可行的公共健康政策是什么？如何使公共健康服务普及到每一个公民？此外，健康机构和从业人员也应奉行一系列职业道德规范，例如在公共健康突发事件处理时，有义务为决策者和公众提供诚实的信息，与公众和科学家一道识别、理解和评估各种突发事件对于公共健康的威胁，以及风险和利益。同时，公共健康从业人士应有一种特殊的道德能力，懂得在公共健康突发危机中如何灵活地应用一般道德原则，懂得在关键时刻如何宣传和教育公众，指挥社会把损失降到最低限度，迅速地度过难关。这种道德能力并不是一朝一夕培养起来的，需要以公共健康伦理规范来进行长期的职业训练。

5. 为公民进行健康领域的道德教育　职业健康关系到人与人之间，以及人与自然之间的伦理关系。从全社会的角度来说，疾病和健康正在作为一种媒介不仅把人们紧密地联系起来，而且也使人们之间的伦理关系时刻都在发生变化。流行病的消除从根本上说并不是靠发明相应的疫苗和药物，而是靠源头的切断。疾病，如流行病关系到基本公共利益问题，包含着个人与公众权利之间的冲突，一个人因患传染病而被隔离或许违背了他的意愿和权利，在这种情况下，就需要以伦理道德来平衡个人的基本宪法权利与公共利益之间的冲突。在这些方面，社会必须承担起对于公民的道德教育任务。不仅教育公民培养健康的生活方式，也要教育公民通过预防疾病传播和蔓延把公共健康的风险减少到最低程度，使每一个公民都能以公正和关怀之心把自己对于健康生活的选择传递给他人。

二、职业健康伦理的目标

职业健康伦理的根本目标与公共健康的目标是一致的，就是公众的健康。具体说来包括：增进职业人群健康的利益；避免、预防和消除伤害；在伤害和其他代价之间取得最佳的利益平衡，公正地分配利益和负担（分配公正），保证公众参与，包括有关各方的参与（程序公正）；尊重自主选择和行为自由；保护个人的隐私权；履行承诺和责任。

联合国开发计划署在《人类发展报告》和《贫困报告》中指出，人类贫困指的是缺少人类发展最基本的机会和选择——长寿、健康、体面的生活、自由、社会地位，自尊和他人的尊重。消除贫困不仅仅是增加收入，改善教育和卫生条件在消除贫困中也拥有重要意义。因而，健康伦理也应从理论、制度、政策和宣传教育等层面进行深入研究，探讨以什么样的伦理理论为基础和依据来实现这一目标。

三、职业健康相关的伦理规范

1. 传染病防控的伦理规范

（1）积极开展传染病防控：所有单位和个人，须接受疾病预防控制机构、医疗机构有关传染病的调查、检验、采集样本、隔离治疗等预防、控制措施，如实提供有关情况。

（2）认真做好传染病的监测和报告：疾病预防控制机构、医疗机构和采供血机构及其执行职务的人员，发现传染病时应当按照规定的时限、内容、程序和方式报告，增加传染病疫情通报制度，及时通报传染病疫情以及监测、预警的相关信息。

（3）尊重科学：严格医院救治义务，医院不得拒收传染病病人，防止医院成为传染源。加强实验室的管理，严防传染病病原体的实验室感染和病原微生物的扩散。

（4）消除歧视、重隐私：尊重传染病病人的人格和权利，国家和社会应当关心、帮助传染病病人、病原携带者和疑似传染病病人，使其得到及时救治。任何单位和个人不得歧视传染病病人、病原携带者和疑似传染病病人。

2. 慢性非传染性疾病防控的伦理规范

（1）积极开展健康教育，促进人们健康行为、生活方式的转变。

（2）加强慢病的监测、筛查和普查工作，履行早发现、早诊断和早治疗的道德责任。

3. 职业性损害防控的伦理规范

（1）依法开展卫生监督和管理，从源头控制职业性损害，对劳动者的安全和健康负责。

（2）积极开展职业健康教育、卫生监测和健康监护。

（3）职业病诊断应客观公正，既要保障劳动者的健康权益，也需维护企业和国家的利益。

4. 健康教育和健康促进的伦理规范

（1）履行法律义务，充分利用一切机会和场合积极主动地开展健康教育。

（2）积极参与有利于健康促进的公共政策的制定、支持性环境的创建和卫生保健体系的建立。

（3）深入农村、社区，将健康教育与健康促进工作渗透在初级卫生保健工作中。

（4）不断自我完善，以科学态度和群众喜闻乐见的形式开展健康教育和健康促进活动。

5. 应对突发公共卫生事件的伦理规范

（1）恪守职责和加强协作，发扬敬畏生命的人道主义精神。

（2）树立崇高的职业责任感和科学态度。

（3）勇于克服困难，具有献身精神。

6. 医务人员伦理规范　医德，即医务人员的职业道德，是医务人员应具备的思想品质，是医务人员与病人、社会以及医务人员之间关系的总和。医德规范是指导医务人员进行医疗活动的思想和行为的准则。

（1）救死扶伤，实行社会主义的人道主义。时刻为病人着想，千方百计为病人解除病痛。

（2）尊重病人的人格与权利，对待病人，不分民族、性别、职业、地位、财产状况，都应一视同仁。

（3）文明礼貌服务。举止端庄，语言文明，态度和蔼，同情、关心和体贴病人。

（4）廉洁奉公。自觉遵纪守法，不以医谋私。

（5）为病人保守医密，实行保护性医疗，不泄露病人隐私与秘密。

（6）互学互尊，团结协作。正确处理同行同事间的关系。

（7）严谨求实，奋发进取，钻研医术，精益求精。不断更新知识，提高技术水平。

（付　昕）

思考题

1. 用人单位在职业病防治中的责任有哪些？

2. 试述职业健康相关的伦理规范。

3. 试述完善我国职业健康立法的意义与对策。

第五章 职业健康危险因素监测

 本章要点

1. **掌握** 环境监测和生物监测的概念及策略、生物监测的特点、生物标志物及生物暴露限值、职业健康危险因素监测方案的设计和检测报告的编制及评价。

2. **熟悉** 常用空气样品的采集方法及采样方式、职业生理学监测及职业工效学监测。

3. **了解** 环境监测对象的确定、职业健康危险因素监测方案的实施以及数据整理分析与保存。

第一节 环 境 监 测

一、概述

（一）职业环境监测的概念

职业环境监测（occupational environmental monitoring）是对作业者职业环境进行有计划、系统地检测，分析职业环境中有毒有害因素的性质、强度及其在时间、空间的分布及消长规律。

职业环境监测主要包括化学因素与物理因素两大类监测，两者的监测原理差别较大。化学因素监测涉及采样仪器、采样方法、采样时间、采样频率、实验室分析等系列问题。物理因素监测通常根据其有害因素特点，选择采用便携式仪器设备在现场进行即时测量与评价。鉴于物理因素监测多采用直读的方式采集，相对于化学因素监测难度较低，故本节重点介绍化学因素的监测。

（二）职业环境监测的意义

通过职业环境监测，可及时发现职业性有害因素，包括其性质、强度（浓度）及其在时间、空间的分布及消长规律；了解职业环境的卫生质量、评价劳动生产条件是否符合职业卫生要求；估计作业者的接触水平，并确认安全的接触限值，为职业危害定性、定量评价提供数据支撑；评价预防控制措施的效果，为进一步控制危害因素及相关卫生标准的制定、修订提供科学依据。

二、监测对象的确定

不同的作业环境，有毒有害的因素是完全不同的。要全面地识别生产过程中的各种毒物，是一件不容易的工作，必须要有一定的预测、识别的基础。最基本的识别内容是在熟悉工艺流程的基础上，结合文献资料和参考类似企业的经验，确定监测的主要对象，包括原料、中间产物、产品及废弃物的品名、种类和数量，以及它们的物理化学特性和毒性等一系列参数。从职业人群健康危害角度出发，关键是要了解化学物是否容易释放，有无劳动者接触等。一些化学品属实际无毒或工作环境中浓度很低不会引起明显的职业健康损害时,就不一定要花很大精力探究其在作业环境中的确切浓度。

三、空气样品的采集

作业场所空气中的化学物质,大多来源于生产活动过程中逸出的废气和烟尘,一般以蒸气、雾、烟、尘等不同形式存在,有时则以气溶胶或多种形态同时存在。由于它们在空气中的漂浮、扩散的规律各不相同,因此,对空气样品的采集方法也各有差异。主要包括主动采集、被动采集、集气法和直读式检测仪等。

依据车间空气中有害物存在形式,可以分为气体(蒸气)和颗粒物两类采集方式。如车间空气中两种形式的有害物同时存在时,可采用串联方式,或对采集颗粒物的滤膜进行特别处理,增加其吸附、吸收气体或蒸气中有害物质的功能。

四、采样方式

目前,常用的采样方式有个体采样(personal sampling)和定点区域采样(area sampling)两种(图 5-1)。

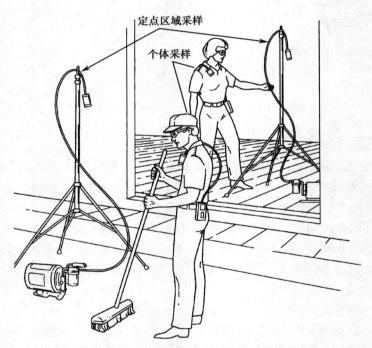

图 5-1　个体采样与定点区域采样示意图

（一）个体采样

个体采样是将样品采集头置于作业者呼吸带内,可以使用动力采样或非动力采样(被动扩散)。正常情况下,采样仪直接佩戴在作业者身上。个体采样以劳动者为焦点,是反映作业者接触水平的最佳方式。但个体采样对采样动力要求较高,需要能长时间工作、且流量非常稳定的个体采样仪。因采样泵流量或被动扩散能力的限制,个体采样不适用于采集空气中浓度非常低的化学物。

（二）定点区域采样

定点区域采样是将采样仪固定在车间某一区域,是该区域环境质量的直接反映。由于采样系统固定,未考虑作业者的流动性,定点区域采样一般不能准确反映作业者的真实接触水平。以往经验表明,定点区域采样结果与个体采样结果并不一致,两者之间并无明显的关联。但可以结合工时法,记录作业者在每一采样区域的停留时间,再利用定点区域采样结果,估算作业者接触水平。

除采样方式外,测定方式在实际工作中也非常重要。测定方式的选择,应从实际工作条件、样品分析方法等可能性来考虑。目前常用的有4种测定方式(图5-2)。

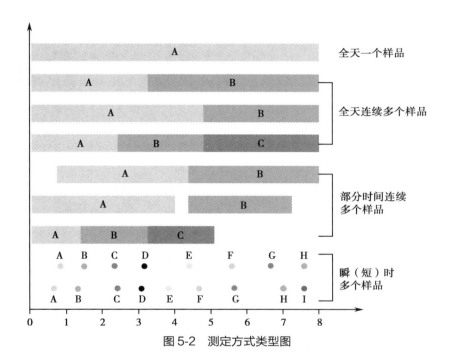

图5-2　测定方式类型图

1. **全天一个样品测量**　即采样从工作开始至工作结束,采样管只有一个。最好的采样方式是个体采样。

2. **全天连续多个样品测量**　在一天内采集多个样品,每一样品的采样时间不一定相同,但采样时间总和应等于作业者1天工作时间。从理论上讲,样品数量多,对统计分析有利。全天连续多个样品测量是最佳的测量策略,但鉴于实际工作情况,目前最多采用的是全天两个样品。

3. **部分时间连续多个样品测量**　采样与全天连续多个样品测量相同,但采样总时间未达到整个工作日时数。部分时间连续多个样品测量,主要问题是对未取样的时间怎样处理,严格讲测得的结果仅代表采样时间的浓度水平。尽管可通过统计学方法推断非采样时间的浓度变化,但要保证这一推断恰当合理,采样时间应超过工作时间的70%~80%,例如每天工作8h,采样至少需6h。

4. **瞬(短)时多个样品测量**　每一样品采样时间都在0.5h以内。瞬(短)时多个样品测量,在四种测量方式中最差,是测量时间加权平均容许浓度(TWA)的最低要求。若作业者操作点基本固定,一天至少要采8~11个样品,若作业者有多个操作点,则每一操作点要采8~11个样品,并记录在此点工作时间;若作业者在某一操作点时间很短,未采到8~11个样品,那作业时间最长的操作点应多采样。采样时间应随机地选择,不能带有主观性。

五、职业环境监测策略

职业环境监测策略是确保监测数据实效性、规范性、真实性的基础,也是保障监测工作科学性、严谨性的前提。

（一）个体采样策略

1. 采样对象的确定　为了真实反映一个班组的作业者接触水平，凡接触和可能接触有害物质的劳动者都列为采样对象范围，且采样对象中必须包括不同工作岗位的、接触有害物质浓度最高和接触时间最长的劳动者，其余的采样对象应随机选择。

2. 采样对象数目的确定　每种工作岗位按表 5-1 选定采样对象的数量。

表 5-1　同一班组（工种）中不同作业者数应监测的作业者数

接触有害物质浓度最高和接触时间最长的劳动者未能确定		接触有害物质浓度最高和接触时间最长的劳动者能确定	
班组人数	应采样人数	班组人数	应采样人数
<6	全部	<3	全部
6	5	3～5	2
7～9	6	6～10	3
10～14	7	>10	4
15～26	8		
27～50	9		
50～	11		

（二）定点区域采样策略

一个工作班次内定点区域采样的监测非常复杂，涉及采样位置及数量、采样时段以及采样频率等，理论上最好能涵盖劳动者在每一工作岗位上的全部时间，事实上因为技术难以达到和实际工作量非常大，往往会酌情简单化。简单化后的监测策略可以参照《工作场所空气中有害物质监测的采样规范》。

1. 采样点的确定　选择具有代表性的工作地点，其中应包括空气中有害物质浓度最高、作业者接触时间最长的工作地点；在不影响作业者工作的情况下，采样点尽可能靠近劳动者。空气收集器应尽量接近作业者工作时的呼吸带，一般情况下距地面 1.5m。在评价工作场所防护设备或措施的防护效果时，应根据设备的情况选定采样点，在工作地点劳动者工作时的呼吸带进行采样。采样点应设在工作地点的下风向，应远离排气口和可能产生涡流的地点。

2. 采样点数目的确定　工作场所按产品的生产工艺流程，凡逸散或存在有害物质的作业点，都应分别设点。一个车间内若有 1～3 台同类生产设备，设 1 个监测点，4～10 台设 2 个点，10 台以上则至少设 3 个点。仪表控制室和作业者休息室内一般设 1 个点。当遇到 2 台以上不同类型的生产设备逸散同一种有害物质时，采样点应设置在逸散有害物质浓度大的设备附近的工作地点；若逸散不同种有害物质时，将采样点设置在逸散待测有害物质设备的工作地点，采样点的数目的确定同上。作业者在多个工作地点工作时，在每个工作地点设置 1 个采样点；作业者工作是流动的时，在流动的范围内，一般每 10 米设置 1 个采样点。

3. 采样时段的确定　采样必须在正常工作状态和环境下进行，避免人为因素的影响。空气中有害物质浓度随季节发生变化的工作场所，应将空气中有害物质浓度最高的季节选择为重点采样季节。在工作周内，应将空气中有害物质浓度最高的工作日选择为重点采样日。在工作日内，应将空气中有害物质浓度最高的时段选择为重点采样时段。

4. 采样时间的确定　定点区域一次采样时间一般为 15～60min。最短采样时间不应小于 5min；采样时间不足 5min 时，可在 15min 内采样 3 次，每次采集所需空气样品体积的 1/3。

5. 采样次数的确定　每个监测点上，每个工作班次（8h）内，可采样 2 次，每次同时采集 2 个样品。在整个工作班内浓度变化不大的监测点，可在工作开始 1h 后的任何时间采样 2 次。在浓度变化大的监测点，2 次采样应在浓度较高时进行，其中 1 次在浓度最大时进行。

应用工时法估算作业者接触水平时，除了要记录好作业者在每一岗位（应都是监测点）停留时间外，还要作好该监测点的浓度检测工作，此时上述的简单策略不再合适，最好能全班次监测，取得能代表该岗位（监测点）有害物浓度的最佳数值。

（三）长期监测

生产环境中有毒、有害物的强度及其在时间、空间的分布，会随着生产工艺流程、劳动过程及外界环境条件的变化而变动，在不同时间环境监测的数据可以变化很大。因此，简单地用一天（个）数据说明问题是远远不够的，应尽量符合统计学上的最低样本要求。

国家已经规定了对作业环境进行监测的频度。《工作场所空气中有害物质监测的采样规范》（GBZ 159—2004）将监测分为评价监测、日常监测、监督监测和事故性监测。经常性卫生监督监测，每年至少 1 次。对不符合卫生标准要求的监测点，每 3 个月要复查 1 次，直至车间空气中浓度符合国家标准的要求。对新建、改建和扩建的建设项目进行验收或对劳动卫生防护的效果进行卫生学评价时，要连续监测 3 次。

对于车间空气中有害物浓度数据的评价，个体采样和定点区域采样应分别计算并与相应的标准限值进行比较。个体采样结果常与时间加权平均容许浓度（permissible concentration-time weighted average，PC-TWA）比较，定点区域采样结果可以与最高容许浓度（maximum allowable concentration，MAC）或短时间接触容许浓度（permissible concentration-short term exposure limit，PC-STEL）比较。

第二节　生　物　监　测

一、概述

（一）生物监测的概念

生物监测（biological monitoring）是指定期（有计划）地、系统地监测人体生物材料（血、尿和呼出气等）中化学物及其代谢产物的含量或由它们所致的生物效应水平，将测得值与参考值相比较，以评价人体接触化学物质的程度及其对健康产生的潜在影响。

（二）生物监测的意义

生物监测可反映不同途径（呼吸道、消化道和皮肤）和不同来源（职业和非职业接触）总的接触量和负荷；可直接检测内剂量及生物效应剂量；综合了解个体差异因素和毒物动力学过程的变异性；通过易感生物标志物检测，可尽早地发现易感个体；定期的生物监测，还有利于早期发现可能的健康影响，并结合环境监测结果，及时采取防护控制措施。

（三）生物标志物

生物标志物（biomarker）是指反映生物系统与外源性化学物、外源性物理因素和生物因素之间相互作用的任何可测定指标。根据生物标志物代表的意义，又可将生物标志物分为接触生物标志物、效应生物标志物和易感生物标志物，其关系见图 5-3。一般来讲，生物监测的主要内容是发现和验证生物标志物的过程。

1. 接触生物标志物　接触生物标志物（biomarker of exposure）反映机体生物材料中外源性化学物或其代谢产物或外源性化学物与某些靶细胞或靶分子相互作用产物的含量。接触生物标志物如与外剂量相关或与毒作用效应相关，可评价接触水平或建立生物接触限值。接触生物标志物又可进一步分为反映内剂量（internal dose）和生物效应剂量（biologically effective dose）的两类标志物。内剂量表示吸收到体内的外源性化学物的量，包括细胞、组织、体液或排泄物中（血、尿、粪便、呼出气、唾液、毛发、指甲和盯眝等）外源性化学物原型或者代谢产物的含量。例如，血铅、血镉可分别反映接触铅、镉的内剂量水平。生物效应剂量是指达到机体效应部位（组织、细

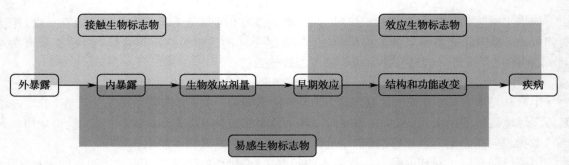

图 5-3　从环境暴露到疾病过程三类生物标志物间的对应关系

胞和分子)并与其相互作用的外源性化学物或代谢产物的含量,包括外源性化学物或代谢产物与白蛋白、血红蛋白、DNA 等生物大分子共价结合,或者蛋白与 DNA 交联物的水平。如 DNA 氧化损伤标志物 8- 羟基脱氧鸟嘌呤(8-OHdG)、三硝基甲苯(TNT)血红蛋白加合物的水平。

　　2. 效应生物标志物　效应生物标志物(biomarker of effect)指机体中可测出的生化、生理、行为或其他改变的指标。又可进一步分为反映早期生物效应、结构功能改变及疾病的三类标志物,其中前两类效应生物标志物在生物监测中对预防工作具有重要意义。早期生物效应一般是指机体接触环境有害因素后,出现的早期反应。例如铅接触,可抑制 δ- 氨基 -γ- 酮戊酸脱水酶活性和血红素合成酶活性,表现为尿 δ- 氨基 -γ- 酮戊酸含量和血中锌原卟啉水平增加;接触有机磷农药可对胆碱酯酶活性产生抑制等。疾病标志物为疾病诊断的各种检测指标,例如诊断苯所致再生障碍性贫血和白血病的血液和骨髓检测指标,有机溶剂正己烷所致周围神经改变的神经肌电图生理改变等。

　　3. 易感生物标志物　易感生物标志物(biomarker of susceptibility)包括反映机体先天遗传性和后天获得性的两类标志物。如锰作业工作携带野生型 CYP2E1 基因,对锰的神经毒性有易感性,属于易感生物标志物。在职业健康领域,易感生物标志物的主要用途为筛选发现敏感人群,采取针对性的预防和保护措施。此外,易感生物标志物对于提高危险度评价的准确度和精确度也有重要的意义。

二、生物监测的特点

(一)反映机体总的接触量和负荷

　　生物监测可反映不同途径(呼吸道、消化道和皮肤等)和不同来源(职业和非职业接触)机体总的接触量和总负荷。在职业卫生服务领域,环境监测多指空气监测,空气监测仅能反映呼吸道吸入的估计量,而劳动者实际接触方式往往是多途径的,因此,生物监测比环境监测更显优越和重要。在生产环境中,毒物浓度常常波动较大。从时间来说,暴露可以是连续的,也可以是间断的,且实际接触的毒物往往是混合物。同时,是否使用个人防护用品以及劳动强度和气象条件的差别均会影响毒物的吸收。基于以上情况,环境监测不能全面反映机体接触的真实程度。此外,劳动者除职业性接触外,还有非职业性接触的可能,如评价镉的职业接触时,必须考虑吸烟、饮食等因素的影响。同时,有害因素在体内的代谢及分布存在个体差异,测定生物样品中毒物及其代谢产物的量,可控制个体因素所带来的影响。

　　因此,生物监测可以提供机体实际接触水平(生物暴露水平),控制了较多的不确定因素,用生物接触水平构建有害因素接触与生物学效应间的剂量 - 反应关系,更具优势。

(二)系统性和连续性

　　生物监测不仅仅是生物材料中化学物质及其代谢产物或效应的一次性检测,而是一项定期有计划的监测行动。生物监测强调评价人体接触化学物质的程度及可能的健康影响,其目的是控制和降低其接触水平。只有定期地对接触者进行监测,才能达到上述目的。若一旦发现超过所规定的接触水平,就应采取相应的控制措施,如降低工作环境空气中化学物质的浓度,缩短接触时间,减少皮肤污染或及时清除和使用个人防护用品等,以提高对职业人群健康的保护水平。

三、生物监测策略

生物监测是一个系统工程,只有全面认识生物监测的基本程序,才能进行科学的生物监测。生物监测包括监测时间、监测项目和指标、监测样品的选择等。选择的原则应根据被监测物质毒理学特别是中毒机制的研究与毒物代谢动力学规律和监测的目的而定,同时还需要考虑样品的采集和贮存、采样的时间和频率以及检测方法及结果评价等。

（一）生物监测时间的选择

毒物代谢动力学主要研究化学物经机体吸收、分布、生物转化和排泄过程的动态变化规律,需要用数学模型和计算公式来表达毒物在体内的变化,进而揭示毒物在体内存在的部位、含量和时间三者之间的关系。在生物监测中,所参考的毒物代谢模型主要有2种:①简单的毒物代谢动力学模式即线性模式,可获得生物半减期,生物利用率等重要参数;②生理、毒理学模式,包括血流量、肺通气量和代谢清除率等。

在毒代动力学研究中,生物半减期的研究尤为重要,半减期的长短是决定采样时间的主要参数,有时一个毒物可能有几个半减期,这与不同器官、不同组织的分布相适应,采样时应遵循其主要的半减期。对具有长半减期的毒物,采样时间没有严格要求,但对于半减期较短的化合物,则采样时间需严格遵守。半减期与推荐的采样时间关系如表5-2。

表5-2　生物半减期与合适的采样时间

半减期（h）	合适的采样时间
<2	半减期太短,不适用于生物监测
2~10	班末或次日班前
10~100	班末或周末
>100	采样时间不严格

（二）生物监测指标的选择

生物监测总体来说是用于群体评价的,其选择原则如下:

1. 对已制定职业接触生物限值的待测物,应按照其要求选择生物监测指标。

2. 尚未制定职业接触生物限值的有害物质,应根据待测物的理化性质及其在人体内的代谢规律,选择能够真实反映接触有害物质健康危害程度的生物监测指标。

3. 所选择指标的本底值(即非职业接触人群的浓度水平)明显低于接触人群。

4. 所选择的指标应具有一定的特异性、足够的灵敏度,即反映生物接触水平的指标与环境接触水平应有较好的剂量-反应(效应)关系,而在不产生有害效应的暴露水平下仍能维持这种关系。

5. 所选择的指标其监测分析的重复性以及个体生物差异,都应在可接受的范围内。

6. 所选择的指标其毒代动力学参数,特别是清除率和生物半减期的信息有助于采样时间的选择。

7. 所选择的指标要有足够的稳定性,以便于样品的运输、保存和分析。

8. 所选择的指标采样时最好对人体无损伤,能为受试者所接受。

（三）生物监测样品的选择

常用的生物监测样品有尿、血和呼出气。生物监测样本选择的主要依据是被测化学物的毒代动力学特性、样品中被测物的浓度以及分析方法的灵敏度。此外，还包括采样和样品保存的难易程度等因素。

四、生物暴露限值

（一）生物暴露限值的定义

职业卫生工作中生物监测的目的是评价职业人群和 / 或劳动者个体接触有害因素的水平和潜在的健康影响。为使生物监测结果有评判的准则，必须同工作场所空气中有害因素监测那样，建立生物暴露限值（biological exposure limit，BEL），作为生物监测的卫生标准。BEL 是指人群暴露于外源化学物后，在未产生有害效应时，机体内存在的外源化学物和 / 或其代谢物的最高容许含量，或由它们所致的无害性效应标志的最高容许水平。尽管这些 BEL 都是推荐的，但在实际工作中具有非常重要的参考价值。

（二）生物暴露限值制订的常用方法

传统 BEL 的制定常采用最大无作用剂量（no observed adverse effect level，NOAEL）法。最大无作用剂量指化学物质在一定时间内，按一定方式与机体接触，用现代的检测方法和最灵敏的观察指标不能发现任何损害作用的最高剂量。在未能求出 NOAEL 时，也可采用最低可观察到的有害作用剂量或接触水平（lowest observed adverse effect level，LOAEL）作为基准值，由于它与 NOAEL 存在差距，故所用不确定系数需更大些。

随着计算科学的不断发展，越来越多学者认为 NOAEL 在推算 BEL 中具有一定的局限性，遂推出一种新的计算方法，即基准剂量（benchmark dose，BMD）法。BMD 由 Crump 首次提出，定义为某种反应增加到某一特定水平时相应的剂量，而该特定水平下的反应即基准效应或反应率（benchmark response，BMR）。BMD 法是通过数学模式拟合得到与剂量 - 反应曲线中的某一特定反应水平相应的剂量，同时利用统计学方法估算其可信限区间，以基准剂量95% 可信区间的下限（lower confidence limit of the benchmark dose，BMDL）作为基准计算外源化学物的参考剂量（reference dose，RfD）或参考浓度（reference concentration，RfC），因而比传统方法更合理，也可弥补 NOAEL 法的不足。随着 BMD 法应用软件的研发成功，其在职业卫生领域得到了广泛应用，如镍、甲基汞、铬、苯乙烯、氟化氢等。

（三）常见职业性有害因素的生物暴露限值

目前，WHO 建议的职业接触生物限值的化学物已包括铅、镉、汞、一氧化碳、三氯乙烯、甲苯、二甲苯、马拉硫磷、甲萘威、林丹和二硝基邻甲酚等，ACGIH 和德国制订的也已超过 40 种（类），我国颁布的目前已有 15 种（铅、镉、汞、一氧化碳、氟及其无机化合物、二硫化碳、三氯乙烯、甲苯、三硝基甲苯、苯乙烯、正己烷、有机磷、铬、酚、五氯酚），见表 5-3。

表 5-3　我国已颁布的职业生物暴露限值

化学物	生物监测指标	职业接触生物限值	采样时间
甲苯	尿马尿酸	1mol/mol 肌酐（1.5g/g 肌酐）或 11mmol/L（2.0g/L）	工作班末
	终末呼出气甲苯	20mg/m³	工作班末
		5mg/m³	工作班前
三氯乙烯	尿三氯乙烯	0.3mmol/L（50mg/L）	工作周末的班末
铅及其化合物	血铅	2.0mmol/L（400mg/L）	接触 3 周后任意时间
镉及其化合物	尿镉	5mol/mol 肌酐（5g/g 肌酐）	不作严格规定
	血镉	45nmol/L（5g/L）	不作严格规定
一氧化碳	血中碳氧血红蛋白	5%Hb	工作班末

续表

化学物	生物监测指标	职业接触生物限值	采样时间
有机磷酸酯类农药	全血胆碱酯酶活力校正值	原基础值或参考值的 70%	接触起始后 3 个月内任意时间
	全血胆碱酯酶活力校正值	原基础值或参考值的 50%	持续接触 3 个月后任意时间
二硫化碳	尿 2- 硫代噻唑烷 -4- 羧酸	1.5mmol/L 肌酐（2.2mg/g 肌酐）	工作班末或接触末
氟及其无机化合物	尿氟	42mmol/mol 肌酐（7mg/g 肌酐）	工作班后
		24mmol/mol 肌酐（4mg/g 肌酐）	工作班前
苯乙烯	尿中苯乙醇酸加苯乙醛酸	295mmol/mol 肌酐（400mg/g 肌酐）	工作班末
		120mmol/mol 肌酐（160mg/g 肌酐）	下一个工作班前
三硝基甲苯	血中 4- 氨基 -2, 6 二硝基甲苯 - 血红蛋白加合物	200ng/gHb	持续接触 4 个月后任意时间
正己烷	尿 2, 5- 己二酮	35.0mol/L（4.0g/L）	工作班后
汞	尿总汞	20mol/mol 肌酐（35g/g 肌酐）	接触 6 个月后工作班前
可溶性铬盐	尿铬	65mol/mol 肌酐（30g/g 肌酐）	接触一个月后工作周末的班末
酚	尿总酚	150mmol/mol 肌酐（125mg/g 肌酐）	工作周末的班末
五氯酚	尿总五氯酚	0.64mmol/mol 肌酐（1.5mg/g 肌酐）	工作周末的班末

第三节 职业生理与职业工效学监测

随着我国职业病防治工作的不断深入，职业健康监测的范围也在不断延伸。职业健康监测还包括职业生理学因素以及可能影响健康的人体工效学因素的监测等。

一、职业生理学监测

职业生理学或称劳动生理学，是研究一定劳动条件下人的器官和系统的功能及变化。劳动条件包括劳动任务、劳动场所、劳动对象、工作设备及工作环境等。劳动条件对劳动者的器官和系统产生一定的作用（或效应），这种作用反过来又影响人的操作，二者之间的相互关系是职业生理学研究和应用的核心问题。

（一）体力劳动

1. **能耗量** 体力劳动顾名思义是指以体力活动（如肌肉、骨骼活动）为主的劳动，多伴有能量的消耗。作业时的能耗量是全身各大器官系统活动能量消耗量的总和，劳动强度越大，能耗量就越多。大量的研究证明，机体的能量代谢也遵循能量守恒定律。在整个能量转化过程中，人体所从事的各种活动强度与机体所消耗的能量是一致的。因此，测定一定时间内机体所消耗的能量，可以了解机体各种活动时的强度（表 5-4）。

2. **耗氧量** 糖、脂肪和蛋白质三大营养物质是人体活动能量的主要来源，而三大营养物质在体内氧化时需要充足的氧气。实验证明，机体的能量消耗与耗氧量成正比关系，即能量消耗越大，机体的耗氧量也越大。因此，可以通过测定一定时间内机体的耗氧量，间接了解体力活动的强度（表 5-4）。

3. **心率** 能量代谢率是评价体力劳动强度非常理想的指标，大量的研究证实，心率与能量代谢率存在良好的线性关系。心率在作业开始前 1min 稍增加，作业开始 30～40s 内迅速增加，经 4～5min 达到劳动强度相应的稳定水平；当作业停止后，心率可在几秒至 15s 后迅速减少，然后再缓慢降至原水平。因此，可以通过测定作业 5min 后机体心率间接反映此时体力活动的强度（表 5-4）。

表5-4　用于评价体力劳动强度的指标和分级标准

劳动强度等级	很轻	轻	中等	重	很重	极重	分级标准
耗氧量（L/min）	<0.5	0.5～	1.0～	1.5～	2.0～	2.5～	A
		<0.5	0.5～	1.0～	1.5～	2.0～	B
	<0.70	0.70～	0.96～	1.19～	1.36～	1.45～	C
能耗量（kJ/mim）	<10.46	10.46～	20.92～	31.38～	41.84～	52.30～	A
心率（次/min）		75～	100～	125～	150～	175～	A
		<90	90～	110～	130～	150～	B
		<92	92～	130～	150～	165～	C
直肠温度（℃）			37.5～	38.0～	38.5～	39.0～	A
排汗率（ml/h）			200～	400～	600～	800～	A

注：[1]A 标准来源于国际劳工局，1985；B 标准见 PO. Astrand 等 1986 年所著《劳动生理学》教科书；C 标准系于永忠等 1979 年数据；

　　[2]轻、中、重、很重、极重劳动的氧消耗分别相当于氧上限的 <25%，25%～50%，50%～75%，>75% 和接近氧上限或 <25%，25%～37.5%，37.5%～50%，50%～62.5% 及 >62.5% 来划分的；

　　[3]消耗 1L 氧约等于产生 20.92kJ（5kcal）能量；

　　[4]排汗率系 8 小时工作日的平均数。

4. 直肠温度　体力活动及之后的一段时间内，体温均会出现上升，以利于全身各器官系统活动的进行，但不会超过安静时体温 1℃。直肠温度主要反映能量代谢和器官活动情况，因此，可以通过测量直肠温度来间接反映体力活动的强度（表 5-4）。

5. 排汗率　排汗具有调节体温与排泄的双重功能。体力劳动时，机体体温上升，体温的升高会刺激机体通过排汗来调节体温。国际劳工组织早在 1983 年就推荐排汗率来评价体力劳动强度（表 5-4）。

6. 劳动强度指数　正确评价体力劳动强度既要考虑工作日的总能量消耗大小，同时也要考虑持续时间。为此，经过大量的调查研究，提出了适合我国实际状况的体力劳动强度分级标准。该标准是基于劳动强度指数来进行分级的。劳动强度指数包括平均劳动时间率和平均能量代谢率两部分内容。劳动强度指数计算公式如下：

$$I = 3T + 7M$$

式中，I 为劳动强度指数；T 为劳动时间率，等于工作日净劳动时间（min）与工作日总工时（min）的百分比（%）；M 为 8 小时工作日能量代谢率，单位为 $kJ/(min\cdot m^2)$；3 为劳动时间率的计算系数，7 为能量代谢率的计算系数。需要注意的是净劳动时间为一个工作日除去休息及工作中间暂停的全部时间。

根据劳动强度指数，体力劳动强度可分为Ⅰ、Ⅱ、Ⅲ、Ⅳ四个级别（表 5-5）。

表 5-5　体力劳动强度分级

体力劳动强度级别	劳动强度指数（I）
Ⅰ	I≤15
Ⅱ	15<I≤20
Ⅲ	20<I≤25
Ⅳ	I>25

（二）脑力劳动

脑力劳动没有明确的定义，一般认为以脑力活动为主的作业即为脑力劳动，它是相对体力劳动而言的。大多数脑力劳动看似重复，但又互不相同，都以抽象或半抽象为主，并富有创造性，几乎没有明显的规律可循，因而脑力劳动负荷的评价不像体力劳动那么明晰。

（三）劳动负荷

劳动是人类为了一定目的而从事的一切活动。越来越多研究表明，适度的负荷是完成工作任务和保护人体健康所必需的。劳动负荷过高会降低作业质量和水平、引发机体疲劳甚至损害；过低又会降低作业者的警觉性，感觉单调、无兴趣，甚至影响作业。劳动负荷评价的目的并不是消除负荷，而是把它维持在一个适宜的水平，也称可接受水平或者负荷的安全限值，一般包括负荷和应激两方面的指标。负荷强调外界的因素和情形，指劳动系统对人总的需求和压力。应激乃负荷对机体的影响，强调在负荷作用下机体内部的生物过程和反应。负荷与应激在职业心理上又称作紧张与紧张反应。目前，对于劳动负荷的评价主要有客观法、主观法以及观察法。

1. 客观法

（1）体力劳动：能量代谢率（energy metabolic rate）是传统劳动负荷评价指标。测定方法有两种，直接测热法和间接测热法。直接测热法是在小室内将人体散发的热收集起来，加以测量。由于直接测热法所需设备及手续较复杂，因而很少使用。间接测热法是通过测定劳动者在一定时间内的耗氧量来计算其能量代谢。如在劳动过程中现场测定工人的肺通气量，再转换为耗氧量。能量代谢除劳动外还受多种其他因素的影响，如身材大小等，因此多用能量代谢率（每小时每平方米体表面积的产热量）表示。能量代谢率适合评价全身性的动态作业。以静力作业和反复性作业为主的劳动鉴于其耗能量不高，不宜采用这一测定指标，如流水线作业。

心率也是一项传统的指标，反映动态体力劳动时机体的应激程度，可用于评价小肌群参与的劳动，甚至脑力劳动。长程心电记录仪可以长时间测定和记录受试者的心电，并将心电直接记录在存储卡上，不影响工人劳动，便于现场使用。

肌细胞去极化至阈电位水平时会随膜通道性变化而产生动作电位，该动作电位可以利用肌电仪将电极置于肌肉内（内置电极）或皮肤表面（表面电极）而测定。通过此方法测得的肌电（电压）称为肌电活性。当肌肉疲劳时，肌电会发生明显的变化。因此，测定肌电活性可以直接反映疲劳的程度，适用于静态作业以及动态作业的劳动负荷测定。

皮肤温度适合于评价人体对气温的感受，中心体温则能稳定反映机体环境受热和自身产热的总和，常用做高温作业时机体热应激的指标。无氧代谢会产生乳酸，某些肌细胞在机体尚未达到氧上限时也以无氧代谢合成 ATP，当超过再利用和清除速率时，血液中的乳酸含量逐渐升高，因此血乳酸含量是体力劳动负荷评价的一项经典指标。其他指标还包括肌酸肌酐、肌红蛋白、激素和白细胞等，如肌酸激酶是反映静力作业致骨骼肌损伤的一个特异指标。

（2）脑力劳动：目前对脑力劳动负荷的评价和认识远不及体力劳动。主任务测定（primary-task measures）是直接测定作业人员操作的状况来评价某项任务的脑力劳动负荷。主任务测定可把过负荷和非过负荷状态区别开，当任务的难度增加或负荷过高时，操作会受到影响；而当负荷不高，操作没有受到影响时，主任务测定的作用受到限制。次任务测定（secondary-task measures）即在主任务之外，要求作业者还执行一项次任务，通过比较执行双项任务和执行单项任务时操作受影响的程度来评价脑力劳动的负荷。与主任务测定相比，次任务测定反映脑力劳动负荷更敏感，但应选择与主任务占用同一信息处理源的次任务，否则也难以敏感反映脑力劳动负荷。除此之外，瞳孔直径测量、心率变异性、脑诱发电位、信息通量等指标也在研究应用之中。

2. 主观法

（1）体力劳动：Borg 量表是用来评价劳动负荷或费力主观感的量表，是心理学的一个经典方法，基于实验室研究制订，受试者在功率车上完成一定功率的动态活动，然后把对劳动负荷的主观感觉从无到极重分组并赋予分值，这些分值与心率呈线性比例关系，约为 1:10。Borg 量表还可用于疲劳、疼痛、精神紧张等的实验室评价研究。在生产现场，由于工人缺乏不同级别负荷的即时感受作为参照来比较评分，Borg 量表用于劳动负荷的现场调查受到限制。

（2）脑力劳动：要求作业人员将脑力上的负荷和应激划分成若干等级，也是靠作业人员的判断来评价工作负荷。目前常用的有 Cooper- Harper 量表、SWAT（subjective work load assessment technique）和 NASA 任务负荷指数。

3. **观察法**　观察法是介于客观法和主观法之间的另一种方法，方法很多且应用范围广，无需昂贵的仪器，也可以获得准确、量化的结果。观察法不仅可用于体力劳动或脑力劳动，也可用于整个劳动系统或个别具体项目的评价。例如：AET 工作分析工效学调查法（arbeitswissenschaftliche erhebungsverfahren zur tätigkeitsanalyse，AET）有 216 项观察项目，内容涉及整个劳动系统的各个方面。工作姿势分析系统（ovako working posture assessment system，OWAS）则专门用于观察分析劳动姿势负荷。多瞬间点调查法（mult-moment survey）在于通过多个瞬间的随机现察来了解某个事件发生的频率。

（四）作业能力

作业能力（work capacity）即劳动者在从事某项劳动的过程中，完成该项工作的能力。作业能力是一个动态变化的过程，如何提高作业能力或尽可能地在较长时间内维持较高的作业能力，又不至于损害劳动者的健康，是职业健康监测的重点。

1. **体力劳动时作业能力的监测**　体力劳动作业能力的动态变化不仅可通过测定单位作业时间内产品的质和量来直接评价，还可通过测定劳动者的某些生理指标（握力、耐力、视觉运动反应时、心率、血乳酸等）来衡量。尽管存在个体差异、环境条件、心理因素、劳动强度、操作紧张程度等的影响，作业能力的变动仍具有共性。一般工作开始时，工作效率较低。其后，劳动者的动作逐渐适应工作并加快，准确率提高，工作效率不断上升，约持续 1～2h，称工作入门期。在此期间，产量逐渐增加、操作活动所需时间逐渐缩短和废次品减少。当作业能力达到最高水平时，即进入稳定期，维持 1h 左右，此期各项指标变动不大。随后，即转入疲劳期，出现劳累感，操作活动的速度和准确性下降，产量减少和废次品增多。午餐后，又重复午前的三个阶段。但第一、二阶段较短，第三阶段则出现得较早。有时在工作日快结束时，可见到工作效率一度增高，这与情绪激发有关，称终末激发（terminal motivation），但不能持久。

2. **脑力劳动作业能力的监测**　脑力劳动的作业能力存在着极大的个体差异，由于个人记忆、思考问题的方法和习惯不同，再加上缺乏直接衡量脑力劳动质量的尺度，故对其作业能力的变化难以确切地描述。某些生理指标，如视觉运动反应时，用对视觉信号分辨能力的变化来表示脑力劳动作业能力高低，但这些指标仅能反映人体的某些生理性改变，而不能真正代表其脑力劳动作业能力的变化情况。事实上有的发明创造往往是在长期持续紧张思考之下取得的，且脑力劳动的作业能力容易受环境因素的干扰和个人情绪的影响，因而很难找出其规律性。

二、职业工效学监测

（一）时间动作分析

对某项工作中实际或必须的动作及其所费时间的微观检查叫做时间动作分析（time and motion analysis）。时间动作分析是以设计最佳工作方法为目的，对作业动作和时间进行的测定和研究。

时间研究是指以时间为单位，把作业工人所进行的工作细分成若干单元，分别加以观测，记录其时间值，进行分析研究，建立标准工作时间的活动。时间研究常利用秒表或电子定时器，在一段时间内对作业的执行情况作直接的连续观测，最后确定该项作业的标准时间。

动作研究通常是在现场直接观察并记录作业过程，然后再进行分析。动作研究的常用技术包括过程图和流程图、活动图和人机图、作业图、微动作研究、灯光摄影记录和计时灯光示迹摄影记录等。通过以上技术，可从宏观和微观上分析作业过程，设计更好的作业活动和最佳的工作方法。

（二）生物力学监测

生物力学（biomechanics）是将力学与生物学的原理和方法有机地结合起来，研究生命过程中不断发生的力学现象及其规律的科学,简单地说就是研究生物与力学的有关问题。生物力学其研究内容十分广泛,其中研究人在生产劳动中肌肉骨骼力学的内容称为职业生物力学(occupational biomechanics),它关注工作过程中人和机器设备(包括工具)间力学的关系,目的在于提高工作效率并减少肌肉骨骼损伤的发生。目前,关于生物力学的监测主要涉及肌肉骨骼生物力学、姿势、合理用力等方面。

1. 肌肉骨骼生物力学监测 肌肉骨骼力学监测主要包括两个主要内容:骨骼肌的生物力学监测和骨关节的生物力学监测。

2. 姿势 人在劳动时需要保持一起的姿势(posture)。最常见的姿势是站姿和坐姿两种,其他还有跪姿、卧姿等。不管采取何种姿势,人体都要承受由于保持某种姿势所产生的负荷,称作姿势负荷(posture load)。姿势负荷来自于相应的体段所产生的力矩,大小取决于该体段的质量及质心与相应支点的垂直距离。例如,站姿或坐姿时颈椎需要承受头部产生的负荷,腰椎需要承受腰以上躯体各个部分产生的负荷。体力劳动强度越小,即外部负荷越小,为了克服姿势负荷所消耗的能量在总能量中所占比例越大。长时间保持任何一种姿势,都会使某些特定肌肉处于持续静态收缩状态,容易引起疲劳。在可能的情况下,应该让操作者在劳动过程中适当变换姿势。

3. 合理用力 为了完成生产或其他工作任务,劳动者在劳动过程中常常需要克服外界的重力、阻力等。此外,从事任何工作都需要保持一定的姿势或体位,要克服人体各部位所产生的重力。根据生物力学基本原理,合理运用体力,可以减少能量消耗,减轻疲劳程度,降低慢性肌肉骨髓损伤的发病率,提高工作效率。在物体重量固定的情况下,人体承受的负荷与物体重心到支点的垂直距离成反比。生产劳动中尽可能使物体的重心靠近人体,可以使力矩变小,减轻劳动负荷,减少用力。除了物体重心以外,人体本身及各个部分(即体段)也有各自的质量和重心。采取站姿或坐姿工作时,既要注意避免人体整体重心的偏移,又要使人体各部分的重心尽量靠近脊柱及其延长线,以便减少姿势负荷。

此外,生产中用力要对称,这样可以保持身体的平衡与稳定,减少肌肉静态收缩,减轻姿势负荷,降低能量消耗。比如,将一定重量的书包由单肩背改为双肩背,氧的消耗减少将近50%。搬运同样的重量,平均分配在两手携带比用一只手拿着要轻松得多。

总之,从事不同的工作,要根据工作特点和工效学基本原理,采取合理用力方式。有些工作中可以利用人体整体或某一部分的重力,以节省体力。例如,当工人需要向下方用力安装某种零件时,可以将工作台适当降低,利用身体重力向下按压,提高工作效率。使用工具打击物体时,可以运用关节在尽可能大的距离上运动,利用冲击力,提高工作效率。

(三)人体测量

人体测量学(anthropometry)是一门用测量方法研究人体格特征的科学,通过对人体的整体测量和局部测量,探讨人体的类型、特征、变异和发展规律。人体测量获得的各种人体尺寸信息可用于研究设计和调整工具,从而最大程度地保护工人身体健康,提高生产效率,发挥机器的性能。同时,人体测量学在日常生活、人类进化、生长发育、体育、教育等许多领域亦有应用。

1. 人体测量内容 人体测量的内容即人体的各种参数,主要包括人体静态尺寸、动态尺寸、力量、比例、角度、重心、功能范围以及描述人体三维形态的特征点坐标数据等。在多种人体参数中,人体尺寸是人机系统设计的基本资料。

在工效学实际应用中,人体测量的类型通常分为静态测量和动态测量两种。

(1)静态测量:又叫静态人体尺寸测量(static measurement of dimensions),测量体位通常取站立或坐姿。这种方法测量的是人体各部分的固定尺寸,如我国1988年颁布的部分成人测量数据,包括身高、眼高、上臂长、前臂长等。

人体测量需要测定人体各个部分的参数,静态测量最基本的尺寸有119项。拥有特殊需要,则需适当增加测量参数,比如为了设计航空供氧面罩,仅在口鼻周围就设20多个测点。

（2）动态测量：是被测者在规定的运动状态下进行的测量，又称动态人体尺寸测量（dynamic measurement of dimensions）。这种方法测量的是人体或某一部分空间运动尺寸，即活动范围，又称功能人体尺寸测量（functional measurement of dimensions）。

许多生产劳动是在运动过程中完成的，各种操作的准确性、可靠程度、做功效率以及对人体的影响等均与人体或某些体段的动态尺寸有密切关系。动态测量数据在生产场所的设计、布局以及机器设备的制造等方面都有重要应用价值，如机器安放的密度、操作台的高低、机动车或飞机驾驶使用的各种操纵杆和控制键的安放位置等，设计尺寸都要符合使用者的动态尺寸。

在进行动态测量时，除了活动范围以外，还要测量适宜的范围。在可能的情况下，各种操作均应安排在适宜范围内，这样可以省时、省力，同时还可以减少肌肉紧张和能量消耗。尽管脚可以以跟骨为轴在 60° 范围内活动，但适宜范围往往在 20°～45° 的范围，脚动控制器安放在这一范围比较合适。手动控制器或流水线生产中工件输送的位置均应设计在手部动态测量的适宜范围之内。

2. 人体测量方法

（1）人体形态参数的测量：人体形态参数的测量方法主要有两类，即直接测量法和间接测量法，也可按测量工具与受测对象的关系划分为接触测量法和非接触测量法。

（2）人体力学参数的测量：人体力学参数测量方法有多种，比如人体重心（包括各个体段重心）的测量使用的主要方法有：尸体解剖法、重心板法、水浸法、数学物理模型法、γ 射线测量法、CT 法和三维立体摄影方法等。每一种方法各有其长处和不足，需根据具体情况选用。如飞行员人体测量中，常用的方法有形态参数的直接测量法以及力学参数的重心板测量法等。

3. 测量仪器　人体测量目前常用的仪器有 20 多种，主要有人体测高仪、卷尺、直角规、弯角规、活动直角规、附着式量角器、三脚平行规、测骨盘、可调式坐高椅、体重计、测齿规、摩立逊定颅器、测腭器、立方定颅器、水平定位针、马丁描骨器、托颅盘、平行定点仪、持骨器、简易描绘器等。进行人体测量时，对于所选用的人体测量仪器必须进行技准。

4. 人体测量指标的影响因素　人体尺寸受年龄、性别、种族、地区、职业等多种因素的影响，使用人体测量数据进行设计的时候，需要考虑各种影响因素。

第四节　职业健康危险因素监测的实施

一、监测方案的设计

根据评价的对象、评价的时机和评价的目的不同，职业健康危害评价可分为职业健康危害预评价、职业健康危害控制效果评价和职业健康危害现状评价三类。

（一）职业健康危害预评价

职业健康危害预评价（pre-assessment of occupational hazard）旨在可能产生职业病危害的建设项目，在其可行性论证阶段，对建设项目可能产生的职业病危害因素及其有害性与接触水平、职业病防护设施及应急救援设施等进行的预测性卫生学分析与评价。其主要目的是明确建设项目在职业病防治方面的可行性，并为建设项目的职业健康危害分类管理以及职业健康防护设施的初步设计提供科学依据。

职业健康危害预评价方案是具体指导建设项目职业健康危害预评价的技术文件，应在充分研读有关资料、进行初步工程分析和现场调查后编制。评价方案基本内容如下：

1. 概述　简述评价任务由来、评价目的、项目性质、规模、地点等。

2. 编制依据　列出适用于评价的法律法规、标准和技术规范等。

3. 评价方法、范围及内容　主要包括评价程序（以框图表示）、初步的工程分析、职业健康危害识别分析、筛选评价因子、确定评价单元等。

4. **组织计划** 质量控制措施、工作进度、人员分工、经费预算等。

（二）职业健康危害控制效果评价

建设项目在竣工验收前，对工作场所职业健康危害因素、职业健康危害程度、职业健康防护措施及效果、健康影响等做出综合评价即职业健康危害控制效果评价（assessment the effect of control occupational hazard）。职业健康危害控制效果评价的目的是明确建设项目的职业健康危害程度以及职业健康防护设施的效果等，并为政府监管部门对建设项目职业健康防护设施竣工验收以及建设单位职业健康防治的日常管理提供科学依据。

职业健康危害控制效果评价方案是具体指导职业健康危害控制效果评价的技术文件，应在充分研读有关资料和初步现场调查后编制，主要概述建设项目的职业健康危害特征，明确评价重点、范围、内容、方法及质量控制措施。评价方案基本内容如下：

1. **概述** 简述评价任务由来、评价目的等。

2. **编制依据** 列出适用于评价的法律法规、标准和技术规范、职业病危害预评价报告书、卫生行政部门对项目在可行性研究阶段及设计阶段的审查意见等。

3. **评价方法、范围及内容** 根据建设项目的特点，选定适用的评价方法，确定评价范围、评价单元和评价内容。

4. **建设项目概况及试运行情况** 简述建设项目性质、规模、地点等基本情况，以及建设情况和试运行情况等。

5. **职业卫生调查内容** 在分析预评价报告和建设项目有关资料的基础上，确定职业健康危害因素的分布、职业健康防护设施、个人使用的职业健康防护用品、职业卫生管理措施及职业健康危害关键控制点等调查内容。

6. **检测方案** 确定职业健康危害因素检测项目、方法、检测点、检测对象和样品数等。

7. **组织计划** 主要包括评价程序、质量控制措施、工作进度、人员分工、经费预算等。

（三）职业健康危害现状评价

职业健康危害现状评价（status quo assessment of occupational hazard）旨在对用人单位工作场所职业健康危害因素及其接触水平、职业健康防护设施及其他职业健康防护措施与效果、职业健康危害因素对劳动者的健康影响情况等进行的综合评价。其主要目的是明确用人单位生产经营活动过程中的职业健康危害程度以及职业健康防护设施和职业卫生管理措施的效果等，并为政府监管部门职业卫生行政许可以及用人单位职业健康防治的日常管理提供科学依据。

职业健康危害现状评价方案是具体指导职业健康危害现状评价的技术文件，应在充分研读有关资料和初步现场调查后编制，具体包括以下主要内容：

1. **概述** 简述评价任务由来、评价目的等。

2. **编制依据** 列出适用于评价的法律法规、标准和技术规范等。

3. **评价方法、范围及内容** 根据用人单位职业健康危害的特点，选定适用的评价方法，确定评价范围和评价内容，划分评价单元。

4. **用人单位概况** 简述用人单位基本情况，以及正常生产运行情况。

5. **职业卫生调查内容** 在分析最近 1 次职业卫生评价报告和有关资料的基础上，初步确定职业健康危害因素的种类及其分布、职业健康防护设施与应急救援设施的设置、职业卫生管理、职业健康监护等调查内容。

6. **职业卫生检测方案** 确定职业健康危害因素检测的范围、项目、方法、检测地点、采样对象和样品数量等；确定所需检测的职业健康防护设施及其检测的项目、方法等；确定建筑卫生学检测的方法、仪器、条件、频次、检测地点等内容。

7. **组织计划** 主要包括质量控制措施、工作进度、人员分工、仪器及车辆准备、经费预算等。

二、实施步骤及流程

（一）监测方案的实施原则

1. 贯彻落实预防为主、防治结合的方针，对建设项目实行分类管理，综合治理。

2. 遵循科学、公正、客观、真实的原则，保证评价工作的独立性，排除非技术人为因素的影响。

3. 评价工作应在生产满负荷和正常生产情况下进行。

4. 遵循风险评估的原则，综合分析建设项目可能产生的职业病危害。

5. 评价工作应遵循国家质量管理的相关规定。

（二）监测方案实施的基本步骤和流程

1. **基本步骤** 职业健康危害预评价、职业健康危害控制效果评价和职业健康危害现状评价的基本步骤相类似，我国已建立了相应评价的技术导则，具体请参阅相关导则中的评价程序。根据上述导则，职业健康危害预评价、职业健康危害控制效果评价和职业健康危害现状评价的基本步骤大致可分为三个阶段：准备阶段、实施阶段、报告编制及评审阶段。

（1）准备阶段：主要工作为接受建设单位委托、收集和研读有关资料、进行初步调查分析、编制评价方案并进行技术审核、确定质量控制原则及要点等。

（2）实施阶段：依据评价方案开展评价工作。主要工作为工程分析、职业卫生现场调查、职业健康危害因素定性、定量评价及风险评估、职业健康防护设施与应急救援设施的设置及效果、个人使用的职业健康防护用品的情况及效果、职业卫生管理、职业健康监护等。

（3）报告编制及评审阶段：主要工作为汇总、分析实施阶段获取的各种资料、数据，通过分析、评价得出结论，提出对策和建议，完成评价报告书的编制，并对评价报告书进行专家评审。

2. **基本流程** 鉴于职业健康危害预评价、职业健康危害控制效果评价和职业健康危害现状评价的评价对象、评价时机和评价目的的不同，故三者间的基本流程略有差异，详见图 5-4、图 5-5、图 5-6。对于评价的详细流程请参阅相应评价的技术导则。

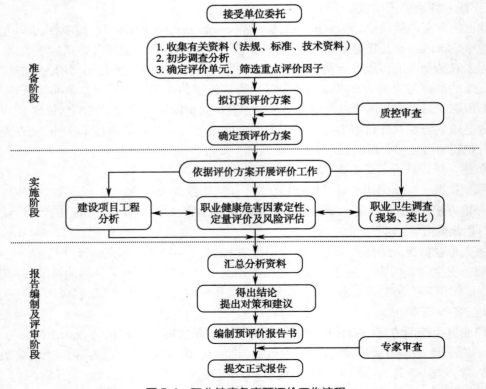

图 5-4 职业健康危害预评价工作流程

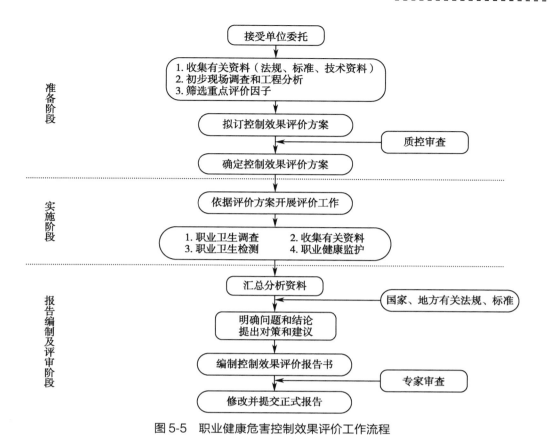

图 5-5　职业健康危害控制效果评价工作流程

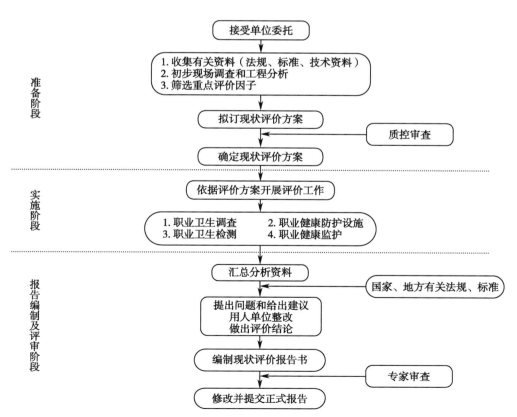

图 5-6　职业健康危害现状评价工作流程

三、数据的整理分析与保存

（一）数据整理

职业卫生相关基础数据是进行科学评价的基本依据和基础，数据的质量不容小视。鉴于职业卫生评价数据量大，类型多，通过各种渠道获取的基础数据，首先应对这些数据进行加工整理，使之系统化、条理化，以符合数据分析的需要。数据整理通常包括数据的预处理、分类或分组、汇总等几个方面的内容，它是数据分析之前的必要步骤。通过整理可以大大简化数据，使我们更容易理解和分析。

（二）数据分析

职业卫生数据分析的重要环节是计算职业健康危害因素的职业接触限值。化学有害因素的职业接触限值包括 PC-TWA、PC-STEL 和 MAC 三类。《GBZ 2.1—2007 工作场所有害因素职业接触限值　第 1 部分：化学有害因素》中已明确 PC-TWA、PC-STEL 和 MAC 的具体计算方法。值得注意的是，对于未制定 PC-STEL 的化学有害因素，在符合 PC-TWA 的情况下，还应计算任何一次短时（15min）接触浓度的超限倍数。所有数据分析完毕后，应该将汇总计算的结果以统计表或统计图的形式表现出来。

（三）数据储存

数据分析完毕后，应该对所有数据进行妥善存储，必要时以备复核和其他用途。数据主要包括三大类：原始数据（包括现场调查记录、工作日写实等相关原始记录、技术服务过程的影像资料、评价所需的技术资料、现场采样记录、现场检测记录、样品接收流传保存记录、实验室分析记录、原始谱图等）、整理后的分析数据、统计分析结果（含统计表和/或统计图、计算过程记录等相关记录）。评价项目完成后，应该对上述数据进行分类储存。鉴于职业卫生数据具备一定的法律效应，且存在一些敏感信息，因此，数据的保密原则也非常重要，最好有专人管理。

四、检测报告的编制及评价

评价报告书应全面、概括地反映评价的内容，文字表述应简洁、用语应规范、结论应明确，需以数字或图片表达的内容，应尽可能采用图表和照片，以利于阅读和审查。原始资料及数据计算过程等不必在报告书中列出，必要时可编入附件。

（一）职业健康危害预评价报告的编制及评价

职业健康危害预评价报告书主要由以下内容组成：

1. 建设项目概况　包括拟建项目名称、拟建地点、建设单位、项目组成及主要工程内容、岗位设置及人员数量等。对于改建、扩建建设项目和技术引进、技术改造项目，还应阐述建设单位的职业卫生管理基本情况以及工程利旧情况。

2. 职业健康危害因素及其防护措施评价　概括拟建项目可能产生的职业健康危害因素及其存在的作业岗位、接触人员、接触时间、接触频度，可能对人体健康产生的影响及导致的职业病等。针对可能存在的职业健康危害因素，给出拟设置的职业健康防护设施及其合理性与符合性结论；针对可能接触职业健康危害的作业岗位，给出拟配备的个体防护用品及其合理性与符合性结论；针对可能发生急性职业病危害的工作场所，给出拟设置的应急救援设施及其合理性与符合性结论；按照划分的评价单元，针对可能接触职业健康危害的作业岗位，给出主要职业健康危害因素的预期浓度（强度）范围和接触水平及其评价结论。

3. 综合性评价　给出拟建项目拟采取的总体布局、生产工艺及设备布局、建筑卫生学、辅助用室、职业卫生管理、职业卫生专项投资等符合性的结论，列出其中的不符合项。

4. 职业健康防护补充措施及建议　提出控制职业健康危害的具体补充措施；给出拟建项目建设施工和设备安装调试过程的职业卫生管理措施及建议。

5. **评价结论** 确定拟建项目的职业健康危害风险类别；给出拟建项目在采取了预评价报告所提防护措施后，各主要接触职业健康危害作业岗位的职业健康危害因素预期浓度（强度）范围和接触水平，明确其是否能满足国家和地方对职业健康防治方面法律、法规、标准的要求。

（二）职业健康控制效果评价报告的编制及评价

职业健康控制效果评价报告书主要由以下内容组成：

1. **建设项目概况** 包括建设项目名称、规模、建设地点、建设单位、主要工程内容、试运行情况、职业健康防护设施设计执行情况及建设施工和设备安装调试过程等，并划分评价单元。

2. **职业健康危害评价** 按照划分的评价单元，针对职业健康危害因素的来源、特点及分布，给出所设置的职业健康防护设施及其合理性与有效性评价结论；针对各接触职业健康危害因素的作业岗位，给出所配备的个体防护用品及其符合性与有效性评价结论；针对接触职业健康危害因素的作业岗位、接触人员、接触时间与接触频度等，给出各主要职业健康危害因素的接触水平及其符合性评价结论；针对可能发生急性职业病危害的工作场所，给出所设置的应急救援设施及其合理性与符合性评价结论。给出建设项目所采取的总体布局、生产工艺及设备布局、建筑卫生学、辅助用室、应急救援措施、职业卫生管理、职业健康监护等符合性评价的结论，并列出其中的不符合项。

3. **职业健康防护补充措施及建议** 针对建设项目试运行阶段存在的不足，提出控制职业健康危害的具体补充对策措施。职业健康防护设施方面应尽可能明确其设置地点、设施种类、技术要求等内容，职业卫生管理方面应说明各类制度的具体内容、执行要求等措施，以便建设单位进行整改，并描述建设单位整改情况。

4. **评价结论** 明确建设项目的职业健康危害风险类别；明确建设项目当前是否满足国家和地方对职业健康防治方面法律、法规、标准的要求；正常生产过程中，采取了控制效果评价报告所提对策措施和建议的情况下，能否符合国家和地方对职业健康防治方面法律、法规、标准的要求。

（三）职业健康现状评价报告的编制及评价

职业健康现状评价报告书主要由以下内容组成：

1. **总论** 主要包括项目背景、评价依据、评价目的、评价范围、评价内容、评价方法、评价程序、质量控制等。建议用文字结合框图的方式，表述评价工作过程及全过程质量控制措施。

2. **用人单位概况** 概述用人单位及作业场所的基本情况，包括用人单位基本情况介绍、工程性质、规模、地点、建设情况、"三同时"执行情况、职业健康危害控制效果评价建议落实情况等。

3. **总体布局和设备布局调查与评价**

4. **职业健康危害因素调查、检测与评价**

5. **职业健康危害防护设施调查与评价**

6. **个人使用的职业健康防护用品调查与评价**

7. **建筑卫生学及辅助用室调查与评价**

8. **职业卫生管理情况调查与评价**

9. **职业健康监护情况分析与评价**

10. **结论** 在全面总结评价工作的基础上，归纳建设项目的职业健康防护设施、职业健康危害因素及危害程度、个人使用的职业健康防护用品、建筑卫生学及辅助用室、职业卫生管理等的评价结果，指出存在的主要问题，对该建设项目职业健康危害控制效果现状做出综合评价。

11. **建议** 在对建设项目全面分析、评价的基础上，针对综合评价中存在的主要问题提出相应职业健康危害的对策措施；针对用人单位在生产过程中职业健康危害的薄弱环节，有针对性地提出切实可行的建议。

（曾奇兵 姚 华）

思考题

1. 如何拟订职业环境监测方案？
2. 如何选择生物监测的指标及内容？
3. 简述生物标志物的定义及分类。
4. 从职业工效学角度出发，如何设计劳动工具？
5. 如何编制职业健康危险因素评价报告？

第六章 | 职业健康检查

本章要点

1. **掌握** 职业健康检查概念，职业健康检查结果的处理。
2. **熟悉** 职业健康检查项目内容，职业健康检查流程及注意事项。
3. **了解** 职业健康检查机构设置，职业健康检查质量控制与管理。

第一节 职业健康检查的概念

一、职业健康检查的概念

职业健康检查是指通过医学手段和方法，针对劳动者所接触的职业病危害因素可能产生的健康影响和健康损害进行临床医学检查，了解受检者健康状况，早期发现职业病、职业禁忌证和可能的其他疾病和健康损害的医疗行为。职业健康检查包括常规医学检查项目和特殊医学检查项目。常规医学检查项目是指作为一般健康检查和大多数职业病危害因素的健康检查都需要进行的检查项目。

2018年最新修订的《中华人民共和国职业病防治法》规定：对从事接触职业病危害的作业的劳动者，用人单位应当按照国务院、卫生行政部门的规定组织上岗前、在岗期间和离岗时的职业健康检查，并将检查结果书面告知劳动者。职业健康检查包括上岗前、在岗期间、离岗时和发生职业病危害事故时的应急健康检查。上岗前职业健康检查的目的在于掌握劳动者的健康状况，发现职业禁忌；在岗期间的职业健康检查目的在于及时发现劳动者的健康损害；离岗时的职业健康检查是为了解劳动者离开工作岗位时的健康状况，以便分清健康损害的责任。

二、职业健康检查与一般健康体检的区别

职业健康检查是由用人单位、事业单位、个体经济组织等用人单位，组织从事接触职业病危害作业的劳动者进行的健康检查，目的在于筛查职业病、疑似职业病及职业禁忌；而一般健康体检是指通过医学手段和方法对受检者进行身体检查，了解受检者健康状况、早期发现疾病线索和健康隐患的诊疗行为。

三、职业健康检查的应用

（一）上岗前职业健康检查

1. **检查目的** 为了发现有无职业禁忌证，建立接触职业病危害因素人员的基础健康档案。上岗前健康检查均为强制性职业健康检查，应在开始从事有害作业前完成。
2. **检查对象** 拟从事接触职业病危害因素作业的新录用人员，包括转岗到该种作业岗位的

人员；拟从事有特殊健康要求作业的人员，如高处作业、电工作业、职业机动车驾驶作业等。

3. 检查意义　根据劳动者健康状况确定是否可以从事该项作业，合理安排工种（岗位），减少和消除职业病危害因素对易感人群的健康损害；避免招收已患职业病的人员入厂，减少劳资纠纷，维护用人单位和劳动者的合法权益。

（二）在岗期间职业健康检查

1. 检查目的　主要是早期发现职业病病人或疑似职业病病人或劳动者的其他健康异常改变；及时发现有职业禁忌证的劳动者；通过动态观察劳动者群体健康变化，评价工作场所职业病危害因素的控制效果。定期健康检查的周期根据不同职业病危害因素的性质、工作场所有害因素的浓度或强度、目标疾病的潜伏期和防护措施等因素决定。

2. 检查对象　长期从事规定的需要开展健康监护的职业病危害因素作业的劳动者，应进行在岗期间定期健康检查。

3. 检查意义　发现职业禁忌证，及时调换工种（岗位）；早期发现健康损害，及时治疗；早期发现、早期诊断、早期治疗职业病。

（三）离岗时职业健康检查

1. 检查目的　确定其在停止接触职业病危害因素时的健康状况。

2. 检查对象　劳动者在准备调离或脱离所从事的职业病危害的作业或岗位前，应进行离岗时健康检查。如最后一次在岗期间的健康检查是在离岗前的 90 日内，可视为离岗时检查。

3. 检查意义　可以分清健康损害的责任。对离岗时未进行职业健康检查的劳动者，用人单位不得解除或终止与其订立的劳动合同。

（四）应急健康检查

应急健康检查主要在以下情形进行：

1. 当发生急性职业病危害事故时，根据事故处理要求，对遭受或者可能遭受急性职业病危害的劳动者，应及时组织健康检查。依据检查结果和现场劳动卫生学调查，确定危害因素，为急救和治疗提供依据，控制职业病危害的继续蔓延和发展。应急健康检查应在事故发生后立即开始。

2. 从事可能产生职业性传染病作业的劳动者，在疫情流行期或近期密切接触传染源者，应及时开展应急健康检查，随时监测疫情动态。

四、职业健康检查的意义

职业健康检查是职业健康管理的重要部分，既能预防、控制和消除职业病危害，防治职业病，又能保护劳动者健康及其相关权益，促进经济社会发展。

1. **上岗前职业健康检查**　上岗前检查可掌握作业者就业前的健康状况及有关健康基础资料，发现职业禁忌证，所谓职业禁忌证是指：劳动者从事特定职业或者接触特定职业病危害因素时，比一般职业人群更易于遭受职业病危害和罹患职业病或者可能导致原有自身疾病病情加重，或者在作业过程中诱发可能导致对他人生命健康构成危险的疾病的个人特殊生理或病理状态。这样一方面保护了劳动者的健康，另一方面给用人单位和社会减少了职业病带来的经济负担。

2. **在岗期间职业健康检查**　《职业健康监护管理办法》第 4 条规定：用人单位应当组织从事接触职业病危害作业的劳动者进行职业健康检查。部分用人单位法律意识淡薄，不按规定安排有毒有害作业人员进行职业健康检查或只要求做常规的普通健康检查，还有的只安排正式职工进行体检，却将合同工、临时工排除在体检范围之外；再有部分用人单位未在取得职业体检资质认证的医疗机构进行职业健康检查，而是随意在某些医疗机构进行普通的体检，其检查资料无法律依据。这一点违反了《职业健康监护管理办法》第 5 条的规定即职业健康检查由省级卫生行政部门批准从事职业健康检查的医疗卫生机构承担。这样由于用人单位的法律意识淡薄，使部分职工失去了职业健康检查的机会,同时,用人单位可能在以后职业病的溯源上承担更多的责任。

3. 离岗时职业健康检查 《职业健康监护管理办法》第2条规定:职业健康检查包括上岗前、在岗期间、离岗时和应急的健康检查。部分用人单位忽略了离岗时的职业健康检查,致使职业健康监护档案资料不完整。

总之,上岗前体检,是为了排除不适应从事该项工种作业的部分劳动者;而在岗期间的体检,是为了通过体检发现那些由于从事该项工种而引起职业危害损伤的部分劳动者,使其能够及时地得到早期发现、早期干预、早期治疗;离岗时的体检,是对劳动者的一个交代,是劳动者在用人单位劳动期间,是否发生职业危害损伤的依据。其中的法律关系是十分清晰的,不至于将来留有矛盾和纠葛。

第二节 职业健康检查机构设置

一、承担职业健康检查的医疗卫生机构具备的条件

1. 持有《医疗机构执业许可证》,涉及放射检查项目的还应当持有《放射诊疗许可证》。

2. 具有相应的职业健康检查场所、候检场所和检验室,建筑总面积不少于 $400m^2$,每个独立的检查室使用面积不少于 $6m^2$。

3. 具有与备案开展的职业健康检查类别和项目相适应的执业医师、护士等医疗卫生技术人员。

4. 至少具有1名取得职业病诊断资格的执业医师。

5. 具有与备案开展的职业健康检查类别和项目相适应的仪器、设备,具有相应职业卫生生物监测能力;开展外出职业健康检查,应当具有相应的职业健康检查仪器、设备、专用车辆等条件。

6. 建立职业健康检查质量管理制度。

7. 具有与职业健康检查信息报告相应的条件。

医疗卫生机构进行职业健康检查备案时,应当提交证明其符合以上条件的有关资料。

二、职业健康检查的主要工作要求

1. 医疗卫生机构开展职业健康检查,应当在开展之日起15个工作日内向省级卫生健康主管部门备案。备案的具体办法由省级卫生健康主管部门依据本办法制定,并向社会公布。

2. 职业健康检查的项目、周期按照《职业健康监护技术规范》(GBZ 188)执行,放射工作人员职业健康检查按照《放射工作人员职业健康监护技术规范》(GBZ 235)等规定执行。

3. 职业健康检查机构可以在执业登记机关管辖区域内或者省级卫生健康主管部门指定区域内开展外出职业健康检查。外出职业健康检查进行医学影像学检查和实验室检测,必须保证检查质量并满足放射防护和生物安全的管理要求。

4. 职业健康检查机构应当在职业健康检查结束之日起30个工作日内将职业健康检查结果,包括劳动者个人职业健康检查报告和用人单位职业健康检查总结报告,书面告知用人单位,用人单位应当将劳动者个人职业健康检查结果及职业健康检查机构的建议等情况书面告知劳动者。

5. 职业健康检查机构发现疑似职业病病人时,应当告知劳动者本人并及时通知用人单位,同时向所在地卫生健康主管部门报告。发现职业禁忌的,应当及时告知用人单位和劳动者。

6. 职业健康检查机构要依托现有的信息平台,加强职业健康检查的统计报告工作,逐步实现信息的互联互通和共享。

7. 职业健康检查机构应当建立职业健康检查档案。职业健康检查档案保存时间应当自劳动者最后一次职业健康检查结束之日起不少于15年。

三、职业健康检查机构主检医师的条件和职责

职业健康检查机构应当指定主检医师。主检医师应当具备以下条件：

1. 具有执业医师证书；
2. 具有中级以上专业技术职务任职资格；
3. 具有职业病诊断资格；
4. 从事职业健康检查相关工作三年以上，熟悉职业卫生和职业病诊断相关标准。

主检医师负责确定职业健康检查项目和周期，对职业健康检查过程进行质量控制，审核职业健康检查报告。

第三节　职业健康检查分类及项目

根据劳动者所接触的职业危险因素有着相应的检查项目，在劳动者上岗前、在岗期间、离岗时都应做健康检查。检查内容主要包括：症状询问、体格检查、实验室和其他检查。并且，按照劳动者接触的职业病危害因素，职业健康检查分为以下六类：接触粉尘类；接触化学因素类；接触物理因素类；接触生物因素类；接触放射因素类；其他类（特殊作业等）。

一、接触粉尘类

1. **游离性二氧化硅粉尘**　即结晶性二氧化硅粉尘，又称矽尘（游离二氧化硅含量≥10% 的无机性粉尘）。游离性二氧化硅粉尘的职业健康检查见表 6-1。

表 6-1　游离性二氧化硅粉尘的职业健康检查

职业危害因素	上岗前	在岗期间	离岗时	项目名称
游离二氧化硅粉尘	（1）症状询问； （2）体格检查； （3）实验室和其他检查：血常规、尿常规、血清 ALT、心电图、后前位 X 线高千伏胸片或数字化摄影胸片（DR 胸片）检查或数字化摄影胸片（DR 胸片）检查、肺功能	（1）症状询问； （2）体格检查； （3）实验室和其他检查：后前位 X 线高千伏胸片或数字化摄影胸片（DR 胸片）检查、心电图、肺功能	（1）症状询问； （2）体格检查； （3）实验室和其他检查：后前位 X 线高千伏胸片或数字化摄影胸片（DR 胸片）检查	血常规 尿常规 心电图 血清 ALT 后前位 X 线高千伏胸片或数字化摄影胸片（DR 胸片）检查 肺功能

2. **有机粉尘**　如动物性粉尘（动物蛋白、皮毛、排泄物）、植物性粉尘（燕麦、谷物、木材、纸浆、咖啡、烟草粉尘等）、生物因素如霉菌属类、霉菌孢子、嗜热放线杆菌、枯草杆菌等形成的气溶胶。有机粉尘的职业健康检查见表 6-2。

表 6-2　有机粉尘的职业健康检查

职业危害因素	上岗前	在岗期间	离岗时	项目名称
有机粉尘	（1）症状询问； （2）体格检查； （3）实验室和其他检查：血常规、尿常规、血清 ALT、心电图、血嗜酸细胞计数、胸部 X 线摄片、肺功能	（1）症状询问； （2）体格检查； （3）实验室和其他检查：心电图、胸部 X 线摄片、肺功能	同上岗前	血常规 尿常规 心电图 血清 ALT 血嗜酸细胞计数 胸部 X 线摄片

二、接触化学因素类

（一）金属及其类金属

1. 铅 铅产业常见于铅矿的开采、含铅金属的冶炼、蓄电池的制造等。人体内的铅主要来自食物，空气中的铅烟、铅尘通过呼吸道及消化道进入人体。铅及铅的化合物一般不能通过完整的皮肤进入人体内，但有机铅可被皮肤吸收。长期接触铅及其相关化合物会引起消化系统障碍，如便秘、腹痛；神经系统障碍，如感觉功能障碍以及泌尿系统障碍疾病等。铅的职业健康检查见表6-3。

表6-3 铅的职业健康检查

职业危害因素	上岗前	在岗期间	离岗时	项目名称
铅及其无机化合物	（1）症状询问； （2）体格检查； （3）实验室和其他检查： 血常规、尿常规、心电图、 血清 ALT	（1）症状询问； （2）体格检查； （3）实验室和其他检查： 血常规、尿常规、心电图、 血铅或尿铅	同在岗期间	血常规 尿常规 心电图 血清 ALT 血铅或尿铅

2. 锰及其无机化合物 锰在冶金、干电池制造有着广泛的应用。其化合物也常应用于日常生活，如作肥料、漂白剂等。其金属化合物可用于航空机器制造。锰矿石采掘、运输和加工的过程中，工人会接触较多的锰尘。电焊工是常见接触锰的工种。长期在接触锰及其化合物工作，会导致慢性锰中毒，早期主要表现为类神经症，重度锰中毒病人表现为锥体外系障碍，并可出现锥体束神经损害。锰及其无机化合物的职业健康检查见表6-4。

表6-4 锰及其无机化合物的职业健康检查

职业危害因素	上岗前	在岗期间	离岗时	项目名称
锰及其无机化合物	（1）症状询问； （2）体格检查； （3）实验室和其他检查：血常规、 尿常规、心电图、血清 ALT	（1）症状询问； （2）体格检查； （3）实验室和其他检查： 血常规、尿常规、心电图	同在岗期间	血常规

3. 窒息性气体——一氧化碳（表 6-5）

表6-5 一氧化碳的职业健康检查

职业危害因素	上岗前	在岗期间	离岗时	项目名称
一氧化碳	（1）症状询问； （2）体格检查； （3）实验室和其他检查：血常规、尿常规、 心电图、血清 ALT	同上岗前	同上岗前	血常规

4. 有机溶剂中毒

（1）苯：苯在生产中主要用作溶剂、稀释剂和化工原料，长期接触易引起造血系统的疾病。苯的职业健康检查见表6-6。

表6-6 苯的职业健康检查

职业危害因素	上岗前	在岗期间	离岗时	项目名称
苯（甲苯、二甲苯参照执行）	（1）症状询问； （2）体格检查； （3）实验室和其他检查：血常规、尿常规、血清 ALT、心电图、肝脾 B 超	（1）症状询问； （2）体格检查； （3）实验室和其他检查：血常规（注意细胞形态及分类）、尿常规	同在岗期间	血常规

（2）汽油：汽油主要含烃类，职业危害主要考虑烃类与苯。长期从事相关职业易引起严重皮肤疾病、多发性周围神经病以及造血系统疾病。汽油的职业健康检查见表6-7。

表6-7　汽油的职业健康检查

职业危害因素	上岗前	在岗期间	离岗时	项目名称
甲醛	（1）症状询问； （2）体格检查； （3）实验室和其他检查：血常规、尿常规、心电图、血清ALT、肺功能、血嗜酸性细胞计数、胸部X线检查	（1）症状询问； （2）体格检查； （3）实验室和其他检查：血常规、尿常规、心电图、血清ALT、肺功能、血嗜酸性细胞计数、胸部X线检查	同在岗期间	血常规

5. 刺激性气体——甲醛（表6-8）

表6-8　甲醛的职业健康检查

职业危害因素	上岗前	在岗期间	离岗时	项目名称
甲醛	（1）症状询问； （2）体格检查； （3）实验室和其他检查：血常规、尿常规、心电图、血清ALT、肺功能、血嗜酸性细胞计数、胸部X线检查	（1）症状询问； （2）体格检查； （3）实验室和其他检查：血常规、尿常规、心电图、血清ALT、肺功能、血嗜酸性细胞计数、胸部X线检查	同在岗期间	血常规

6. 有机磷中毒——有机磷杀虫剂（表6-9）

表6-9　有机磷杀虫剂的职业健康检查

职业危害因素	上岗前	在岗期间	离岗时	项目名称
有机磷杀虫剂	（1）症状询问； （2）体格检查； （3）实验室和其他检查：血常规、尿常规、血清ALT、心电图、全血或红细胞胆碱酯酶活性测定	同上岗前	同上岗前	血常规

三、接触物理因素类

（一）噪声（表6-10）

表6-10　噪声的职业健康检查

职业危害因素	上岗前	在岗期间	离岗时	项目名称
噪声	（1）症状询问； （2）体格检查； （3）实验室和其他检查：纯音听阈测试、心电图、血常规、尿常规、血清ALT	（1）症状询问； （2）体格检查； （3）实验室和其他检查：纯音气导听阈测试、心电图	同上岗前	血常规 尿常规 心电图 血清ALT 纯音听阈测试 纯音气导听阈测试

（二）高温（表6-11）

表6-11　高温的职业健康检查

职业危害因素	上岗前	在岗期间	离岗时	项目名称
高温	（1）症状询问； （2）体格检查； （3）实验室和其他检查：血常规、尿常规、血清ALT、心电图、血糖	同上岗前	同上岗前	血常规

四、接触生物因素类（表6-12）

表6-12　炭疽杆菌的职业健康检查

职业危害因素	上岗前	在岗期间	离岗时	项目名称
炭疽芽孢杆菌（简称炭疽杆菌）	（1）症状询问； （2）体格检查； （3）实验室和其他检查：血常规、尿常规、心电图、血清ALT	同上岗前	同上岗前	血常规

五、接触放射因素类（表6-13）

表6-13　放射物质的职业健康检查

职业危害因素	上岗前	在岗期间	离岗时	项目名称
放射物质（X线、γ线中子、电子束、各类放射性核素）	医学史、职业史调查；内科、皮肤科常规检查；眼科检查（色觉、视力、晶状体裂隙灯检查、玻璃体、眼底）；血常规和白细胞分类；尿常规；肝功能；肾功能检查；外周血淋巴细胞染色体畸变分析；胸部X线检查；心电图；腹部B超	医学史、职业史调查；内科、皮肤科常规检查；眼科检查（色觉、视力、晶状体裂隙灯检查、玻璃体、眼底）；血常规和白细胞分类；尿常规；肝功能；肾功能检查；外周血淋巴细胞微核试验；胸部X线检查	医学史、职业史调查；内科、皮肤科常规检查；眼科检查（色觉、视力、晶状体裂隙灯检查、玻璃体、眼底）；血常规和白细胞分类；尿常规；肝功能；肾功能检查；外周血淋巴细胞染色体畸变分析；胸部X线检查；心电图；腹部B超	血常规

六、其他类（特殊作业等）（表6-14）

表6-14　高处作业的职业健康检查

职业危害因素	上岗前	在岗期间	离岗时	项目名称
高处作业	（1）症状询问； （2）体格检查； （3）实验室和其他检查：血常规、尿常规、心电图、血清ALT	同上岗前	同上岗前	血常规
视屏作业	（1）症状询问； （2）体格检查； （3）实验室和其他检查：血常规、尿常规、心电图	（1）症状询问； （2）体格检查； （3）实验室和其他检查：颈椎正侧位X线摄片		心电图 血常规 尿常规 颈椎正侧位X线摄片
结核病防治工作	（1）症状询问 （2）体格检查 （3）实验室和其他检查：血常规、尿常规、血清ALT、心电图、胸部X线摄片	（1）症状询问 （2）体格检查 （3）实验室和其他检查：胸部X线摄片、血常规、血沉	/	血常规

第四节　职业健康检查流程及注意事项

一、职业健康检查流程

根据《职业病防治法》(2018 年修订)第三十五条规定:"对从事接触职业病危害作业的劳动者,用人单位应当按照国务院安全生产监督管理部门、卫生行政部门的规定组织上岗前、在岗期间和离岗时的职业健康检查,并将检查结果书面告知劳动者。"职业健康检查是劳动者的合法权益,也是职业病防治的最主要措施。但由于检查项目较多,若疏于管理便容易出现较大的误差,因此检查前质量控制十分重要。为了做好这一工作,应结合各医院和检查机构的实际情况制定出系统全面地检查程序,内容主要包括以下几个方面:

1. 检查前资料的编排　职业健康检查多为用人单位组织进行,检查前单位会与检查中心进行联系,根据工种确定具体的检查项目,检查时间、人数等相关信息,并提交检查人员名单给检查中心。检查中心根据检查项目和接待能力对检查人员进行编号分组,为各劳动者预约检查日期和具体的时间段,收集所需信息,并组织中心参与检查的相关部门做好充分准备。检查者的信息整理是检查的基础,检查中心向用人单位收集的信息要全面准确,包括受检者的姓名、性别、年龄、身份证号码、联系电话,以及健康状况、作业环境、职业健康史等信息,这些资料是后期进行综合诊断、职业健康评价以及复查管理的主要依据。

2. 检查者准备　检验的结果受到检查人员的饮食、休息状态、生理状态和是否服用药物、是否饮酒等众多因素的影响。由于检查人员一般数量多,对检查的重要性认识也有差异,检查前应通过检查单位对检查人员进行检查注意事项的宣教,严格按照检查要求做好人员准备工作。

检查者在检查前 2 日应保持合理清淡饮食,忌食高脂肪、烟酒等,检查前 3 日内不要饮酒,女性应避开月经期,最好是经期 5 日后再去检查。检查前 1 日应保证睡眠充足,晚上 10 点进入睡眠,不要上夜班和熬夜,不能处在过度疲劳状态。如果检测血脂相关项目,检查者应在检查前 2 日保持素食。检查者须清晨空腹采血,即空腹 8h 以上,但空腹时间也不宜超过 16h,即不当日早晨不要进食和饮水,保持平静状态和休息充足的状况,避免影响检验指标。在完成采血、尿液检验、超声检查等检查项目后,可按医生要求进食。因为许多药物对检验结果有影响,如果检查人员患有某些疾病必须长期服用药物,可继续服药,但在检查时应告知医生,其他情况尽量在检查前日和当日早晨不要服用任何药物,包括保健品。检查中应为检查者提供较为舒适、明亮、清爽的休息环境,检查者在当日到达检查处前不要作跑步、健身等剧烈运动,到达检查处后应稍休息,生理状态达到平稳再进行采血等检查项目。孕期和准备怀孕女性参与检查应告知检查医生,禁忌进行 X 线、妇科检查等项目,慎重进行超声等项目。家庭有做怀孕准备的男性也禁忌进行 X 线检查。

3. 标本采集及处理　职业健康检查中,检查人员数量多比较集中,部分项目有时间要求,会安排先进行血样采集、尿检、超声检查,随后进行其他项目。采样前应做好沟通,护士向检查者询问是否按照检查要求做好准备、检查前是否饮食,并告诉其放松心情,符合要求再进行样本采集。采集标本时要仔细核对检查者姓名、年龄、性别、检查号、检查项目等,严防出现人、标本的对位错误或者标记不清的现象,申请单与采集标本容器上的标识必须一致,粘贴条码信息应规整,不能倾斜或折叠破损。采集操作严格按照《医疗机构消毒技术规范》(WS/T 2012—367)操作规程进行,并在规定的时间内将标本运送到实验室内进行标本的检测和保存。

4. 检查结果报告　检查结束后,检查机构要在限定日期内为被检单位出具一份规范的检查结果报告和职业健康检查总结报告,是对本次检查的全面总结和一般分析,内容应包括:受检单位、职业健康检查种类、应检人数、受检人数、检查时间和地点、检查工作的实施情况及发现的疑似职业病人、职业禁忌证等职业相关异常人员和其他疾病的人数和汇总名单,对检查出的职业相关异常人员要向用人单位提出合理的处理建议,并在职业病防护设施建设上和个体防护上提出针对性的改进意见,对作业人员的个体的健康状况结论,必须符合 GBZ 188—2014《职业健康监护技术规范》要求,结论含糊、不明确的检查报告不具有指导意义,不能判断作业人员的健康状况与职业危害的相关性,最终会导致不能如实反映用人单位职业健康监护情况。报告应注意密封后送达本人,同时备份由用人单位存档。结果的分析应结合过往资料下达符合要求的定性结论,以实现健康监护的连续性意义和准则。同时,在检查结束,医疗机构出具报告后,用人单位要根据医师结论和建议,对发现异常的人员、职业禁忌、职业病患依照法律法规做好处理和安置。

以下为职业健康检查的具体流程情况(图6-1):

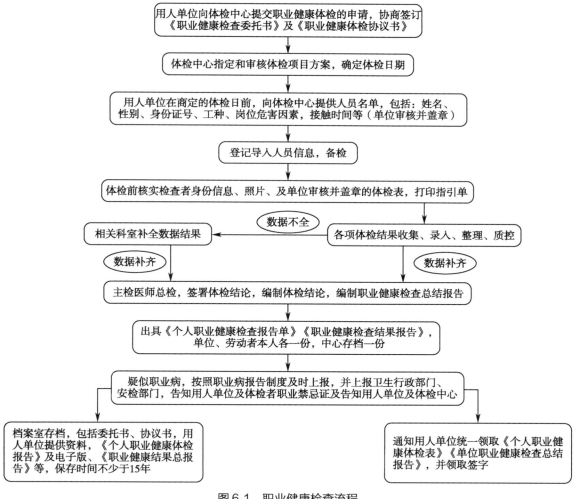

图6-1　职业健康检查流程

二、检查注意事项

实际工作中,向受检者交代清楚健康检查注意事项非常重要,它不但可以保证检查的顺利进行,更重要的是可以防范检查过程中的风险,是检查风险控制的重要环节。

（一）检查前

应在健康检查前提前告知受检者时间、陪伴、饮食、活动、用药、着装等方面注意事项。

1. 检查前 3～5 日饮食宜清淡。检查前一日晚上十点后停止进食，避免剧烈运动，可饮少量水，保持充足睡眠。

2. 检查当日早晨空腹（不进食，不饮水），如有发热、感冒等急性病症，检查另行安排。

3. 糖尿病、高血压、心脏病、哮喘等慢性病病人，检查当日不要中断服药，可带上药物，在抽血及空腹检查项目（如腹部肝胆胰脾 B 超，胃镜等）做完后即刻服药。

4. 检查当日勿佩戴金属饰品，勿佩戴角膜接触镜以便眼科检查；勿携带贵重物品；年龄偏大的或行动不便者安排家人陪同。

5. 做内镜或其他可能需要做组织病理检查项目者，须提前一周停服阿司匹林等抗凝药物。

（二）检查中

1. 检查过程中受检者需精神放松，向主检医生如实反映既往病史，详细了解留取标本的注意事项等。

2. 检查者若有不愿意检查的项目，应及时与医务人员说明。

3. 不要隐瞒病史，防止误诊。

4. 受检者须按约定时间准时到检查中心检查。

5. 在检查中心前台领取检查项目指引单，检查结束后将检查指引单交回前台，并确认有无漏检项目。

6. 抽血、B 超（肝、胆、胰、脾）以及胃镜等须空腹检查的项目检查后方可进食。B 超检查易受消化道气体干扰的深部器官时，需空腹检查或进行严格的肠道准备，同时尽量要求检查前 3 日禁食牛奶、豆制品、糖类等易于发酵产气的食物。

7. 既往有晕针史者，抽血时须向护士说明以便采取保护措施。

8. 空腹抽血后，请按压针孔 5min 后方可放松，切忌揉搓。

9. 进行泌尿系统（膀胱、前列腺）或妇科超检查时，于检查前充盈膀胱，如觉得无尿意，可多喝茶水或饮料（空腹项目做完后）待尿意较强时再做检查。

10. 留取尿液标本的正确与否，关系到标本的检测质量。留取尿标本时应使用医院准备的专用一次性容器，最好留取晨尿，因为尿液经过一夜的浓缩和酸化，有利于病理成分的检出。女性最好要清洗外阴，避免阴道分泌物、月经血及其他因素的干扰。男性则应避免精液和前列腺液的污染，否则会造成蛋白定量及镜检细胞假阳性。最好留取中段尿，所谓"中段尿"，就是先排掉前一部分尿液，再留取尿标本。尿液标本留取后应在 2h 内送检，以免日照、细菌滋生而影响结果。

11. 在大便检查的前 3 天，不进食含血食品，防止出现假阳性；如大便带有黏液或血液，应注意选取黏液及血液部分，以便提取准确的信息。

12. 糖尿病尤其是血糖控制不良病人，由于长时间禁食，有可能导致低血糖等急性并发症。因此，糖尿病病人应随身携带糖果、果汁、饼干等食物，以备不时之需。一旦再出现心慌、气短出冷汗等状，立即进食上述食物，进食后可向医务人员说明情况，以便在检查和出检查报告时做参考。年长病情不稳定者，需有家人陪同。

13. 与医生做有效沟通。对既往存在的疾病或需定期复查的问题，告知医生，以便提醒医生做重点观察和比对，提高检查质量。

（三）检查后

1. 对于受检者

（1）应重视检查结论和医生建议，改变不健康的生活方式，或适当用药等，改善或维持身体的健康。

（2）应正确看待检查结论和结果。检查结论不是诊断，有些异常时暂时的，过一段时间再复查也有可能就会发生变化。各种化验指标的正常范围是针对正常人群的，但对某些疾病是不适用的。如糖尿病血脂胆固醇要控制到 4.5mmol/L 以下，低密度脂蛋白要控制到 2.6mmol/L 以下。所以，即使血脂在正常范围，也一定要咨询医生。有些化验数值虽然还在正常范围，但已经是正常范围的最高值，这也应该引起重视。

（3）对检查结果如有疑问，请及时与检查医生沟通咨询，必要时可以及时弥补。

（4）一次检查未发现异常并不代表完全没有潜在疾病，若出现疾病临床症状，应及时就诊。

2. 对于检查机构

（1）应及时出具健康检查报告。关于健康检查报告具体出具时间的限定，目前尚无相关医疗规范明确。但原卫生部颁布的《健康检查管理暂行规定》中明确规定健康检查报告属于病案范畴，因此，健康检查报告也应参照原卫生部在《病历书写基本规范》中对相关医疗文书的书写时间限定，在合理约定时间内及时出具检查报告。严禁因为工作人员的疏忽而拖延报告出具时间。

（2）保护受检者隐私权。健康检查机构应牢固树立尊重和保护受检者隐私权的服务意识和法制观念。通过健康检查，检查机构掌握了大量的受检者个人信息。其中不仅包括受检者的健康情况（甚至身体缺陷），还包括受检者的个人基本信息、通信资料、生活习惯和不良嗜好，在健康检查报告的制作、包装、管理、存档和发放的过程中，这些关系到个人隐私的资料信息都应得到检查机构的有效保护，任何随意散布和泄露受检者个人信息的行为均视为对受检者隐私权的侵犯。

（3）受检者的知情权和自由选择权检查结束后。检查机构应如实告知受检者的检查结果，检查结果的临床意义和临床价值。就是说这种结果都有哪些可能，会有可能是什么情况，概率是多大，该受检者最有可能的情况是什么。针对这种检查结果，受检者下一步有哪些可提供的选择，选择的利与弊是什么。其中需特别注意的是对于究竟采取何种应对方式，则应由受检者自行决定。

（四）女士特别提醒

1. 勿穿裙装、紧身衣服及有金属框架的文胸。

2. 检查当日请勿化妆以免影响诊查结果。

3. 妇科检查或阴道 B 超检查仅限于已婚或有性生活者。未婚女性如有特殊要求必须做妇科检查或阴道 B 超检查，须在检查导引单上签字确认方可检查。

4. 妇科检查及妇科阴道 B 超检查前须排尽小便。

5. 已受孕者或可能已受孕者请预先告知医护人员勿做 X 线和妇科阴道 B 超检查。

6. 月经期间不宜做妇科检查，不宜做尿液及大便常规检查，待经期结束后再补检。

（五）特殊项目检查注意事项

特殊项目检查包括检查前、检查中和检查后的相关注意事项。每一个环节都要认真仔细对待，跟受检者解释清楚，使其明白检查流程和注意事项，以便更好地配合检查顺利完成，避免发生意外风险。

例如做肠镜检查：须先做肠道准备，尽量推空肠道内粪便，必要时清洁灌肠。取活检者须提前一周停用阿司匹林等抗凝药物，对于患有冠心病、糖尿病、精神病、体质虚弱者需根据病情慎重选择检查，并采取必要的保护措施。特殊病人如冠状动脉成形术、房颤等病人在停服抗凝药物前须征求专科医生意见，方可停药。做麻醉肠镜者，除了普通肠镜的准备外，还要强调受检者检查前 5h 食禁水，麻醉胃肠镜同时应查当天是否患上感冒导致的鼻塞，以免发生麻醉意外。检查前须签署麻醉协议书，且须有家属陪同，检查后当天不能开车或做重大决策。实行肠道息肉摘除手术者需预先做血常规、出凝血时间及心电图检查；术后注意观察大便出血情况。特殊检查的注意事项应口头交代与纸质交代同时进行，以免受检者曲解和遗忘。

第五节　职业健康检查结果的处理

一、职业健康检查常见健康问题的特点

职业健康体检中所指的健康问题不仅仅指疾病，而更加强调的是人在职业工作过程中对健康的担心、风险因子、亚健康、不适感觉、不适症状、体征、诊断性试验检查结果，以及与疾病和职业健康有关的心理、行为、社会、经济、文化等方面的问题。大部分健康问题尚处于早期未分化阶段，属于不典型症状、体征与阳性结果，无疾病证据与诊断，常伴随大量心理、社会问题。处理职业健康问题策略不同于临床专科，需要从人的心身整体角度、从事职业的相关特点、中医治未病以及西医预防理念进行思维与判断，需要心身整体干预与全人健康管理的理念，以健康促进和职业疾病预防为目标，建立长期稳定的伙伴式互动关系，追求职工的整体健康结局，具体包括4方面：全面管理身心整体的职业工作者；全面的健康促进与职业疾病预防；动态、连续性管理；多学科整体性管理。

二、职业健康检查报告的意义及特点

职业健康检查报告是职业健康检查机构在职业健康检查结束之日起30个工作日内，将体检结果及建议告知用人单位及劳动者个人的书面报告，包括劳动者个人职业健康检查报告和用人单位职业健康检查总结报告。

（一）职业健康检查报告的意义

1. 对受检者　受检者到健康体检机构接受职业健康检查服务，是为了对所接触的职业病危害因素可能产生的健康影响和健康损害进行临床医学检查，了解自身健康状况，早期发现职业病、职业禁忌证和可能的其他疾病和健康损害。并通过体检机构的健康管理指导和必要的后续医疗服务，使自身的健康问题得到有效的解决，健康状况得到不断改善或者为自身的职业选择及职业生涯的规划提供参考依据。职业健康检查报告是受检者在完成了一系列检查后得到的最终结果，体检机构所出具的职业健康检查报告不仅要求各项记录规范，符合病历管理的相关规定，其结论应全面、完整、准确、科学，并且要对受检者职业健康问题的解决和改进提出可行性意见。

2. 对受检单位　通过对员工职业健康检查报告的分析及本单位整体的职业健康检查报告的分析，可以全面了解职工们的健康状况，筛查出有职业禁忌证的员工并对其进行治疗、调岗等相应的处理。根据检查结果，对本单位的工作环境、工作量、人员安排等进行调整，以便保障职工的健康，从而促进工作效率。

3. 对体检机构　通过对职业健康检查报告档案的建立和信息化管理，医疗机构掌握了大量数据资料。这些资料数据有助于对受检单位职工健康问题的判断和健康趋势的分析，从而不断提高健康体检质量，为开展健康管理提供坚实的基础。同时，健康体检报告的标准化是健康体检与临床医疗之间资源共享的重要基础。

4. 对政府与社会　健康体检报告为开展大规模、多中心科研和流行病学调查提供了最宝贵的基础资料。这些科研和流行病学调查的结论为政府管理部门更全面地掌握国民健康问题和健康动态，有针对性地制定相关卫生政策提供了可靠的数据基础和科学依据。

（二）职业健康检查报告的特点

1. 职业健康检查是具有法律效力的体检行为，具有针对性强、特殊性强、政策性强等特点。

2. 职业健康报告具有时限的要求，即体检结束的30个工作日内完成，1式3份，盖医院公章，1份交体检者单位，1份交体检者（单位统一领取再发放），一份存档，存档期限为30年。

三、职业健康检查报告书写的指导原则

（一）规范化原则

原卫生部颁布的《健康体检管理暂行规定》中明确规定健康体检报告属于病案范畴，健康体检报告及其表格的设定、书写质量和签署审核都必须遵从临床医学的相关规定，按照原卫生部下发的《病历书写基本规范》和《电子病历基本规范（试行）》执行。职业健康检查报告的书写也需要按照以上规范进行。

（二）综合性原则

职业健康检查报告不是对各项检查的阳性结果的汇总罗列，应把受检者作为个统一的身心有机整体，对其检查出的各项异常进行综合分析，结合既往病史和体检资料，从而得出准确判断和正确评价，确定员工是否有职业禁忌证等问题。

（三）指导性原则

职工到体检机构进行职业健康检查是为了发现职业病及其潜在风险或职业禁忌证，及早解决和改善健康问题，这就要求职业健康检查报告不仅具有客观、真实、准确、完整、规范的性质，还要深入浅出通俗易懂，对受检者起到职业健康评价、指导与干预的作用。

（四）共享性原则

随着信息化技术和管理的发展，已使医疗资源的共享成为可能。职业健康检查报告应逐步实现标准化，为体检机构之间、体检机构与医疗机构之间的信息共享打下良好的基础。

四、职业健康检查报告的内容及形式

（一）职业健康检查报告的内容

职业健康检查报告分为三部分：个体职业健康检查报告、职业健康检查结果总结报告书、职业健康监护评价报告书。

1. 个体职业健康检查报告 个体职业健康检查报告是对检查者个人的体检结论和处理意见。

（1）体检表：对每个受检对象的体检表，应由主检医师审阅后填写体检结论并签名。

（2）体检结论报告：体检发现有疑似职业病、职业禁忌证、需要复查者和有其他疾病的劳动者要出具体检结论报告，包括受检者姓名、性别、接触有害因素名称、检查异常所见、本次体检结论和建议等。

个体体检结论报告应一式两份，一份给劳动者，一份给用人单位。

（1）职业健康检查主要结论

1）目前未见异常：本次职业健康检查各项检查指标均在正常范围内。

2）复查：发现与目标疾病相关的单项多项异常，明确复查的内容和时间。

3）疑似职业病：发现疑似职业病或可能患有职业病，提交职业病诊断机构进一步明确诊断。

4）职业禁忌证：检查发现有职业禁忌的病人，需写明具体疾病名称。

5）其他疾病或异常：除目标疾病之外的其他疾病或某些检查指标的异常。

（2）上岗前职业健康检查主要结论

1）本次体检（所检项目）未见异常。

2）职业禁忌，目前不宜从事××作业（注明禁忌证名称）。

3）其他疾病（注明疾病名称）。

（3）在岗期间职业健康检查主要结论

1）本次体检（所检项目）未见异常。

2）职业禁忌，目前不宜从事××作业（注明禁忌证名称）。

3）其他疾病（注明疾病名称）。

4）复查（注明复查项目和时间）。

5）急报疾病（注明疾病名称）。

6）疑似××职业病，建议申请职业病诊断。

（4）离岗时职业健康检查主要结论

1）本次体检（所检项目）未见异常。

2）其他疾病（注明疾病名称）。

3）复查（注明复查项目和时间）。

4）疑似××职业病，建议申请职业病诊断。

5）医学随访（注明随访项目及时间）。

6）如最后一次在岗期间的职业健康检查是在离岗前的 90 天内，可视为离岗时检查。

2. **职业健康检查结果总结报告书**　职业健康检查结果总结报告书是职业健康体检机构给委托单位（用人单位）的书面报告，是对本次体检的全面总结和分析。内容包括：受检单位、职业健康检查种类、应检人数、受检人数、检查时间和地点，体检工作的实施情况，发现的疑似职业病、职业禁忌证和其他疾病的人数和汇总名单、处理建议等，个体体检结果以一览表的形式列出花名册。

3. **职业健康监护评价报告书**　职业健康监护评价报告书是结合职业病危害因素及其监测资料（必要时现场调查）对职业健康检查结果进行评价，主要针对职业病危害因素的危害程度和防护措施防护效果等进行综合评价提出针对性改进建议。

职业健康监护评价报告书的编写需要有详细的作业场所职业病危害资料，有一定数量的受检人员或可供评价的连续多次健康检查资料。

（二）职业健康检查报告的形式

体检报告的书写形式主要分为手工书写式的职业健康检查报告和电子版式的职业健康检查报告。

现在大多数健康体检中心已采用电子版的职业健康检查报告形式。该形式是在实现了体检流程的信息化、网络化管理的基础上完成的。从检查项目方案的制订，检查流程的实施，到检查结果的自动录入、检查数据的传输及汇总，生成对受体检初审报告，再经主检审核，最后打印签署。其优点在于简化流程，提高工作效率；减少人为差错，提高服务质量；便于统计、对比与信息共享。

五、疑似职业病结果的处理

我国《职业健康检查管理办法》中第十八条指出，职业健康检查机构发现疑似职业病病人时，应当告知劳动者本人并及时通知用人单位，同时向所在地卫生健康主管部门报告。发现职业禁忌的，应当及时告知用人单位和劳动者。

若用人单位和医疗卫生机构未按照规定报告职业病、疑似职业病的，由县级以上地方卫生健康主管部门依据职责分工责令限期改正，给予警告，可以并处三万元以下的罚款；弄虚作假的，并处二万元以上五万元以下的罚款；对直接负责的主管人员和其他直接责任人员，可以依法给予降级或者撤职的处分。

六、职业健康检查档案的管理

用人单位应当为劳动者建立职业健康监护档案，并按照规定的期限妥善保存。职业健康检查档案应当包括职业健康检查委托协议书；用人单位提供的相关资料；出具的职业健康检查结果总结报告和告知材料；其他有关材料。

职业健康检查档案的管理应遵循以下原则：

（一）信息化管理

随着信息化技术和管理的发展，已使医疗资源的共享成为可能。职业健康检查机构要依托现有的信息平台，加强职业健康检查的统计报告工作，逐步实现报告的标准化，为体检机构之间、体检机构与医疗机构之间的信息共享打下良好的基础。

职业健康检查机构应当建立职业健康检查档案。职业健康检查档案保存时间应当自劳动者最后一次职业健康检查结束之日起不少于 15 年。职业健康检查档案应当包括的材料有：职业健康检查委托协议书；用人单位提供的相关资料；出具的职业健康检查结果总结报告和告知材料；其他有关材料。

（二）信息保密

通过健康体检，医疗机构掌握了大量的受检者个人信息。其中不仅包括受检者的健康状况（甚至身体缺陷），还包括受检者的个人基本信息、通信资料、生活习惯和不良嗜好，这些关系到个人隐私的资料信息都应得到医疗机构的有效保护，任何随意发布和泄露受检者个人信息的行为均视为对受检者隐私权的侵犯。

健康体检报告须按单人份密封包装，并明确标有"受检者本人拆阅"字样。健康体检报告包装、存档和发放管理应符合有关规定。在健康体检报告的制作、包装、存档和发放等过程中，要强化保护受检者"隐私权"的法律意识。

（三）跟踪提醒和接受咨询

针对受检者的具体检查结果及疾病的严重程度，及时跟踪随访，提醒复查、门诊就诊、住院治疗等，并且包括健康相关信息推送。跟踪体检服务也应落实到健康管理方案过程中。健康咨询以健康服务热线、面对面（一对一或群体宣教）咨询等多种形式，为个人和团队提供体检后的健康咨询服务，包括疾病解释、就医建议、健康相关知识如饮食营养、生活方式、疾病常识等。

（四）建议和安排复查

针对个人和团队的体检结果以及疾病风险评估结果，制订出个性化的健康管理方案，包括个性化的生活方式改善方案、心理健康维护方案、疾病预防方案等。对于团体或单位，根据健康体检结果，给出群体健康问题和患病率趋势分析等，提出群体的健康管理建议，并可对来年体检项目进行调整建议。对个别疑似患恶性疾病的员工安排复查，以进一步确定病况。

第六节　职业健康检查质量控制与管理

一、职业健康检查质量控制概念

职业健康检查质量控制即职业健康检查工作全过程中的质量管理和质量控制。其目的在于加强职业健康检查机构的内部管理，保证质量管理体系的有效运行，使职业健康检查机构获得持续改进的能力，保持持续改进的状态，能够更加规范地开展职业健康监护工作，并保证其所提供的服务达到客户满意的目标。职业健康检查机构应建立职业健康检查质量管理体系，健全各项规章制度，对职业健康检查工作进行全过程质量管理并保持质量管理体系持续有效运行。

二、职业健康检查质量控制实施

（一）职业健康检查机构的质量控制与管理

职业健康检查机构应当按照以下要求开展质量管理工作：

1. 设置或指定质量管理部门，职责明确，运行有效；具有专门的职业健康检查科室建制，岗位设置合理。

2. 职业健康检查场所、候检场所和检验室符合《职业健康检查管理办法》的要求；职业健康检查仪器、设备等与备案开展职业健康检查类别、项目和检测能力相适应，并按照有关法律法规、标准要求进行计量、校准和检定；开展外出职业健康检查，有相应的职业健康仪器、设备、专用车辆等。职业健康检查和实验室检测能力应当符合《职业健康监护技术规范》（GBZ 188）、《放射工作人员职业健康监护技术规范》（GBZ 235）等标准和技术规范的要求。具体如下：

（1）工作场所要求

1）有与开展职业健康检查项目相适应的临床、检验、医技、档案等工作场所，具有一定的面积和布局，符合体检工作流程要求，照明、温度、噪声、环境等要求满足职业健康检查的需要。

2）实验室布局合理，便于安全操作，仪器设备放置妥当，有通风、排毒设施。检查室、实验室的水电布置应符合安全要求。

（2）仪器设备要求

1）有满足职业健康检查项目需要的仪器设备，其配备、数量、性能、量程、精度满足要求。所有设备应得到正常维护。

2）强制检定的仪器设备，须定期进行计量检定，并贴有明显的检定标志。非强制检定的仪器设备，应有校验方法并进行定期校验。设备使用前应检查或校准，做好相关记录。

3）仪器设备需有操作规程和使用记录。仪器设备档案应完备。

3. 在建立健全职业健康检查质量管理总制度的基础上，对职业健康检查技术服务合同、报告审核、授权签发、专用章使用、实验室管理、仪器使用、人员培训、档案管理、安全与环境管理、疑似职业病报告等重要环节分别制定详细的质量管理分项制度以及相关的标准化操作程序。

4. 技术负责人、质量负责人应为本医疗机构在册的执业医师、具有副高级以上卫生专业临床技术职务任职资格、熟悉职业病诊断相关法律法规、标准、技术规范。质量管理部门应配有专职或兼职的质量监督员和档案管理人员。执业医师、护士等医疗卫生技术人员与备案开展的职业健康检查类别和项目相适应；主检医师符合《职业健康检查管理办法》的要求；承担职业健康检查的实验室检测人员应当至少有一名具有中级以上专业技术职称。

5. 制订并落实各类人员的培训计划，使其具备与备案开展的职业健康检查类别、项目相关的专业知识和技能。建立人员专业知识更新、专业技能维持与培养的继续教育制度和记录。

6. 对职业健康检查过程和样品检测过程中的相关记录应当妥善保存，确保可溯源。

7. 建立完善的职业健康检查信息管理系统，不断提升质量管理信息化水平。

8. 建立完善的职业健康检查总结报告、个体结论报告审核机制，并满足相关职业健康监护技术规范的要求。

9. 应针对职业健康检查各环节制定质量目标，并根据目标要求进行检查，对重点环节和影响职业健康检查质量的高危因素进行监测、分析和反馈，提出持续改进措施，并做好培训、执行、分析及改进记录。

（二）检查过程的质量控制与管理

职业健康检查全过程质量管理应当包括职业健康检查前、检查中、检查后等工作环节。外出职业健康检查进行医学影像检查和实验室检测，职业健康检查机构必须保证检查质量并满足放射防护和生物安全的管理要求。

1. 检查实施前的质量控制

（1）职业健康检查机构应对以下信息进行核对：用人单位基本情况；工作场所职业病危害因素种类和接触人数；环境监测的浓度或强度资料；产生职业病危害因素的生产技术、工艺和材料；职业病危害防护设施；应急救援设施；其他有关资料。必要时，应组织工作人员到用人单位现场进行核实。

（2）严格按照《职业健康监护技术规范》的规定，认真核查用人单位委托的检查项目，相关职业病危害因素的必检项目不得遗漏。职业健康检查机构可根据用人单位实际情况提出建议增加检查指标,但应有充分的理由。

（3）检查实施前须与用人单位签订职业健康检查委托协议书,内容至少应包括接触职业病危害因素种类、接触人数、健康检查的人数、检查项目和检查时间、地点等,其他内容（特别是付款方式和时间）由职业健康检查机构与用人单位协商确定。

（4）检查实施前应将制订职业健康检查工作方案,并应由用人单位确认。工作方案中应对检查项目、收费标准等进行明确说明,以避免不必要的纠纷。

（5）检查实施前应将体检注意事项告知用人单位或受检者。

（6）如检查地点设在用人单位现场,检查实施前应做到：

1）检查场地的提前勘察,保证其面积、布局、环境等符合体检工作需要。

2）体检表格提前送达用人单位,由用人单位分发到劳动者本人并组织填写。

3）与用人单位协商体检过程中的后勤支持。

4）检查所需仪器设备放置及电源设置,医疗耗材的备置,生物样品转送安排等。

5）检查地点的现场布置：醒目位置张贴体检流程图,各检查项目标识清楚,注意事项清晰。

2. 检查实施过程的质量控制

（1）职业健康检查机构的程序文件中应包含职业健康检查质量控制与管理程序,对检查实施的流程及实施过程的质量控制关键点进行具体规定。

（2）职业健康检查流程应方便受检者,节省时间,减少排队,标识清晰,易于识别,场所安排合理。

（3）职业健康检查机构应指导受检者规范填写职业健康检查表和放射工作人员健康检查表中的劳动者个人基本信息资料,如职业史、既往史、家族史等。

（4）检查前应确认体检者身份,逐一核对体检者信息。采样容器上需清楚标识与体检者一致姓名和编号,做到双标识。

（5）体检表格回收时,应特别注意受检者是否完成全部必检项目的检查。

（6）检查实施过程中应注重保护用人单位和劳动者的隐私,严格执行保密规定。

3. 生物样品的采集和保留

（1）职业健康检查科室根据生物样品的检测要求和有关标准、规范制定详细准确的采样程序、作业指导书,培训采样人员,执行采样规范。

（2）应根据检测项目不同,选择采样条件、采样品种、采样方法、采样数量,确保样品符合检验需要。

（3）采样时,采样人员填写《样品采集（送检）单》。

（4）采样人员按程序规范贴好样品标识,妥善包装,需低温保存的样品应用低温装置保存运送,在规定的时间内送检。

（5）样品管理人员与采样人员交接样品准确,保证样品的完整性,及时送检测科检测,防止样品的变质、标识不清和丢失。

（6）样品的存保存储应根据样品的类别及检测项目的要求,采取不同的保存方法。样品室的环境条件应符合样品保存所需的要求,要避免发生退化、丢失或损坏等情况的发生。

（7）样品管理员按检测项目要求将检测所需样品分发给检测科室,分发的样品要做好分发记录工作,检测人员在《样品、原始记录和检测任务单交接登记表》上签字交接,剩余样品放于样品库保存。

4. 实验室检测

（1）检测人员严格按照检测细则或作业指导书检测,尽量采用标准方法,使用非标方法应经客户同意,对检测方法要按程序确认,及时更新,符合规范。对超标的结果进行复查时要求使用标准方法。

（2）检测人员当对物品是否适合于检测存有疑问，或者当物品不符合所提供的描述，或对所要求的检测规定得不够详尽时，在开始工作前询问检测科室负责人或询问样品管理员，以得到有关样品信息的进一步说明，必要时记录讨论内容。

（3）实验室建立严格的质量控制程序，根据检测的需要开展质量活动，尽可能采用统计学方法分析检测过程误差，如质控图等，纠正误差来源。

（4）检测人员按规范做好原始记录，包括电子原始检测记录，清晰准确，按要求保存。

（5）对检测结果有影响的环境条件检测、控制、记录。

5. 检测结果的控制

（1）凡出现检测结果异常（极低或极高），应自觉对该样品进行复检，必要时应与体检项目负责人或主检医师沟通并采取相应措施（如重新采样），确保检验结果的准确性。

（2）检测数据和结果应由有经验的人员核对和验证，建立和实施计算机或电子数据保护程序。

（3）发现设备异常、操作失误等影响检测结果，应立即查找原因，执行不符合检测工作控制程序。

6. 职业健康检查报告质量控制

（1）职业健康检查报告信息全面，数据精确，结论准确，格式和用语规范。

（2）职业健康检查体检表，各检查项目必须由具备相应执业资质的人员录入结果，由主检医师出具检查结论，报告必须加盖职业健康检查机构公章。

（3）职业健康检查总结报告的内容应符合《职业健康监护技术规范》的要求，须由编制人、审核人和授权签发人签字，必须加盖职业健康检查机构公章。总结报告还应结合用人单位作业场所的职业病危害因素现场监测资料对体检异常结果进行分析并提出相应的职业病防治措施和建议。

7. 职业健康监护管理软件的质量控制

（1）职业健康检查机构应有专门科室和人员负责维护完善职业健康监护管理软件，并及时将无法解决的软件问题交由软件开发公司的工程师处理。

（2）职业健康检查机构对职业健康监护管理软件的使用人应设置使用权限，各使用人在权限范围内开展工作。

（3）职业健康监护管理软件的内存数据应定期转移，长期保存，以建立用人单位职业健康监护电子档案。

（4）职业健康检查机构应采取措施，保证职业健康监护管理软件的信息安全性，防止资料外泄。

（三）政府部门加强监督管理

我国县级以上地方卫生健康主管部门应当加强对本辖区职业健康检查机构的监督管理。按照属地化管理原则，制订年度监督检查计划，做好职业健康检查机构的监督检查工作。监督检查主要内容包括：

1. 相关法律法规、标准的执行情况；

2. 按照备案的类别和项目开展职业健康检查工作的情况；

3. 外出职业健康检查工作情况；

4. 职业健康检查质量控制情况；

5. 职业健康检查结果、疑似职业病的报告与告知以及职业健康检查信息报告情况；

6. 职业健康检查档案管理情况等。

省级卫生健康主管部门应当对本辖区内的职业健康检查机构进行定期或者不定期抽查；设区的市级卫生健康主管部门每年应当至少组织一次对本辖区内职业健康检查机构的监督检查；县级卫生健康主管部门负责日常监督检查。县级以上地方卫生健康主管部门监督检查时，有权查阅或者复制有关资料，职业健康检查机构应当予以配合。

（廖丽贞　李卫东）

思考题

1. 职业健康检查的定义是什么？
2. 职业健康检查注意事项有哪些？
3. 体检套餐设计需要根据哪几点进行选择？
4. 职业健康检查的意义包括哪些？
5. 试解读一份个人健康体检报告。

第七章 ┃ 职业健康风险评估技术

 本章要点

1. **掌握** 职业健康风险评估基本框架、程序与步骤。
2. **熟悉** 常用职业健康风险定量风险评估方法；半定量风险评估方法应用；USEPA 吸入风险评估和急性中毒事故风险评估方法应用；噪声职业病危害风险评估方法应用。
3. **了解** 目前职业健康风险评估未来发展趋势。

第一节 职业健康风险评估的基本框架

一、职业健康风险评估的基本概念

1. **职业健康风险** 健康风险是指有害因素在一定的暴露条件下对人体造成损害的预期的或实际的发生概率（probability），以及可能的伤害程度，如造成机体损伤、产生疾病或死亡的概率。风险不仅意味着伤害、疾病、事故等不幸事件的存在，而且特别强调其发生的可能性。

2. **职业健康风险评估** 是针对工作于可能产生危害的工作场所的作业人员所进行的有关健康风险的分析评估过程。系统地衡量各项使作业人员暴露于健康危害的因素、判定相应的风险，以及系统地考虑有关消除或减轻这些风险所需的措施。是通过对毒理学研究、环境监测、生物监测、健康监护和职业流行病学调查获得的研究资料进行综合分析，定性和定量地评价职业性有害因素的潜在健康危害及程度，对其进行职业健康风险管理，制定控制风险的对策措施的方法和过程。风险分析评估的过程要对特定物质产生的风险进行识别和量化，要考虑到对人的可能的有害影响。

简言之，风险评估是识别工作场所存在什么职业危害，评价这些危害引起人身伤害可能性的一个过程；就是对评价对象存在的风险进行定性和定量分析，并且与风险的可接受水平进行对比，进而以寻求最小后果损失和最佳的预防与控制措施。

3. **职业健康风险评估目的** 辨识相关职业性有害因素暴露存在的职业健康危害；对劳动者职业性有害因素职业暴露进行评价；对暴露于化学毒物的劳动者进行剂量 - 反应关系评价，分析发生职业病及其他健康影响的可能性；确定化学毒物职业病危害风险等级，在分析风险影响程度及其风险概率的基础上，提出合理可行的职业病危害防控措施，为实施建设项目和用人单位职业病危害风险应对提供技术依据。

4. **职业健康风险评估的基本方法** 主要包括健康风险评估四阶段法、风险合理可接受水平和不同类别风险评估方法的选择等三个方面。

（1）职业健康风险评估的程序：职业健康风险评估的程序是以国际上普遍采用的健康风险评估四阶段法为基础，包括：危害因素辨识、暴露评价、剂量 - 反应评价、风险表征和风险应对四个阶段。

1）危害因素辨识（hazard identification）：危害因素辨识即风险识别，其主要任务是确定职业有害因素对暴露人群能否引起损害及其发生的条件；暴露与损害之间是否存在因果联系；对危害进行分类并估计其危害的程度；确定对该有害因素进行风险评价的必要性和可能性。风险因素辨识主要通过检查表法、类比法及经验来完成。

2）暴露评价（exposure assessment）：是通过职业史、暴露人群特征、暴露方式、暴露途径、暴露时间等流行病学调查，采用环境监测、生物监测等方法，对有害因素进行定性和定量评价。估测职业人群暴露于有害因素的程度或可能程度，为有害因素的评价尤其是暴露 - 反应关系评价和风险评价提供可靠的暴露数据和暴露情况。

3）剂量 - 反应评价（dose-response assessment）：剂量 - 反应关系即暴露量与人群特定健康效应的出现频率之间的关系。随着暴露剂量的增加或减少，人群中出现某种特定的健康效应的频率随之发生变化。本质上是剂量与发生概率的关系。

剂量 - 反应评价即通过对流行病学资料和动物定量研究资料进行分析，阐明不同暴露水平所致效应的强度和频率，确定剂量 - 反应关系。

4）风险的表征（risk characterization）：在风险因素辨识、剂量 - 反应评价和暴露评价等三部分综合评价的基础上，根据一定的原则和定量分析方法，对有害因素造成暴露人群健康效应的反应概率和预期危害程度的等级或概率的估计和预测，并指出在分析过程中的各种不确定因素。如风险等级、致癌概率；急性中毒的个人风险、社会风险等。并将风险与可接受水平进行对比。

5）风险管理与控制（risk management and control）：风险评估的结果用于风险管理，也称为风险应对。风险管理是指通过风险辨识、分析、评价和控制，以最小的成本将风险降低到可接受水平的全过程，其最终目的是将风险降低到可接受的风险水平。

（2）风险的合理可接受水平：由于风险具有很大的不确定性，不同个体甚至同一个体在不同状态下对风险的感受与理解也存在差别。因此，对风险的社会可接受性进行研究成了风险管理的重要环节。所谓风险的可接受性是指社会公众根据主观愿望对风险水平的接受程度。

1）影响可接受风险水平的因素：风险可接受性水平的确定是一个困难的课题，这主要体现在研究方法上。在当前阶段，一般认为除了对风险进行技术评价以外，还要对其进行社会科学领域的研究，风险可接受性的评价涉及技术的、社会的、政治的、经济的以及文化背景等各种因素，如图 7-1 所示。

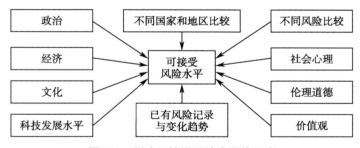

图 7-1　影响可接受风险水平的因素

2）合理可接受水平——ALARP 准则：某一特定风险是否可接受还要取决于具体环境，这就要考虑到对风险的不同理解和相应的成本效益问题。因此，合理可接受水平（as low as reasonable practicable，ALARP）的概念被越来越多地提及。在确定合理可接受水平时，不仅考虑到人们的心理因素和当前社会的技术可行性，还考虑到了有经济上的可行性和降低风险的效益问题等诸多方面。合理可接受水平常用来界定风险的可接受性。依据这种定义可把风险分为三个区域，如图 7-2 所示：

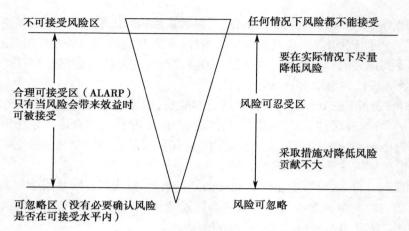

图 7-2　ALARP 准则划分风险区域

ALARP 准则将风险划分为三个区域：不可接受区、合理可接受区（ALARP 区）和可忽略区。若风险处于不可接受区，无论它带来的收益有多大，风险都不能被接受，必须采取措施来减少风险；在可忽略区，风险处于很低水平，可以忽略不计，也没有必要进行详细的风险分析；这两种极端情况之间的区域就是 ALARP 区。对此区域内，要在实际情况下尽量减少风险，即通过风险分析，权衡每一项风险处理措施的成本和效益，决定是否采取这些措施。如果分析结果认为，进一步增加投资，对风险降低贡献不大，则此风险是"可容忍"的，即为了节约成本，可允许该风险存在。

表 7-1 列出了一些国家和地区应用 ALARP 准则制定的个人风险可接受水平；图 7-3 是英国 HSE 确定的个人风险的可接受水平。

表 7-1　部分国家和机构制定的个人风险可接受水平

国家或地区	适用范围	最大可接受风险	可忽略风险
荷兰	新建工厂	10^{-6}	无
荷兰	现有工厂	10^{-5}	无
英国	现有危险性工业	10^{-5}	10^{-6}
中国香港	新建工厂	10^{-6}	无
澳大利亚南威尔士	新建工厂	10^{-4}	无
美国加利福尼亚巴巴拉	新建工厂	10^{-6}	10^{-6}

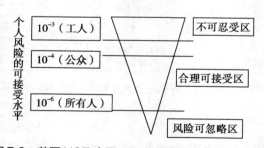

图 7-3　英国 HSE 应用 ALARP 准则确定的个人风险

在许多国家，社会风险可接受水平的 F/N 曲线可用下面的通式表示：

$$1 - F_N(x) < \frac{C}{x^n}$$

式中 n 是曲线的斜率；C 是决定曲线位置的常数。如果曲线斜率 $n=1$，称为中性风险可接受水平；如果 $n=2$，则称为厌恶型风险可接受水平，这时，较大的事故被认为更加严重，只有在发生概率非常低时才可接受。

表7-2给出的是一些国家及地区可接受水平的 n 和 C 的值。

表7-2　一些国家及地区可接受水平的 n 和 C 值

国家或地区	n	C	应用
英国	1	10^{-2}	危险设施
中国香港	1	10^{-3}	危险设施
荷兰	2	10^{-3}	危险设施
丹麦	2	10^{-2}	危险设施

（3）不同类别风险评估方法的选择：风险评估有许多种，分类方法也有多种形式。主要应用的以下两种分类方法。

1）根据评价对象所处的阶段分类：根据评价对象所处的阶段分为风险预先评价、验收评价、现状评价。

预先评价：指建设项目（工程）在规划、设计阶段或施工之前进行的风险评价。其目的是预测风险的可能性，为规划者或设计者提供安全设计的依据和可靠性资料，使职业危害的可能性和危险性在规划、设计阶段或施工之前得到解决，起到事半功倍的作用。目前开展的建设项目职业病危害预评价属于预先评价。

验收评价：建设项目（工程）完成以后，在投入试生产运行阶段经过职业卫生现场调查和评价，分析已有的职业卫生措施及设施的完备性、有效性。是对投产后的风险管理和控制有效性的评价，例如目前开展的建设项目职业病危害控制效果评价。

现状评价：在建设项目（工程）运行阶段的现状风险评价，对工艺过程、设备、环境、人员素质和管理水平等情况进行系统的风险评价，以确定职业卫生管理对策及措施，保护劳动者职业安全与健康。目前开展的用人单位工作场所职业病危害现状评价属于现状风险评估。

2）根据评价方法的特征分类：根据评价的技术特征可以分为定性评价、半定量评价（指数评价）、定量评价等。

风险评估方法的选取由具体的风险水平决定，对应 ALARP 准则划分风险区域（见图 7-2）风险较大的采用定量分析法；相反，对于广泛可接受风险可采用定性的方法；风险水平居中的采用半定量的方法。必须强调，这些方法通常要合理组合使用，才能更有效地解决复杂问题的风险。

定性评估方法：依靠人的观察分析能力，借助有关法规、标准、规范、经验和判断能力进行评价的方法。检查表法、类比法等是典型的定性评价方法。

指数评估方法：也称为半定量评价，是利用系统风险指数模型，采用推算方法，逐步给出系统风险等级的评价方法。

对于水平居中的风险仅使用定性的分析法是不够的，若采用完全定量的方法又过于浪费时间，因此合理的采用风险指数及风险矩阵的方法可以很好地解决这一问题。新加坡化学物质职业健康风险分级方法即为采用风险指数风险矩阵的半定量风险评估方法。

定量风险评估方法：在对风险进行分析与控制的过程中，尽管通过定性和半定量分析方法对风险进行识别是很有价值的，但它们往往不适用于系统复杂和具有潜在高风险工艺的决策过程，因为它们在这种情况下无法提供充足的风险管理信息。这时，进行一种全面的定量风险分析以确定事故风险概率是很有必要的。尤其是近几十年来，定量风险分析作为与高风险相关的决策制定基础，变得越来越重要。它主要依靠历史统计数据，运用数学方法构造数学模型进行评价。

二、职业健康风险评估的基本框架及内容

1. 基本框架内容　按照职业健康风险评估基本程序,建立职业健康风险评估的基本框架,包括:评价过程实施程序与分析步骤;风险评估过程实施每个程序步骤的目的;每一程序所需要的相关信息及风险分析技术方法。在基本框架中除基本的四步骤,即:第一阶段,风险辨识(hazard identification);第二阶段,剂量-反应评价(dose-response assessment);第三阶段,暴露评价(exposure assessment);第四阶段,风险表征(risk characterization),还包括风险管理决策的制定(即风险应对)。

职业健康风险评估的基本框架及主要内容见表 7-3:

表 7-3　职业健康风险评估框架基本内容

步骤	目的和内容描述	相关信息和方法
危害辨识	鉴别可能对健康产生有害影响的活动或暴露、可观察的有害影响的可能原因,对潜在职业病危害进行识别、判别;分析风险的性质、种类、模式、发生的时机和空间条件、发生的实际可能性、影响范围、风险的严重程度等	流行病学资料、毒理学资料、职业病及事故案例统计数据等历史资料; 职业史调查、操作规程、培训记录等; 现行法律、法规及标准、规范的对照等 采用类比法、检查表法和经验进行
剂量-反应关系评价	通过对流行病学资料和动物定量研究资料进行分析,确定暴露量与人群特定健康效应的出现频率之间的关系,即确定剂量-反应关系	危害等级的确定; 根据急性中毒致死概率计算参数确定概率变量和急性中毒致死概率的剂量-反应关系模型; 根据化学致癌物的吸入单位风险确定剂量-反应关系
暴露评价	通过询问调查、环境监测、生物监测等方法,对化学毒物进行定性和定量评价 职业人群暴露于化学毒物的程度或估测的可能程度,为剂量-反应关系评价和风险评价提供可靠的暴露数据	工作场所职业病危害因素浓度预测、监测与检测;暴露指数和暴露等级的分析计算; 扩散浓度计算机模拟,选择合适的毒性评价指标确定影响区域
风险表征	通过对前三个阶段的评价结果进行综合、分析和判断,获得暴露人群发生职业病危害的可能性,即劳动者由于接触某种化学毒物可能导致某种健康效应的发生概率和预期危害程度的预测,并确定风险可接受性	ALARP 准则进行风险可接受水平的评价; 风险等级评估; 急性中毒事故致死概率的计算,并判断风险是否可接受; 化学致癌物职业暴露超额风险的计算,并判断风险是否可接受
风险应对	在分析出风险概率及其风险影响程度的基础上,根据风险性质和决策主体对风险的承受能力而制定风险源控制;回避、降低或者分担职业风险的应对计划。在制定职业风险应对策略时,应主要考虑可规避性、可转移性、可缓解性、可接受性等四个方面的因素	化学毒物职业病危害分级管理; 急性中毒事故风险应对及应急管理措施、致癌风险应对措施;根据风险可接受水平,提出合理可行的工程控制措施、个体防护措施、劳动组织管理措施、职业卫生管理措施和应急救援措施等控制和降低风险

2. 职业健康风险评估的程序与步骤

(1)风险辨识:评价过程的第一步是对风险因素的辨识和分级,即存在什么危害、危害的大小、危害以何种方式存在等,并且与剂量-反应信息相联系。基于流行病学、职业医学、毒理学和环境研究结果,描述有害因素对健康的潜在危害;确定所要评价的有毒化学物质是致癌物还是非致癌物等。

风险辨识是确定暴露于有害因素能否引起不良健康反应发生的过程,即对有害因素引起不良健康反应的潜力进行定性评价的过程。

　　风险的辨识是一项非常复杂的系统工程，只有掌握详尽的职业流行病学历史资料，周密分析特定区域中职业人群所处的生产和工作环境，才能找出人 - 生产过程 - 工作环境中各种职业危害隐患和风险因素。

　　风险辨识一般包括以下三个步骤（图7-4）。

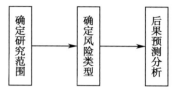

图7-4　风险辨识步骤

　　收集信息资料是辨识过程进行的重要环节。此阶段首先应对工人暴露的有害物质进行识别，并编写详细目录；收集研究有害物质的相关资料，其中包括该物质的理化性质、人群暴露途径与方式、毒理学作用、毒作用机制、临床表现、动物实验、人群流行病学调查等方面的资料；从供应商处或图书馆等资料得到每种化学物质的物质安全数据单 MSDS；根据化学反应成分的分组和危险分类标准，对产品进行分类；分析并标记他们的特殊毒性，包括急性致死；单次暴露后的非致死不可逆反应；反复或长期暴露后的不良反应；腐蚀性；刺激性；过敏性；致癌性，致突变性，生殖毒性，和对环境的危险影响。然后对所得资料进行分析，确定此物质对职业人群健康的危险性，并对所得结果进行描述，确定其是否对人体健康造成损害。

　　（2）剂量 - 反应关系评价：评价某物质的剂量和人类不良健康效应发生率之间关系的过程。一般认为致癌物的暴露 - 反应关系没有阈值，并建议使用剂量 - 反应的多阶段模型。根据生物检测或生理药代动力学（PBPK）模型由外剂量得到内剂量，致癌风险评价以剂量 - 反应函数的多阶模型与蒙特卡洛模拟方法结合，实现内暴露风险定量剂量 - 反应评价技术等。急性中毒事故风险分析以阈值模型的剂量 - 反应关系计算急性中毒死亡概率，进行剂量 - 反应评价。

　　（3）暴露评估：包括有定性暴露评价、工作环境定量监测、生物监测、应用数学模型和计算机模拟预测暴露浓度等方法进行。评价暴露方式、强度、时间、实际或预期的暴露期限和暴露剂量、可能暴露于特定不良环境因素的人数等，从而对工人暴露情况进行定性和定量评估。

　　在暴露评估过程中，暴露水平的表征方式一般有三种：浓度、接触剂量与内剂量。有毒物质的暴露浓度可以通过扩散数学模型、环境监测或数值模拟等技术得到；在暴露浓度的基础上引入暴露时间、频率、吸收系数等参数，可由暴露浓度得到暴露剂量；利用生物监测或通过 PBPK 模型估算有毒物质经过人体的代谢而最终留在体内的内剂量。

　　1）定性暴露评价：评估工作场所中的各种危害因素的暴露；工作场所外部可以增大潜在毒物暴露的风险因素；工人的某些行为可能增大其自身的风险，例如没有遵守操作规程或特定的工作惯例、没有佩戴防护装备和防护服、佩戴不当的防护装备、在工作场所吃饭、饮水等。

　　在化学物质职业健康风险分级方法里，定性分析考虑多种暴露因素后进行暴露指数与暴露等级评估，是一种半定量的暴露评价。

　　2）工作环境定量监测：根据职业卫生测量资料进行暴露评估，是以外暴露剂量来表示的，即在特定时间内，物质在交换部位（肺、皮肤）的量或浓度。监测工作环境空气中有毒物质的浓度、监测劳动者职业暴露的程度是目前暴露评价的主要方法。

　　3）生物监测：有毒物质的浓度在时间和空间分布常有变动，劳动者的暴露状况、个人防护亦复杂多样，工作环境监测的结果有时很难反映工人的实际暴露水平；生物监测资料可以反映毒物在人体内的总量或蓄积水平，尤其对苯等可经皮肤吸收的毒物可以提供一种理想的监测途径。

　　生物监测相比于环境监测有许多优点，因为反映内剂量的生物参数比环境暴露量更相关于机体的有害反应。生物监测提供了对经所有吸收途径进入体内的综合暴露量的估计。但是，当存在多种暴露途径时，环境监测有助于确定哪种途径更重要，或识别出生物监测中要考虑的物质。

　　4）应用数学模型和计算机模拟预测暴露浓度：利用数学模型可以相对精确地预测工作场所有害物质的浓度。但每个模型都有明显的局限性，只能适用于各自的理想情况。例如在暴露评估中运用 PBPK 模型，可实现由工作场所环境外暴露剂量预测内暴露剂量的暴露评估分析技术方法。运用危险气体区域定位 ALOHA（areal locations of hazardous atmospheres）软件进行计算机模拟，可以在急性中毒事故风险分析过程中进行事故扩散浓度计算。

（4）风险表征：即风险评估结果的表达和表示。总结和阐明由暴露和健康效应评价以及风险评价过程中的不确定性所获得的结果信息，其目标是评价暴露对职业人群健康风险大小。

在风险分级方法中，这个过程的评估结果可以得到用风险指数和风险等级表示的风险的定性和半定量的评价结果。在定量风险评估中，即急性与慢性暴露的风险表征中，对于有害因素的急性暴露，针对死亡后果剂量 - 反应关系，根据暴露评价的结果，计算一定暴露剂量下的死亡概率。对于慢性暴露，由于其健康后果往往是特定的，如致癌、致畸等，因此仅需要针对单一的后果讨论其风险，即在剂量 - 反应关系评价的基础上，根据暴露评估的结果，描述特定暴露水平下对应的致癌发生概率等。

（5）风险应对：通过应用系统风险分析技术，对工艺过程、设备、使用原辅料及产品、工作环境、人员素质和管理水平等情况进行系统的风险分析，确定今后风险管理过程中应优先采用的职业卫生防护对策及措施。风险的管理决策一般从工程技术措施、职业卫生管理措施和操作规程、应急救援预案、健康监护策略、职业卫生培训、暴露水平监测等方面进行。

化学物质暴露的可能性很大程度上受卫生工程技术控制措施和它们的效能所决定。密闭化、自动化是减少暴露的根本措施，适当的局部通风排毒除尘系统设计将大大地减少暴露风险，而一个开放的系统或不合理的设计和维护系统可能导致较高的暴露。对于容易发生急性中毒的化学物质而言，应急救援系统是否完善对风险控制起到了至关重要的作用。

职业卫生管理措施和严格的操作规程也为风险控制提供了制度的保障。对工人的职业健康教育、培训也是必需的，尤其是接触严重职业病危害因素的工人。培训可以帮助工人了解危害因素对健康的危害，采取合理的保护措施，并及时发现中毒或暴露过量的早期症状。

健康监督主要包括工作前的体检、工人健康状况的定期检查和生物监测。体检可以确定工人是否适合做这份工作，并给出其工作前的健康基准。定期健康检查能尽可能早的发现身体状态的显著变化。

第二节　职业健康风险评估常用方法

目前我国职业健康风险评估技术方法可以分为定性评价、半定量评价和定量评价三大类。定性评价主要借助对事物的经验、知识、观察及对发展变化规律的了解，科学地进行分析、判断的一类方法，类比法是一种比较典型的定性评价方法。定量评价是根据统计数据、检测数据、同类和类似系统的数据资料，按有关标准，应用科学的方法构造数学模型进行定量化评价的一类方法。以下介绍检查表的定性评估方法、半定量的化学毒物职业病危害风险分级方法和其他几种定量评价的方法。

一、检查表法

（一）方法概述

检查表是一种最基础、最简便、应用最广泛的风险分析方法，也是职业卫生工作中最传统的一种方法。在 20 世纪 30 年代以前，它实际上是安全专家们进行工作的唯一手段。直至安全、职业卫生等科学迅速发展的今天，它仍是许多企、事业单位职业健康管理的重要手段之一。

检查表是将对一系列分析项目的分析以表格的形式列出，以确定整个系统的状态。这些项目包括设备、操作、控制、职业病防护设施和职业卫生管理等各个方面。通常由一些对工艺过程、机械设备和作业情况熟悉并富有安全技术和管理经验的人员，事先对分析对象进行详尽地分析和充分地研究讨论，以确定检查的单元、项目、要求和各项的赋分标准，并将这些内容列成表格。在对系统进行评价、验收时，对照检查表逐项检查、赋分，从而评价出系统的职业病防护设施与措施，并针对查找出的缺陷或隐患，提出相应的职业危害防护措施建议。

（二）内容和形式

检查表应有检查表名称、被检查的单位、设备或工艺名称、检查日期、检查人、检查内容和检查结果。检查内容中应列出被检查系统的所有不安全因素，作为检查项目和检查点。另外，检查所依据的职业卫生相关规章和条例也应列举清楚。

检查表的形式通常有以下三种。

1. 将检查内容以提问的方式列于表中　检查结果以"√""×"表示。此外，还可将检查对象的现状和相关事宜记录于备注中。

这种检查表适用于检查内容较简单的系统。对于较复杂的检查对象，这种方式缺乏系统性，亦不能突出重点，因此并不太适用。但是为了使检查内容的重点有所突出，一般将重要的项目列在前面，重要性次之的排在后面。本节的实例中给出的安全检查表就属于这种类型。

2. 用评分的方法来表达检查结果　这种检查表将各个检查项目按其重要程度而确定各自的满分值，再根据被检查系统的各个检查项目的具体情况给予评分，将项目的分值加在一起就可得到系统的总分值，按此总分值的高低就可以判断系统的安全情况。这种方式的优点是能将检查项目的重要程度区分出来，重点突出，因此往往用于单位部门之间职业卫生管理水平的横向对比或评价，能客观地反映安全状况和水平。

3. 用类似目录表的方法列出检查项目和内容　这种检查的检查结果也按目录的格式顺序填写，它主要用在较复杂的系统检查，能使检查内容有分类和层次，更有系统性，往往用在项目的设计时。

4. 编制步骤　要编制一个符合客观实际，能全面识别和分析系统危险性的安全检查表，首先要建立一个编制小组，其成员应该包括熟悉系统各个方面的人员，应该由职业卫生专业人员、生产技术人员和工人三部分组成。同时还要经过以下几个步骤，如图7-5所示。

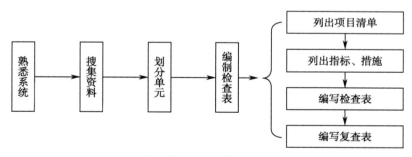

图7-5　检查表编制步骤

下面对这几个步骤进行详细介绍：

（1）熟悉系统：包括系统的结构、功能、工艺流程、主要设备、操作条件、布局和已有的职业病防护设施。

（2）搜集资料：搜集有关的安全法规、标准、制度及该系统过去的职业病发生或事故资料，作为编制检查表的依据。

（3）划分单元：按功能或结构将系统划分成子系统或单元，逐个分析其潜在的风险因素。

（4）编制检查表：针对风险因素，依据有关法规、标准，参考过去职业病发生或事故的教训和经验，确定检查表的检查要点和内容以及设计中为达到职业卫生指标应采取的措施，然后按照一定的要求编制检查表，具体步骤又分为：

①按系统、单元的特点和评价要求，列出检查要点、检查项目清单，以便全面查出存在的危

险和有害因素；②针对各检查项目中查出的危险和有害因素，依据有关标准列出职业卫生指标的要求和对策措施；③编写检查表：其内容应包括有害因素和防护设施及措施、是否落实了相应设计的对策措施、能否达到预期的职业卫生指标要求、遗留问题及解决办法等。

表7-4为简单的职业卫生检查表的形式：

表7-4　检查表的基本形式

序号	项目名称	检查内容	检查结果	依据标准	备注

其中：①序号；②项目名称，如子系统、车间、工段、设备等；③检查内容，可用直接陈述句，也可用疑问句；④检查结果，有的采用"是""否"判断符号，有的采用打分的形式；⑤依据标准，有关的职业卫生法规、标准、制度；⑥备注，可注明建议改进措施或情况反馈等事项。

二、化学毒物职业病危害风险分级方法

（一）化学毒物职业病危害风险分级方法概述

在半定量分析方法中，新加坡的有害化学品职业暴露半定量风险分析方法，以其所需数据简单，可操作性强，结果合理等特点，适用于我国目前工作场所职业暴露健康风险评估的实际情况。风险等级评估的步骤及主要内容包括四部分：①风险辨识；②危害等级评价；③暴露等级评价；④风险等级确定及评价风险。其主要程序：首先进行风险辨识，在风险辨识的同时同步进行危害等级 HR 及暴露等级 ER 的评价，然后通过公式 $Risk=(HR \times ER)^{1/2}$ 计算风险水平。这种方法有系统地识别化学品危害，评价暴露或者暴露的可能性，判断其风险水平，确定风险等级，根据不同水平的风险等级，决定相应风险的防控措施优先级，以采取有效的防护控制措施。

（二）化学毒物职业病危害风险分级的步骤

风险分级步骤如下：

（1）搜集生产工艺、防护措施、化学毒物性质、职业暴露情况等相关资料；

（2）识别化学毒物危害，确定危害等级；

（3）评价暴露程度或暴露的可能性，确定暴露等级；

（4）基于化学毒物危害等级和暴露等级，确定风险等级；

（5）根据不同风险等级，决定相应风险的防护控制措施优先级，以采取有效的防控措施。化学毒物职业病危害风险分级方法的评价程序参见图7-6。

（三）化学毒物职业病危害风险分级的方法内容

1. 危害辨识　主要通过调查生产工艺、防护措施等相关资料，辨识分析危害产生的环节；通过查找化学毒物特性的相关资料，辨识其危害特性；调查劳动者工作班制、作业方式、工作环境等，辨识分析暴露特征。

（1）调查生产工艺、防护措施等相关资料，对工艺过程、劳动者操作环境和操作程序等进行全面调查，包括生产工艺控制指标、工艺设备技术参数、产品包装、运输及贮存方式、原辅料的规格及使用量、职业病防护设施、应急救援设施、职业卫生管理措施和操作规程、职业健康监护资料等。

（2）查找化学毒物特性的相关资料，辨识蒸气压、固体物料颗粒尺度、嗅阈等理化性质；辨识化学毒物固有的急性毒性、刺激性、腐蚀性及致癌、致突变和致畸等特性。

（3）搜集影响劳动者职业暴露水平的相关资料，包括劳动者操作方式、暴露因素、暴露途径、暴露时间、暴露频率、暴露量、暴露浓度、职业病防护设施使用及维护情况等。

2. 化学毒物危害等级（HR）评估　可依据急性毒性、有毒作用影响/危害分类结果等划分危害等级。

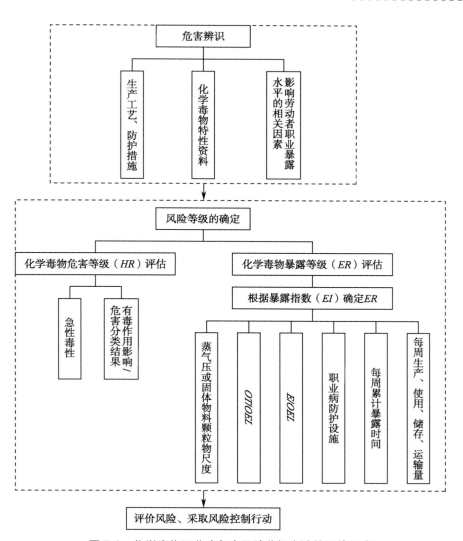

图 7-6　化学毒物职业病危害风险分级方法的评价程序

（1）依据急性毒性划分危害等级：按表 7-5 的规定依据急性毒性划分危害等级，等级由低到高依次为 1～5 级。

表 7-5　依据急性毒性划分危害等级

危害等级 HR	大鼠经口吸收 $LD_{50}{}^a$（mg/kg）	大鼠或兔经皮吸收 LD_{50}（mg/kg）	大鼠经吸入吸收 （气体和蒸气） $LC_{50}{}^b$[mg/(L·4h)]	大鼠经吸入吸收 （浮质和微粒） LC_{50}[mg/(L·4h)]
1	$LD_{50} > 5\,000$	$LD_{50} > 5\,000$	$LC_{50} > 50$	$LC_{50} > 10$
2	$2\,000 < LD_{50} \leqslant 5\,000$	$2\,000 < LD_{50} \leqslant 5\,000$	$20 < LC_{50} \leqslant 50$	$5 < LC_{50} \leqslant 10$
3	$200 < LD_{50} \leqslant 2\,000$	$400 < LD_{50} \leqslant 2\,000$	$2.0 < LC_{50} \leqslant 20$	$1 < LC_{50} \leqslant 5$
4	$25 < LD_{50} \leqslant 200$	$50 < LD_{50} \leqslant 400$	$0.5 < LC_{50} \leqslant 2.0$	$0.25 < LC_{50} \leqslant 1$
5	$LD_{50} \leqslant 25$	$LD_{50} \leqslant 50$	$LC_{50} \leqslant 0.5$	$LC_{50} \leqslant 0.25$

[a] LD_{50} 为半数致死量；
[b] LC_{50} 为半数致死浓度。

（2）依据有毒作用影响 / 危害分类结果划分危害等级：按表 7-6 的规定依据有毒作用影响 / 危害分类结果划分危害等级。

表7-6　依据有毒作用影响/危害分类结果划分危害等级

危害等级 HR	作用影响/危害分类的描述
1	不确定的健康危害影响及未归类的有毒或有害物质； 职业健康监护与流行病学资料中未见明确健康影响； IARC　G4； 未按有毒或有害分类
2	对皮肤、眼睛、黏膜的可逆的结果或者并未造成严重的健康损害； 职业健康监护与流行病学资料中可见有健康影响，健康影响一般为可逆的； IARC　G3； 皮肤过敏和刺激物质
3	可能为人类或动物致癌物或致突变物，但尚无充足证据； 职业健康监护与流行病学资料中可分析到剂量与健康效应关系，并可造成健康损害； 没有可靠的充足证据的流行病学资料； IARC　G2B； 腐蚀性物质（pH 3～5，或 9～11）、呼吸性敏感物质
4	基于动物研究的很可能为人类致癌物、致突变物或致畸物； 职业健康监护可分析到有明显剂量与健康效应关系，健康影响出现不可逆的并有可靠的流行病学资料证实； IARC　G2A； 高腐蚀性物质（pH 0～2，或 11.5～14）
5	已知人类致癌物、致突变物或致畸物； 职业健康监护可分析到有明显剂量与健康效应关系，流行病学资料中有典型病例报告； IARC　G1

注：G1：确认人类致癌物；G2A：可能人类致癌物；G2B：可疑人类致癌物；G3：对人及动物致癌性证据不足；G4：未列为人类致癌物。

（3）综合确定化学毒物危害等级：如依据表 7-5 和表 7-6 划分的危害等级不同，选择较高危害等级作为 HR 的评估结果。

3. 化学毒物暴露等级（ER）评估　主要考虑呼吸吸入途径的暴露，通过所选择的暴露因子确定暴露指数，然后通过公式计算得到暴露等级。

（1）暴露等级及计算公式：对于吸入途径的暴露，依据公式（1）规定的方法利用暴露指数确定暴露等级。

$$ER = (EI_1 \times EI_2 \times \cdots\cdots \times EI_n)^{1/n} \quad\text{...（1）}$$

式中：

ER：暴露等级；

EI：暴露指数，按表 7-7 的规定确定；

n：使用的暴露因子的个数。暴露因子包括蒸气压或固体物料颗粒尺度、OT/OEL、E/OEL、职业病防护设施、每周累计暴露时间和每周生产、使用、储存、运输量等。

（2）暴露因子

1）化学毒物的蒸气压：采用安托因方程计算，见公式（2）。

$$p = 101\,325 \times 10^{A - [B/(T+C)]} / 760 \quad\text{...（2）}$$

式中：

p——蒸气压的数值，单位为帕（Pa）；

T——化学毒物生产、使用、储存、运输时温度的数值，单位为摄氏度（℃）；

A、B 和 C——物性常数，称为安托因常数。

表7-7　暴露因子和暴露指数对应表

暴露因子	暴露指数（EI）				
	1	2	3	4	5
蒸气压[a]或固体物料颗粒尺度	$<1.33 \times 10^1$Pa	$1.33 \times 10^1 \sim$ 1.33×10^2Pa	$>1.33 \times 10^2 \sim$ 1.33×10^3Pa	$>1.33 \times 10^3 \sim$ 1.33×10^4Pa	$>1.33 \times 10^4$Pa
	粗糙的块状或潮湿物料≥1cm的材料	干燥的粗粒物料1～10mm的材料	干燥的细粒物料100～1 000μm的材料	干燥的微粒物料10～100μm的材料	干燥的微粉物料<10μm的材料
OT/OEL	<0.1	0.1～0.5	0.5～1.0	1.0～2.0	≥2.0
E/OEL	<0.1	0.1～0.5	0.5～1.0	1.0～2.0	≥2.0
职业病防护设施	工艺过程密闭化、自动化，无人工操作，无化学毒物逸散的生产过程	无人工操作，有化学毒物逸散的生产过程及设备，设置适宜的局部通风排毒设施并定期维护	有人工操作，有化学毒物逸散的生产过程及设备，设置适宜的局部通风排毒设施并定期维护	有人工操作，有化学毒物逸散的生产过程及设备，设置局部通风排毒设施，但未定期维护	有人工操作，有化学毒物逸散的生产过程及设备，未设置局部通风排毒设施
每周累计暴露时间	<8h	8～16h	16～24h	24～32h	>32h
每周生产、使用、储存、运输量	几乎可以忽略的使用量（<1kg或1L）	小用量（1～10kg或1～10L）	中等用量（10～100kg或10～100L）	大用量（100～1 000kg或100～1 000L）	大用量（>1 000kg或1 000L）

[a]一般为化学毒物生产、使用、储存、运输温度下的蒸气压。

2）固体物料颗粒尺度：指颗粒的大小，通常球体颗粒的尺度应用直径表示，立方体颗粒的尺度应用边长表示，不规则颗粒的等效直径应用与该颗粒有相同行为的某一球体直径表示。

3）OT/OEL比值：指常见化学毒物的嗅阈与职业接触限值的比值，在计算OT/OEL时，OT应与PC-STEL或MAC比较。

4）周暴露量E：周暴露量E应按公式（3）规定的方法计算：

$$E = \frac{F \times D \times M}{W} \quad\cdots\cdots\cdots\cdots\cdots\cdots\cdots\cdots\cdots\cdots\cdots\cdots\cdots（3）$$

式中：

E——每周工作时间的化学毒物实际周平均暴露浓度的数值，单位为毫克每立方米（mg/m³）；

F——每周暴露次数的数值；

D——每次暴露的平均时间的数值，单位为小时（h）；

M——实际监测暴露浓度的数值，单位为毫克每立方米（mg/m³），若有多次检测结果则取中位数；

W——标准周工作时间的数值，单位为小时（h），设为40。

当劳动者接触空气中化学毒物的实际暴露水平可获取时，对于吸入途径的暴露，应将E与OEL比较。对于同时有PC-TWA和PC-STEL的毒物，应选择PC-TWA进行比较。对于一天中任意时间不超过15min的短时间暴露，周暴露量E应与PC-STEL或MAC比较。

5）职业病防护设施的设置、使用及维护情况：对产生化学毒物的生产过程和工艺设备，优先采用机械化、自动化、密闭化。有化学毒物逸散的生产过程及工艺设备，应结合生产工艺采取通风排毒等职业病防护设施。

6）每周累计暴露时间：指劳动者每周暴露于该化学毒物的累计时间。

7）化学毒物每周的生产、使用、储存、运输量。

4. 化学毒物职业病危害风险等级的确定　按照公式进行风险指数计算,然后通过风险指数或风险矩阵确定风险等级。

按公式(4)进行风险指数计算,再按表 7-8 或图 7-7 确定风险等级。

$$Risk_{rank} = (HR \times ER)^{1/2} \quad\text{......(4)}$$

式中:

$Risk_{rank}$——风险指数;

HR——化学毒物危害等级;

ER——化学毒物暴露等级。

表 7-8　风险指数

风险指数 [a]	风险等级
1	可忽略风险
2	低风险
3	中等风险
4	高风险
5	极高风险

[a]: 风险指数应四舍五入用于确定风险等级。

风险指数	HR					图例	
	1	2	3	4	5		
ER 1	1	1.4	1.7	2	2.2		可忽略风险
2	1.4	2	2.4	2.8	3.2		低风险
3	1.7	2.4	3	3.5	3.9		中等风险
4	2	2.8	3.5	4	4.5		高风险
5	2.2	3.2	3.9	4.5	5		极高风险

图 7-7　风险矩阵

5. 风险应对　根据风险评估结果,不同等级的风险应采取不同的控制措施,确定风险应对的优先权。见表 7-9。

(1)结合风险等级的评估结论判断是否需要进一步进行定量风险分析。

(2)针对性地提出可行的风险控制对策,风险的优先预防和管理应从工程控制措施、职业卫生管理措施和操作规程、应急救援预案、职业健康监护策略、职业卫生培训等方面进行。评价得到的风险等级会随时间等情况而发生变化,应对潜在有害暴露风险等级进行定期评估,按周期实施监督管理。

(3)对于标注致癌性标识、(敏)标识、(皮)标识的化学毒物,重点提示用人单位采取工程控制措施和个体防护措施以减少或消除接触,尽可能降低接触水平。

(4)对高风险等级,应提供并使用有效的个体防护用品。

表7-9　不同等级风险的职业病危害分类管理原则

风险等级	风险控制行动及分级管理的原则
极高风险	职业病防护措施不可行,应立即改进或重新设计工艺和设备,重新设计工程控制措施,或用低毒物质代替高毒物质,应采取封闭措施隔离操作。改进后应对这类风险重新进行评价,并应进行定量风险评价
高风险	应首先执行有效的工程控制措施,采取严格的职业卫生管理措施减少暴露,定期进行职业病危害因素浓度监测与检测,应定期进行培训和职业健康检查,并采取呼吸保护计划,提供个人使用的职业病防护用品,应建立职业病危害事故应急救援预案,控制并降低风险。应每两年进行一次风险评价,且应进行定量风险评价
中等风险	继续维持现行的措施预防和控制,应定期进行职业病危害因素检测,定期进行培训和职业健康检查。应每三年进行一次风险评价
低风险、可忽略风险	保持控制,应确保这类风险等级不会发生变化。应定期进行职业病危害因素检测,每四年进行一次风险评价

（四）典型案例

1. 典型案例概况

（1）项目简介：某用人单位拟建设年产50万吨的苯乙烯装置项目,以该新建项目职业病危害预评价为例。

（2）生产工艺：该建设项目拟采用传统工艺乙苯催化脱氢生产苯乙烯,即乙烯和过量的苯在烷基化催化剂作用下经烷基化反应生成中间产品乙苯和极少量的多乙苯,乙苯在铁系氧化物等催化剂作用下,在约600℃气相状态下脱氢生成苯乙烯。

（3）原辅料及产品：该项目拟使用的原辅料及产品见表7-10、表7-11。

表7-10　主要原辅料情况

原辅料主要成分	化学文摘号（CAS No.）	形态	年用量（t）	用途	运输方式
乙烯	74-85-1	液体	142 250	原料	密闭输送
苯	71-43-2	液体	392 300	原料	密闭输送
对叔丁基邻苯二酚	98-29-3	液体	167	抑制产品聚合	桶装,汽运

表7-11　主要产品情况

产品主要成分	化学文摘号（CAS No.）	形态	年产量（t）	运输方式	备注
甲苯	108-88-3	液体	9 450	密闭输送	副产品
乙苯	100-41-4	液体	530 000	密闭输送	中间产品
苯乙烯	100-42-5	液体	500 000	密闭输送	产品
氢气	1333-74-0	气体	20 350	密闭输送	副产品

（4）主要生产设备：该项目拟使用的主要设备见表7-12。

表7-12　主要设备清单

设备名称	数量（台）	工艺温度（℃）
苯、甲苯塔	1	110
精苯乙烯塔	1	79
乙苯精馏塔	1	211

（5）劳动定员及主要操作内容：该项目劳动定员及主要操作内容见表7-13。

表7-13　劳动定员及主要操作内容

岗位/工种	每班人数	生产班制	定员人数	主要工作地点	主要工作内容及实际操作时间
外操工	8	四班二运转	32	生产装置区、加药间、中间储罐区等	装置区、罐区巡检，巡检过程主要检查各种泵类、管道、阀门、采样口等环节有无跑冒滴漏。现场需要进行开关阀门、现场仪表监控操作，每班累计接触4h。定期清洗苯乙烯等过滤器，对叔丁基邻苯二酚等液体助剂打料等操作，每次加料约15min，每两周一次

（6）拟采取的职业病防护设施及应急设施：该项目主要原料经管道输送，工艺过程密闭，密闭采样，DCS系统自动化控制，装置露天布置，自然通风良好。拟设报警装置、现场急救用品、冲洗喷淋设备、应急撤离通道和必要的泄险区。职业病防护设施及应急救援设施定期维护。加药间拟设轴流风机。

2. 职业病危害辨识　通过对生产工艺流程、原辅料等进行的工程分析，识别该项目外操工接触的化学有害因素主要为苯、甲苯、乙苯、苯乙烯、对叔丁基邻苯二酚等。在巡视及日常操作过程中暴露于逸散在空气中的上述物质。清洗苯乙烯过滤器为苯乙烯的高暴露操作；打料过程为对叔丁基邻苯二酚的高暴露操作。主要暴露途径为呼吸道吸入、眼睛和皮肤接触，其中苯、甲苯、苯乙烯可经皮吸收。

3. 化学毒物职业病危害风险分级

（1）化学毒物危害等级的确定：化学毒物危害等级见表7-14。

表7-14　化学毒物危害等级

化学毒物	危害等级划分依据		危害等级 HR
	依据急性毒性划分	依据有毒作用影响/危害分类结果划分	
苯	LD_{50}：3 306mg/kg（大鼠经口）（$HR=2$）	IARC G1（$HR=5$）	5
甲苯	LD_{50}：5 000mg/kg（大鼠经口）（$HR=2$）；12 124mg/kg（兔经皮）（$HR=1$）	可造成甲苯中毒等健康损害（$HR=3$）	3
乙苯	LD_{50}：3 500mg/kg（大鼠经口）（$HR=2$）；17 800mg/kg（兔经皮）（$HR=1$）	IARC G2B（$HR=3$）	3
苯乙烯	LD_{50}：5 000mg/kg（大鼠经口）（$HR=2$）；LC_{50}：24mg/L（大鼠吸入，4h）（$HR=2$）	IARC G2B（$HR=3$）	3
对叔丁基邻苯二酚	LD_{50}：2 820mg/kg（大鼠经口）；（$HR=2$）630mg/kg（兔经皮）（$HR=3$）	呼吸性敏感物质（$HR=3$）	3

（2）化学毒物暴露等级的确定见表7-15。

1）蒸气压：在80～250℃时苯的安托因常数A为7.200 9，B为1 415.8，C为248.028。根据公式（2），$p=101 325×10^{7.200 9-[1 415.8/(248.028+110)]}/760=235 160Pa$。

2）OT/OEL：以苯为例，苯的OT为0.47～313ppm。按最危险暴露考虑，选取313ppm进行计算，20℃时换算为$1.02×10^3mg/m^3$。选择苯的PC-STEL进行比较，$OT/OEL=102$。

3）职业病防护设施：见项目概况。

4）每周使用量与周暴露时间：以苯为例，苯的年用量392 300t，平均每周使用量7 544t>1 000kg。作业工人累计每班接触苯4h，四班两运转，每班工作12h，平均每周接触苯14h，在8～16h范围内。

表7-15 化学毒物暴露等级

化学毒物	暴露因子及暴露指数					ER
	蒸气压或固体物料颗粒尺度	OT/OEL	职业病防护设施	周暴露时间	每周使用量	
苯	235 160Pa（110℃）（EI=5）	102（EI=5）	管道输送，工艺密闭，DCS系统控制，自然通风良好。拟设报警器、淋洗设施及急救用品等并定期维护（EI=2）	14h（EI=2）	7 544t（EI=5）	3.47
甲苯	133Pa（110℃）（EI=2）	6.02（EI=5）	同上（EI=2）	14h（EI=2）	181t（EI=5）	2.89
乙苯	706Pa（211℃）（EI=3）	0.53（EI=3）	同上（EI=2）	14h（EI=2）	10 192t（EI=5）	2.83
苯乙烯	15Pa（79℃）（EI=2）	2.65（EI=5）	同上（EI=2）	14h（EI=2）	9 615t（EI=5）	2.89
对叔丁基邻苯二酚	—	—	封闭厂房内拟设机械通风设施（EI=2）	<8h（EI=1）	>1 000kg（EI=5）	2.15

（3）化学毒物职业病危害风险等级的确定：确定化学毒物职业病危害风险等级，见表7-16。

表7-16 化学毒物职业病危害风险等级

化学毒物	HR	ER	风险级别	风险等级
苯	5	3.47	4.16	高风险
甲苯	3	2.89	2.94	中等风险
乙苯	3	2.83	2.91	中等风险
苯乙烯	3	2.89	2.94	中等风险
对叔丁基邻苯二酚	3	2.15	2.54	中等风险

（4）风险应对：确定化学毒物分类管理原则，见表7-17。

表7-17 化学毒物风险分类管理原则

化学毒物	风险等级	风险控制行动及分级管理的原则
苯	高风险	应首先执行有效的工程控制措施，采取严格的职业卫生管理措施减少暴露，定期进行职业病危害因素浓度监测与检测，应定期进行培训和职业健康检查，并采取呼吸保护计划，提供个人使用的职业病防护用品，应建立职业病危害事故应急救援预案，控制并降低风险。应每2年进行一次风险评价，且应进行定量风险评价
甲苯、乙苯、苯乙烯、对叔丁基邻苯二酚	中等风险	继续维持现行的措施预防和控制，应定期进行职业病危害因素检测，定期进行培训和职业健康检查。应每3年进行一次风险评价

三、化学致癌物职业暴露定量风险评估方法

（一）化学致癌物职业暴露定量风险评估程序

化学致癌物职业暴露定量风险评估程序按如下步骤进行（图7-8）：

1. 进行化学致癌物职业暴露的危害辨识，搜集职业暴露情况、剂量-反应关系等相关资料。

2. 对工作场所空气中化学致癌物的浓度进行测定或预估，计算终身平均调整浓度，进行化学致癌物暴露评价。

3. 通过毒理学资料、人群流行病学资料研究或动物实验数据等资料，确定某化学致癌物职业暴露的吸入单位风险。

4. 将终身平均调整浓度代入致癌风险的剂量 - 反应关系式，计算暴露人群致癌的超额风险。

5. 评价风险的可接受性，并采取风险应对措施。

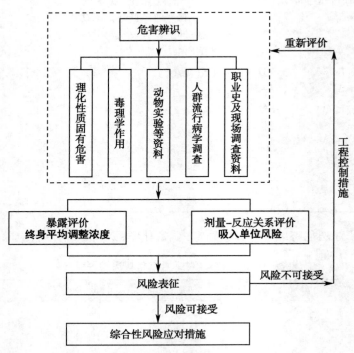

图 7-8　化学致癌物职业暴露定量风险评价程序

（二）化学致癌物职业暴露定量风险评价的方法内容

1. 危害辨识　通过现场调查及工程分析进行化学致癌物职业暴露定量风险评价的危害辨识，并查找化学致癌物的资料。

（1）化学致癌物有关资料：包括化学毒物理化性质及固有危害、毒理学作用、职业暴露人群的流行病学调查数据、动物致癌实验数据等相关资料。

（2）职业史及现场调查资料：包括职业史、暴露人群数量、性别、年龄分布、暴露方式、暴露时间、劳动者防护条件等。

2. 暴露评价　工作场所空气中化学致癌物的浓度测定；终身平均调整浓度的计算等。

（1）工作场所空气中化学致癌物的浓度测定：按 GBZ 159 的规定对工作场所空气中化学致癌物的浓度进行监测采样。宜选择个体采样或长时间定点采样。工作场所空气化学毒物按 GBZ/T 300 的规定进行测定。应按 GBZ 2.1 的规定评价劳动者化学毒物的职业暴露水平。

（2）工作场所空气中化学致癌物的浓度预估：在进行建设项目职业病危害预评价工作中，当工作场所空气中化学毒物浓度不能进行实际测量时，化学毒物的职业暴露水平应根据用人单位既往工作场所劳动者职业暴露的测量资料，并参考国内同类工业企业暴露测量数据资料等进行综合评估。

（3）终身平均调整浓度的计算：计算化学致癌物职业暴露风险，暴露剂量以职业暴露的终身平均调整浓度（Cair-adj）表示，按公式（5）计算：

$$C_{air\text{-}adj} = C_{air} \times \frac{OET}{LT} \quad\cdots\cdots\cdots\cdots\cdots\cdots\cdots\cdots\cdots\cdots\cdots\cdots\cdots\cdots\cdots\cdots\cdots\cdots\text{（5）}$$

式中：

$C_{air-adj}$——终身平均调整浓度的数值，单位为毫克每立方米（mg/m³）；

C_{air}——空气中化学致癌物检测或预估浓度的数值，单位为毫克每立方米（mg/m³）；

OET——与 C_{air} 相对应的职业暴露总时数，单位为小时（h）；

LT——终身总时数，通常以 70 年总时数 613 200 计算，单位为小时（h）。

3. 剂量 - 反应关系评价　剂量 - 反应关系以化学致癌物的吸入单位风险表示。吸入单位风险指经呼吸途径终身暴露于空气中浓度 1μg/m³ 的某致癌物，导致肿瘤发生的超额风险。

4. 风险表征　按公式（6）计算吸入某种化学致癌物的超额风险：

$$Risk_{tumor} = IUR \times 10^3 \times C_{air-adj} \quad\cdots\cdots\cdots\cdots\cdots\cdots\cdots\cdots\cdots\cdots\cdots (6)$$

式中：

$Risk_{tumor}$——化学致癌物职业暴露超额风险的数值；

IUR——吸入单位风险的数值，单位为立方米每微克（m³/μg）；

$C_{air-adj}$——终身平均调整浓度，单位为毫克每立方米（mg/m³）。

5. 风险应对

（1）致癌风险应对原则：化学致癌物超额风险的可接受风险水平设为 1.0×10^{-4}。

1）如化学致癌物超额风险超过致癌可接受风险水平 1.0×10^{-4}，应采取工程控制措施降低致癌风险；如采取工程措施后致癌风险仍超过致癌可接受风险水平 1.0×10^{-4}，应采取消除和替代致癌物措施。

2）如化学致癌物超额风险不超过致癌可接受风险水平 1.0×10^{-4}，用人单位应采取工程控制、劳动组织管理、个体防护和职业卫生管理等措施，尽可能降低化学致癌物接触水平。

（2）工程控制：优先采用机械化和自动化，避免人工直接操作。设备和管道应采取有效的密闭措施，密闭形式应根据工艺流程、设备特点、生产工艺、安全要求及便于操作、维修等因素确定，并应结合生产工艺采取通风和净化措施。

（3）个体防护：为接触化学致癌物的劳动者提供呼吸防护用品，并督促其进入存在化学致癌物的工作场所时应佩戴使用。

（4）劳动组织管理：可以通过减少劳动者接触化学致癌物暴露的工作时间或者改变操作方式进行劳动组织管理。当暴露不可避免时，应使暴露人数最小化，并为劳动者提供休息区，使劳动者定期地远离工作场所的化学致癌物。

（5）职业卫生管理

1）职业暴露评估：建立职业病危害因素定期检测制度，每年定期对工作场所空气中化学致癌物的浓度进行检测。

2）职业健康监护：对接触化学致癌物的劳动者进行职业健康检查，并按要求建立职业健康监护档案。

3）培训：用人单位对接触化学致癌物的劳动者进行职业卫生培训，培训至少应包括以下内容：①国家针对化学致癌物职业病危害制定的法律、法规及相关政策；②用人单位为消除、减少化学致癌物危害所采取的控制措施及管理办法；③工作区域的化学致癌物危险源、暴露评估情况；④化学致癌物理化性质及固有危害、毒理学作用、职业病危害等；⑤使用个体防护用品的目的，各类型个体防护用品的优缺点、防护因数和如何选用、佩戴、保管和更换等；⑥职业健康检查的目的和程序。

（三）典型案例

1. 苯职业暴露导致白血病的超额风险计算示例 1

假设某企业苯职业暴露工人作业方式以巡检为主，苯职业暴露地点不固定，检测得到该岗位作业工人接触苯的 8 小时时间加权平均浓度为 1.0mg/m³，一年按 52 周，每周工作 4 天，假设作业工人在该岗位工作 25 年，计算超额风险。

$$C_{air-adj} = 1.0 \times \frac{8 \times (4 \times 52) \times 25}{613\,200} = 0.068\,\text{mg/m}^3$$

$$Risk_{tumor} = (2.2 \times 10^{-6} \sim 7.8 \times 10^{-6}) \times 10^3 \times 0.068 = 1.5 \times 10^{-4} \sim 5.3 \times 10^{-4}$$

该岗位作业工人苯致癌超额风险超过致癌可接受风险水平 1.0×10^{-4}。

2. 苯职业暴露导致白血病的超额风险计算示例 2

假设某企业苯职业暴露工人的苯职业暴露作业地点相对固定、暴露时机相对集中，检测得到该作业环境下，苯短时间接触浓度为 $3.0\,\text{mg/m}^3$。作业工人每周工作 4 天，每天暴露于该作业环境 2h，假设作业工人在该岗位工作 25 年，一年按 52 周，计算超额风险。

$$C_{air-adj} = 3.0 \times \frac{2 \times (4 \times 52) \times 25}{613\,200} = 0.051\,\text{mg/m}^3$$

$$Risk_{tumor} = (2.2 \times 10^{-6} \sim 7.8 \times 10^{-6}) \times 10^3 \times 0.051 = 1.1 \times 10^{-4} \sim 4.0 \times 10^{-4}$$

该岗位作业工人苯致癌超额风险超过致癌可接受风险水平 1.0×10^{-4}。

四、急性中毒事故的定量风险评估方法

（一）急性中毒事故的定量风险评估程序

化学毒物急性中毒事故定量风险评估程序按如下步骤进行（图 7-9）：

1. 进行工程分析，现场职业卫生学调查，搜集化学毒物特性的资料及泄漏和气象参数，辨识危害因素、接触化学毒物的量、暴露途径和频次等；

2. 选择泄漏场景，模拟计算空气中化学毒物的浓度，确定泄漏毒气影响区域；

3. 选择化学毒物的急性中毒致死概率计算参数；

4. 选择查表法或公式计算法确定急性中毒致死概率；

5. 评价风险的可接受性，并采取风险应对措施。

（二）化学毒物急性中毒事故定量风险评价的方法内容

1. 危害辨识　通过工程分析，辨识可能发生事故的环节和可能发生泄漏造成急性中毒的化学毒物，收集如下资料：

（1）现场调查搜集资料：生产工艺、包装运输方式、原辅料的使用量、产品贮存方式、暴露途径等。

（2）化学毒物特性的资料

1）毒理学信息：可能造成的急性健康影响，急性毒性数据（LD_{50}、LC_{50} 等）；

2）理化性质：蒸气压、闪点、燃爆范围、挥发性、挥发速率、流动性和蒸气密度等；

3）急性中毒评价指标：急性暴露指导水平（acute exposure guideline levels，AEGLs）、紧急响应计划指南（Emergency Response Planning Guidelines，ERPGs）、直接致害浓度（immediately dangerous to life or health，IDLH）等。

（3）模拟化学毒物泄漏扩散所需搜集的参数和信息

1）位置和时间参数：厂区地理位置（经纬度、时区、海拔）、建筑物类型或通风换气率、是否有遮蔽物，事故发生的时间；

2）气象和地形参数：气象条件（风速、风向、大气稳定度、是否有逆温层、云层覆盖度、气温、湿度）和地表粗糙度；

3）事故参数：泄漏源类型（持续泄漏、瞬时泄漏）、泄漏时间、泄漏量、泄漏源信息（形状、高度、孔径等）、泄漏物质信息（相态、温度、压力等）。

2. 暴露评价

（1）事故场景的选择：在事故场景未知的情况下，预测可能发生的不同危害程度的事故场景。建议采用 AQ/T 3046—2013《化工企业定量风险评价导则》中的规定选择合适的泄漏场景。

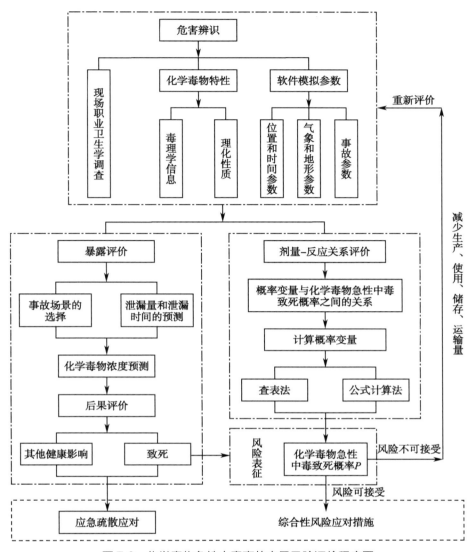

图 7-9 化学毒物急性中毒事故定量风险评价程序图

（2）泄漏量的预测：如需根据泄漏量进行扩散模拟而泄漏量未知，可按危害程度假定不同的泄漏量分别计算，也可按 AQ/T 3046—2013《化工企业定量风险评价导则》中的规定计算泄漏量。

（3）泄漏时间的预测：按 AQ/T 3046—2013《化工企业定量风险评价导则》中的规定确定有效泄漏时间。也可按应急救援系统反应时间假定不同的泄漏时间分别计算。

（4）空气中化学毒物浓度的预测：采用危险气体区域定位（areal locations of hazardous atmospheres，ALOHA）、计算流体动力学（computational fluid dynamics，CFD）软件进行化学毒物急性中毒事故的暴露分析，预测空气中化学毒物的浓度。

（5）确定泄漏毒气影响区域：确定泄漏毒气影响区域，并根据急性中毒的判断标准确定相应的应急等级。可使用 AEGLs、ERPGs、IDLH 作为急性中毒指标，也可自行选择不同健康影响对应的暴露时间和浓度的急性中毒数据。

1）AEGLs 由美国环保署（United States Environmental Protection Agency，US EPA）制定。AEGLs 针对持续时间为 10min、30min、1h、4h 和 8h 的化学毒物暴露划分三个严重等级，并给出了相应的浓度阈值。

AEGL-1：空气中毒物的浓度高于这个水平时，包括易感个体在内的普通人群会产生明显的不适、刺激或某些无症状的非感觉影响。而这些影响并不会使人丧失能力且是短暂的，在暴露停止时是可逆的。

AEGL-2：空气中毒物的浓度高于这个水平时，包括易感个体在内的普通人群会出现不可逆的或其他严重的、长时间的不良健康效应，或削弱其逃生能力。

AEGL-3：空气中毒物的浓度高于这个水平时，包括易感个体在内的普通人群会出现威胁生命的健康影响或死亡。

2）ERPGs 由美国工业卫生协会（American Industrial Hygiene Association，AIHA）制定。ERPGs 在暴露时间为 1h 的条件下针对不同的中毒症状划分了三个等级，给出特定等级对应的最高毒物浓度；作为关注的毒性水平，预测毒气浓度较高可能对人造成伤害的区域。其中 EPRG-2 值更有意义，在低于这个浓度时，暴露 60min 的情况下，大多数能够安全逃生。

ERPG-1：规定了一个空气中最大毒物浓度，在低于此浓度毒物环境中暴露 1h，对所有人员都不会产生不利影响，或只产生轻微的、短暂的、可恢复的影响，并且察觉不到明显的异味。

ERPG-2：规定了一个空气中最大毒物浓度，在低于此浓度毒物环境中暴露 1h，对所有人员都不会产生不可恢复的严重健康危害或影响人员逃生行动的症状。

ERPG-3：规定了一个空气中最大毒物浓度，在低于此浓度的毒物环境中暴露 1h，不会威胁到人的生命安全。

3）IDLH 浓度最初是由美国国家职业安全与健康协会（National Institute for Occupational Safety and Health，NIOSH）制定的用于选择工作场所呼吸面罩的标准。化学毒物的 IDLH 浓度是指有害环境中空气污染物浓度达到某种危险水平，如可致命，或可永久损害健康，或可使人立即丧失逃生能力。在高于此浓度的情况下，一切无防护的劳动者应立即离开现场，只有配备高可靠性呼吸防护用品的人员才能留下。

3. 剂量-反应关系评价

（1）剂量-反应关系模型：剂量-反应关系模型以公式（7）中概率变量 Y 和急性中毒致死概率 P 的函数关系表示：

$$P = \frac{1}{\sqrt{2\pi}} \int_{-\infty}^{Y-5} \exp\left(-\frac{u^2}{2}\right) du \quad\text{...............................}（7）$$

式中：

P——急性中毒致死概率的数值；

Y——概率变量的数值，可按公式（8）计算；

u——积分变量。

（2）概率变量 Y：概率变量 Y 与接触毒物浓度及接触时间的关系如下：

$$Y = A + B \ln\left(c^n t\right) \quad\text{...}（8）$$

式中：

Y——概率变量的数值；

A, B, n——取决于毒物性质的常数值，对不同的毒物有不同的取值；

c——接触毒物的浓度的数值，质量浓度单位为毫克每立方米（mg/m³），体积浓度为气体百万分比浓度，根据 A, B, n 确定 c 为质量浓度或体积浓度；

t——接触毒物的时间的数值，单位为分钟（min）。

4. 风险表征

（1）查表法：利用公式（8）计算出的概率变量 Y 可查表确定对应的急性中毒致死概率 P（表 7-18）。

Note

表 7-18 概率变量 Y 与急性中毒致死概率 P(%)之间的换算关系

概率变量 Y	急性中毒致死概率 P(%)的第二部分									
	0	1	2	3	4	5	6	7	8	9
0	—	2.67	2.95	3.12	3.25	3.36	3.45	3.52	3.59	3.66
10	3.72	3.77	3.82	3.87	3.92	3.96	4.01	4.05	4.08	4.12
20	4.16	4.19	4.23	4.26	4.29	4.33	4.36	4.39	4.42	4.45
30	4.48	4.50	4.53	4.56	4.59	4.61	4.64	4.67	4.69	4.72
急性中毒致死概率 P(%)的第一部分 40	4.75	4.77	4.80	4.82	4.85	4.87	4.90	4.92	4.95	4.97
50	5.00	5.03	5.05	5.08	5.10	5.13	5.15	5.18	5.20	5.23
60	5.25	5.28	5.31	5.33	5.36	5.39	5.41	5.44	5.47	5.50
70	5.52	5.55	5.58	5.61	5.64	5.67	5.71	5.74	5.77	5.81
80	5.84	5.88	5.92	5.95	5.99	6.04	6.08	6.13	6.18	6.23
90	6.28	6.34	6.41	6.48	6.55	6.64	6.75	6.88	7.05	7.33
99	0.0	0.1	0.2	0.3	0.4	0.5	0.6	0.7	0.8	0.9
	7.33	7.37	7.41	7.46	7.51	7.58	7.65	7.75	7.88	8.09

（2）公式计算法：在实际应用中，也可按公式（9）基于概率变量 Y 计算对应的急性中毒致死概率 P：

$$P = 0.5 \times \left[1 + \frac{Y-5}{|Y-5|} erf\left(\frac{|Y-5|}{\sqrt{2}} \right) \right] \quad\quad\quad (9)$$

式中：

P——急性中毒致死概率的数值；

erf——误差函数；

Y——概率变量的数值。

5. 急性中毒风险应对

（1）急性中毒事故致死风险应对原则：化学毒物急性中毒事故致死的可接受风险水平设为 1.0×10^{-3}。

1）如急性中毒致死概率超过 1.0×10^{-3}，即为不可接受的风险，用人单位应采取减少化学毒物的生产、使用、储存、运输量的措施降低风险。

2）如急性中毒致死概率不超过 1.0×10^{-3}，即为可接受的风险，用人单位应采取工程控制措施、劳动组织管理措施、个体防护措施、职业卫生管理措施、应急救援措施等，尽可能控制并降低化学毒物急性中毒事故风险。

（2）工程控制：通过采取工程控制措施：采用机械化和自动化，避免人工操作，设备和管道应采取有效的密闭措施，并应结合生产工艺采取通风和净化措施等，尽可能减少化学毒物生产、使用、储存、运输量，合理设计操作系统，降低化学毒物泄漏事故的频率，降低危险发展成灾害性事故的概率，设置安全程序、采用安全附件，把泄漏的化学毒物控制在边界内等措施降低风险。

（3）个体防护：为接触化学毒物的劳动者提供呼吸防护用品，并督促其正确佩戴。

（4）职业卫生管理

1）职业暴露评估：建立职业病危害因素定期检测制度，每年定期对工作场所空气中化学毒物的浓度进行检测。

2）职业健康监护：对接触化学毒物的劳动者进行职业健康检查，发生急性职业病危害事故时进行应急健康检查。

3）培训：对接触化学毒物的劳动者进行职业卫生培训，培训至少应包括以下内容：

①国家针对化学毒物职业病危害制定的法律、法规及相关政策；②用人单位为消除、减少化学毒物危害所采取的控制措施及管理办法；③岗位操作规程；④工作区域的化学毒物危险源、暴露评估情况；⑤化学毒物的种类、危害程度、危害后果（可能造成的急性健康影响、急性毒性数据和急性中毒指标）及现场急救措施；⑥使用呼吸防护用品的目的，各类型呼吸防护用品的优缺点、防护因数和如何选用、佩戴、保管和更换等；⑦化学毒物急性中毒事故现场的应急处置措施；⑧职业健康检查的目的和程序。

（5）应急救援措施

1）产生或可能存在化学毒物的工作场所应设冲洗设施；

2）贮存高危液体化学毒物的贮罐区周围应设置泄险沟（堰）等，地面应做防渗透处理；

3）在生产中可能突然逸散大量易造成急性中毒的化学毒物的室内作业场所，应设置事故通风装置及与事故排风系统相连锁的泄漏报警装置；

4）可能存在或产生化学毒物的工作场所应根据化学毒物的理化特性和危害特点配备现场急救用品，设置冲洗喷淋设备、应急撤离通道、必要的泄险区以及风向标；

5）应设置应急救援组织，制订重大事故应急预案，配备应急救援物资等；

6）应急疏散的策略包括：①以 AEGL-2 或 ERPG-2 对应的阈值为基准，根据毒性水平划分疏散区域；②以 IDLH 对应的阈值为基准，确定相应的呼吸防护区域范围；③针对不同的毒性水平所划分的区域，分别制订相应的应急救援预案；④依据可能发生的泄漏场景，制订不同紧急情况下的应急救援预案；⑤完善化学毒物泄漏突发事件时厂区内及邻近企业周围人员疏散方案和紧急医疗救治方案；⑥按 GB/T 18664 等标准规范的规定，参照超过 IDLH 浓度的范围，为在此区域内的劳动者选择合适的辅助逃生型呼吸防护用品，为进入此区域的应急人员、抢修人员等配备合适的呼吸防护用品。

（三）典型案例

1. 案例项目概况

（1）项目简介：某精细化工厂生产氯甲酸酯类产品。以该项目光气泄漏急性中毒事故风险评价为例。

（2）生产工艺及原辅料：氯甲酸酯产品生产工艺使用的原辅料主要有焦炭、液氯、氢氧化钠及多种原料醇等。焦炭与氧气在一氧化碳发生炉内产生纯度 99% 的一氧化碳并贮存于气柜中。一氧化碳与氯气经计量后在光气合成器内经活性炭催化生成气态光气。气态光气冷凝为液态光气进入液态光气贮槽，液态光气用压缩氮气压入液化气化器进行气化后计量进入光气塔，在塔内与异辛醇进行反应，生成氯甲酸酯，同时产生氯化氢气体。将氯化氢气体脱出后即为产品，氯化氢气体经水吸收后制成盐酸。

工艺过程由自动控制系统控制，作业工人在隔离的操作室内操作。

2. 职业病危害辨识　在一氧化碳造气、液氯气化、光气造气、氯甲酸酯生产单元中，一氧化碳、氯、光气等化学毒物在输送至下游工序等工艺过程中可能发生泄漏等事故，如发生泄漏事故可造成上述化学毒物大量扩散，在事故状态下，存在接触一氧化碳、氯、光气等化学毒物的可能，极易造成人员急性中毒，甚至死亡。

3. 暴露评价

（1）项目技术资料：光气缓冲罐及部分输送管道露天布置；缓冲罐直径 1.2m，高 2.5m。

（2）模拟泄漏事故发生时的气象条件：环境温度为 20.0℃，风速为 4.1m/s，湿度 63%，风速测量点高度 10m，云层覆盖度 3，大气稳定度 A，逆温层不存在。

（3）模拟泄漏事故场景：光气缓冲罐完全破裂；光气输送管道内径发生完全破裂及发生管道内径的 20% 不完全破裂泄漏。

选择光气的急性中毒评价指标 ERPG-3＝1.5ppm，ERPG-2＝0.5ppm，IDLH＝2ppm。

采用 ALOHA 软件对光气泄漏后扩散影响区域的模拟结果参见表7-19。

表7-19 光气泄漏扩散危害区域模拟结果

模拟泄漏事故场景		下风向最大扩散距离（m）		
		ERPG-3	ERPG-2	IDLH
缓冲罐完全破裂		817	1 200	737
输送管道泄漏	100% 内径	645	961	579
	20% 内径	518	814	458

经模拟，在缓冲罐完全破裂的事故场景下，下风向某作业工人接触光气浓度为 123.44mg/m³，假设工人需要应急反应与逃生时间为 10min。

将空气中气体化学毒物的质量浓度（单位为 mg/m³）转化为体积浓度（百万分比浓度）。理想气体的百万分比浓度与质量浓度（mg/m³）之间的数值关系可按公式（10）换算。

$$C_{ppm} = \frac{C_{mg/m^3} \times 22.4}{M} \times \frac{273 + T}{273} \quad\text{..............................（10）}$$

式中：

C_{ppm}——气体百万分比浓度；

C_{mg/m^3}——气体质量浓度的数值，单位为毫克每立方米（mg/m³）；

M——气体摩尔质量的数值，单位为克每摩尔（g/mol）；

T——气体热力学温度的数值，单位为开（K）。

根据公式（10），计算该温度、气压下光气的气体体积浓度：

$$C_{ppm} = \frac{123.44 \times 22.4}{98.92} \times \frac{273 \times 20.0}{273} = 30.0$$

4. 剂量 - 反应关系评价 选择光气的急性中毒致死概率计算参数：$A = -19.27$，$B = 3.686$，$n = 1$。根据公式计算概率变量 Y：

$$Y = -19.27 + 3.686\ln\left((30.0)^1 \times 10\right) = 1.75$$

5. 风险表征 计算急性中毒致死概率 $P(\%)$，误差函数可利用电子表格计算。

$$P = 0.5 \times \left[1 + \frac{Y-5}{|Y-5|} erf\left(\frac{|Y-5|}{\sqrt{2}}\right)\right] = 0.5 \times \left[1 + \frac{1.75-5}{|1.75-5|} \times erf\left(\frac{|1.75-5|}{\sqrt{2}}\right)\right] = 5.85 \times 10^{-4}$$

该作业工人光气急性中毒事故致死的风险为 5.85×10^{-4}。不超过化学毒物急性中毒事故致死的可容许风险水平 1.0×10^{-3}，属于可容许的风险。

五、噪声职业病危害定量风险评估方法

（一）噪声职业病危害定量风险评估程序

噪声职业病危害风险评价程序按下列步骤进行（图7-10）：

（1）噪声职业暴露情况调查：通过对生产过程的噪声职业暴露情况调查，分析劳动者职业暴露的特点。

（2）噪声职业暴露评估：当劳动者职业暴露的噪声强度等效声级（指 8h/d 或 40h/w 噪声暴露等效声级，下同）大于等于 80dB（A）时，应进行噪声职业暴露评估。

（3）噪声暴露所致听力损失的风险评价：按 ISO 1999 规定的方法对噪声暴露所致听力损失

进行定量风险评价。

（4）噪声职业病危害风险分级及风险管理对策：按噪声暴露所致听力损失的风险评价结果对噪声职业病危害风险进行分级，并指导采取相应的噪声职业病危害风险管理对策。

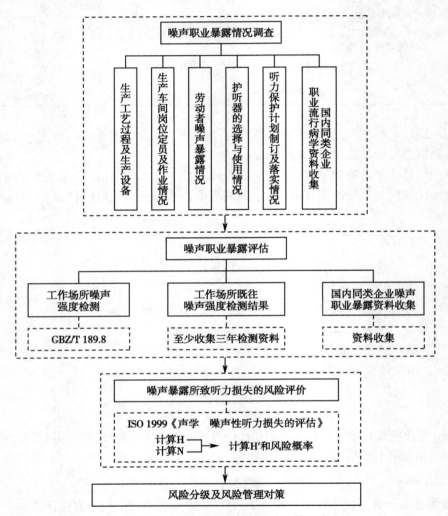

图 7-10　噪声职业病危害风险评估程序

（二）噪声职业病危害风险评估内容

1. 噪声职业暴露情况调查　噪声职业暴露情况调查主要包括生产工艺过程、生产车间岗位定员及作业情况、劳动者噪声暴露情况、护听器的选择与使用情况、听力保护计划制订及落实情况和国内同类企业职业流行病学资料收集等。

根据噪声职业暴露情况调查的结果，应识别出噪声源及受到噪声影响的劳动者，并对劳动者职业暴露的特点进行分析。

2. 噪声职业暴露评估　劳动者职业暴露的噪声强度等效声级大于等于 80dB（A）且小于90dB（A）的岗位，用人单位应每年对该岗位工作场所噪声及劳动者噪声暴露情况至少进行一次测量，劳动者职业暴露的噪声强度等效声级大于或等于 90dB（A）的岗位，用人单位应每半年对该岗位工作场所噪声及劳动者噪声暴露情况进行一次测量。如果设备、生产工艺、岗位人员或者维护程序发生变化影响了噪声暴露水平时，测量应在发生变化的 3 个月内重复进行。按 GBZ/T 189.8 的规定选择测量噪声的仪器、测点、测量方法并计算声级等。测量劳动者按额定 8h 工作日或40h工作周规格化的噪声暴露级,以确定劳动者是否需要使用护听器。

噪声的职业暴露限值应符合GBZ 2.2。

3. 噪声暴露所致听力损失的风险评估

(1)选择合适的频率和界线:使用规定频率听阈级的综合值来评价噪声暴露所致听力损失。结合噪声职业病危害风险评价的目的,选择需要考虑的频率及合适的界线,如:

1)按《工业企业职工听力保护规范》规定的"高频标准听阈偏移",评价任一耳高频(3 000Hz、4 000Hz和6 000Hz)平均听阈级,界线为10dB,作为噪声职业病危害风险的管理值;

2)按GBZ 49—2014《职业性噪声聋的诊断》中第4章规定的诊断职业性噪声聋的前提条件,评价双耳高频(3 000Hz、4 000Hz、6 000Hz)平均听阈级,界线为40dB,作为噪声职业病危害风险的预警值;

3)按GBZ 49—2014《职业性噪声聋的诊断》中第4章规定的职业性噪声聋诊断分级,评价较好耳语频(500Hz、1 000Hz和2 000Hz)和高频4 000Hz的听阈加权值,即$1/3 \times [HL_{500Hz} + HL_{1\,000Hz} + HL_{2\,000Hz}] \times 0.9 + HL_{4\,000Hz} \times 0.1$,界线为25dB,作为噪声职业病危害风险的警告值。

(2)计算与年龄有关的听阈级H

1)不暴露噪声人群的听力是年龄的函数,计算各个频率的H。先选择合适的数据库(数据库选择可依据GB/T 14366《声学　职业噪声测量与噪声引起的听力损伤评价》);再计算该年龄人群各百分位数上各个频率的H:

如采用数据库A,计算各个频率的H。若年龄和百分位数为特殊值,可查表得各个频率的H。

如采用数据库B,可查表得各个频率的H,也可对照数据库B中给出的水平,选择恰当的准则编制与年龄有关的听阈级的数据库。

2)计算暴露人群各百分位数对应的所有考虑频率的H的综合值。

(3)计算实际或潜在的噪声引起的永久性听阈位移N:噪声暴露所致听力损失可直接用噪声引起的永久性听阈位移进行评价。计算噪声暴露人群在一定的噪声强度下暴露一定年数后各个频率的N。若噪声等效声级、暴露时间和百分位数为特殊值,可查表得各个频率的N,当$H+N>40$dB时考虑$(H \times N)/120$项的影响。

计算暴露人群各百分位数对应的所有考虑频率的N的综合值。

(4)计算与年龄和噪声有关的听阈级H':分别计算出的噪声暴露人群各百分位数对应的H和N的各频率综合值,计算噪声暴露人群各百分位数对应的H'。噪声暴露人群与年龄和噪声有关的听阈级(dB)的计算,见公式(11):

$$H' = H + N - \frac{H \times N}{120} \quad\cdots\cdots\cdots\cdots\cdots\cdots\cdots\cdots\cdots\cdots\cdots\cdots\cdots\cdots\cdots\cdots (11)$$

式中:

H'——与年龄和噪声有关的听阈级(HTLAN),dB;

H——与年龄有关的听阈级(HTLA),dB;

N——实际或潜在的噪声引起的永久性听阈位移(NIPTS),dB。

此公式仅适用于H',H和N的相应百分位数。

公式(11)中所示的关系式是一种生物现象的近似,对本标准来说,其精度是足够的。$(H \times N)/120$这一项仅在$H+N>40$dB时,才对结果有显著影响。

噪声暴露所致听力损失的风险评价计算应符合ISO 1999:2013(E)《声学　噪声引起的听力损失评价》的规定。

(5)噪声暴露所致听力损失的风险评估结果:计算出噪声暴露人群各百分位数对应的H和H'后,将其画在坐标系内(图7-11)。

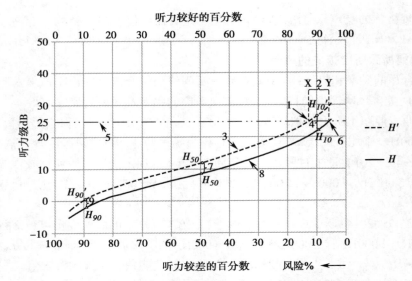

图 7-11　噪声暴露所致听力损失的风险评价结果及其含义

图 7-11 中序列数字说明:

1——H' 与界线的交点对应的横坐标为年龄和噪声引起的听力损失的风险(点 X)。

2——噪声引起的听力损失的风险 P(点 X 和点 Y 横坐标的差值)。

3——纵坐标为噪声暴露人群与年龄和噪声有关的听阈级 H'。

4——H_{10}' 与 H_{10} 纵坐标之差为噪声引起的永久性听阈位移 N, 10%。

5——纵坐标为选定的界线。

6——H 与界线交点的横坐标为非噪声暴露人群与年龄有关的听力损失的风险(点 Y)。

7——H_{50}' 与 H_{50} 纵坐标之差为噪声引起的永久性听阈位移 N, 50%。

8——纵坐标为非噪声暴露人群与年龄有关的听阈级 H。

9——H_{90}' 与 H_{90} 纵坐标之差为噪声引起的永久性听阈位移 N, 90%。

噪声暴露所致听力损失的风险评价结果可为噪声职业病危害风险管理提供定量依据,噪声职业病危害风险管理的关键是减小 N 值。

4. 噪声暴露所致听力损失的风险分级及风险管理原则　对计算得到的噪声引起的听力损失的风险概率(图 7-11),按表 7-20 的内容对其进行风险分级。

表 7-20　噪声暴露所致听力损失的风险分级

选择的频率和界线	风险概率(P)[a]				
	可忽略的风险（%）	低风险（%）	中等风险（%）	高风险（%）	极高风险（%）
按②的规定选择的频率和界线	$1.0 \leqslant P < 6.1$	$6.1 \leqslant P < 16.9$	$16.9 \leqslant P < 33.2$	$33.2 \leqslant P < 55.9$	$P \geqslant 55.9$
按③的规定选择的频率和界线	$0.1 \leqslant P < 1.2$	$1.2 \leqslant P < 4.4$	$4.4 \leqslant P < 14.1$	$14.1 \leqslant P < 36.6$	$P \geqslant 36.6$

[a] P 指噪声引起的听力损失的风险,即风险评价结果图(图 7-11)中,H' 与 H 两条曲线(图 7-11 中 3 和 8)分别与界线的交点(图 7-11 中 X、Y)的横坐标的差值,其含义为人群中由年龄和噪声引起发生超过界线(图 7-11 中 5)听阈级的百分数(图 7-11 中 1)与由年龄引起发生超过界线听阈级的百分数(图 7-11 中 6)的差值。

对不同风险等级的噪声,采取以下相应的风险管理原则:

(1)如果劳动者噪声暴露所致听力损失的风险为可忽略的风险,用人单位宜建立听力保护计划,应对劳动者进行职业健康监护,建立噪声职业暴露评估系统,定期监测作业场所噪声。一且作业方式或控制效果发生变化,应重新进行风险评估。

(2)如果噪声暴露所致听力损失的风险为低风险,用人单位应建立有效的听力保护计划、建立噪声职业暴露评估系统,定期监测作业场所噪声,采取组织管理措施,改善工作环境,降低劳动者实际暴露水平,设置噪声危害及防护标识,佩戴护听器,对劳动者进行培训,采取职业健康监护等措施。

(3)如果噪声暴露所致听力损失的风险为中等风险,在采取规定的措施的同时,应优先采取组织管理措施,降低劳动者实际暴露水平。

(4)如果噪声暴露所致听力损失的风险为高风险,除规定的措施外,应尽可能采取工程控制措施,进行相应的整改,整改完成后,重新进行风险评估。

(5)如果噪声暴露所致听力损失的风险为极高风险,除规定的措施外,应及时采取相应的工程控制措施进行整改。整改完成后,对控制及防护效果进行卫生评价和风险评估。

(三)噪声职业病危害风险管理对策及措施

1. 噪声职业病危害风险管理程序　根据噪声职业病危害风险评估的结果及提出的预防控制噪声暴露所致听力损失的风险管理指导意见,实施噪声职业病危害风险管理。噪声职业病危害风险管理程序如下:

(1)噪声职业病危害风险评估:风险评估的方法及内容按上文规定;

(2)噪声职业病危害风险管理与控制:建立听力保护计划,实施噪声职业暴露评估、工程控制与组织管理、护听器的选择与使用、职业健康监护、危害告知、培训及档案管理等,并评价听力保护计划的有效性。

噪声职业病危害风险管理具体控制程序按图7-12。

2. 噪声职业病危害风险管理内容

(1)听力保护计划:当劳动者职业暴露的噪声强度等效声级大于等于85dB(A)时,用人单位必须建立有效的听力保护计划。85dB(A)为听力保护计划强制水平,80dB(A)为听力保护计划行动水平。

(2)噪声职业暴露评估:当用人单位任何作业岗位噪声强度等效声级大于等于80dB(A),要定期进行噪声职业暴露情况调查、噪声职业暴露评估及噪声暴露所致听力损失的风险评价,建立噪声暴露评估系统。

(3)工程控制与组织管理:噪声的工程控制按GBZ 1《工业企业设计卫生标准》和GB/T 50087《工业企业噪声控制设计规范》的规定,对生产工艺、操作维修、降噪效果进行综合分析,并应首先从声源上进行控制,选用噪声较低的设备。当高噪声设备相对集中时,采取相应的隔声、吸声、消声、减振等控制措施,使噪声作业工人暴露噪声的强度符合GBZ 2.2《工作场所有害因素职业接触限值第2部分:物理因素》的规定。

当工程控制不足以控制噪声暴露时,通过减少劳动者噪声暴露的工作时间或者操作方式的改变进行组织管理。当噪声暴露不可避免时,应使噪声暴露人数最小化。为劳动者提供安静、干净、舒适的休息区,使劳动者定期地远离工作场所的噪声。

(4)护听器的选择与使用:按GB/T 23466《护听器的选择指南》的规定,确定是否使用护听器及护听器的选型等。建议提供三种以上护听器(包括不同类型、不同型号的耳塞或耳罩),供暴露于噪声强度等效声级大于等于85dB(A)的劳动者选用。

根据不同的噪声暴露使用护听器的规定:①职业暴露的噪声强度等效声级大于等于85dB(A)时,劳动者应佩戴护听器进行听力防护;②职业暴露的噪声强度等效声级大于等于100dB(A)时,应同时佩戴耳塞和耳罩;③职业暴露的噪声强度等效声级小于85dB(A)时,若劳动者有佩戴护听器的要求时,建议佩戴适合的护听器;④有短时间进入噪声作业场所的要求时,若不能确定停留时间或噪声强度的,劳动者应佩戴有效声衰值足够的护听器;⑤当护听器佩戴人员

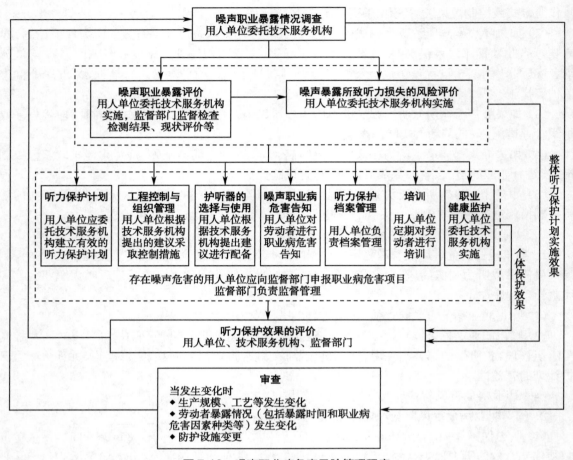

图 7-12　噪声职业病危害风险管理程序

的作业环境或健康状况发生改变时,重新进行护听器的选择。选用的护听器有效声衰值可根据 (NRR－7)/2 计算,并分析评价其对劳动者的听力保护效果。

可以按 GB/T 23466 的规定,利用有效 A 计权声压级 L'_{Ax} 和护听器保护水平的对应关系进行护听器的保护水平评价。在选择护听器时,劳动者佩戴护听器后,其实际接受的等效声级应保持在 85dB（A）以下,使用护听器后实际暴露的噪声强度在 75dB（A）至 80dB（A）之间,效果最佳。

要保证护听器使用的效果,对噪声作业的劳动者在上岗前进行佩戴方法的培训和佩戴必要性的教育是很重要的。用人单位至少每年对相关人员进行一次护听器的选择和使用等方面的培训。护听器发放使用后,建立护听器发放记录,督促劳动者按规定佩戴护听器,并跟踪佩戴人员的使用情况,收集反馈信息。

（5）职业健康监护:听力测试包括空气传导、纯音测听、听阈测量,测试频率至少包括 500Hz、1 000Hz、2 000Hz、3 000Hz、4 000Hz 和 6 000Hz,分别检测左右耳。必要时为了解更多的信息,也可对 8 000Hz 进行测试。

在噪声强度等效声级大于等于 80dB（A）的场所中从事工作的劳动者,按 GBZ 188《职业健康监护技术规范》的规定进行上岗前听力测试,得出的听力图称为"基线听力图",并筛选出不适宜从事噪声作业的人员。

按 GBZ 188《职业健康监护技术规范》规定的在岗期间职业健康检查周期进行跟踪听力测试。暴露于噪声强度等效声级大于等于 100dB（A）的,每年可进行两次跟踪听力测试,得出的听力图称为"监测听力图"。

当劳动者的监测听力图检测到在任一耳的 3 000Hz、4 000Hz 和 6 000Hz 频率上的平均听阈位移大于等于 10dB 时，立即进行复测，得出的听力图称为"复测听力图"。如复测仍出现听阈位移，应在 30 天内做"确认听力图"。其需要的条件和基线测试相同。

对于职业暴露的噪声强度等效声级大于等于 80dB（A）的劳动者，应按 GBZ 188《职业健康监护技术规范》的规定进行在岗期间听力测试，并定期跟踪听力测定，以测定得到的基线听力图、监测听力图及确认听力图评定劳动者是否发生高频标准听阈偏移。

当跟踪听力测定相对于基线听力测定，在任一耳的 3 000Hz、4 000Hz 和 6 000Hz 频率上的平均听阈位移大于等于 10dB 时，确定为发生高频标准听阈偏移。对于发生高频标准听阈偏移的劳动者，用人单位应采取听力保护措施，防止听力进一步下降。

当劳动者离开噪声作业岗，应按 GBZ 188《职业健康监护技术规范》的规定进行离岗听力测试，得到离岗听力图。其测试条件和基线听力图相同。

（6）危害告知：包括合同告知、公告栏及工作场所职业病危害警示标识、体检结果告知等。

按 GBZ 158《工作场所职业病危害警示标识》的规定，在噪声作业场所设置"噪声有害"警告标识和"戴护耳器"指令标识，并按规定维护更换。

存在噪声作业的用人单位，应在公告栏公布有关职业性噪声聋防治的规章制度、存在噪声作业的岗位、操作规程、健康危害、接触限值和工作场所噪声强度检测结果等，并按规定维护更换。

用人单位要按照规定组织从事噪声作业的劳动者进行上岗前、在岗期间和离岗时的职业健康检查，并将检查结果书面、如实告知劳动者本人。

（7）培训：职业卫生培训至少包括以下内容：①国家针对噪声职业病危害制定的法律、法规及相关政策；②用人单位为消除、减少噪声所采取的控制措施及管理办法；③工作区域的噪声危险源、噪声暴露评估情况；④噪声职业病危害；⑤使用护听器的目的，各类型护听器的优缺点、声衰减和如何选用、佩戴、保管和更换等；⑥听力测试的目的和程序；⑦用人单位和劳动者在听力保护计划中的责任、义务和权利。工作场所、生产设备或者防护设备改变时，培训内容应注意相应更新。

（8）听力保护档案管理：档案资料：主要包括暴露评估档案、职业健康监护档案、听力保护记录、培训记录等。

1）噪声暴露评估档案：包括噪声职业暴露情况调查、噪声暴露水平、噪声暴露所致听力损失的风险评价、暴露评估日期、使用的测量方法、执行评估人员的姓名、佩戴护听器的类型、品牌、型号等。

2）职业健康监护档案：对于暴露噪声的劳动者，噪声的职业健康监护情况是劳动者个人职业健康监护档案的内容之一，包括劳动者的职业史、噪声暴露史、工作场所噪声强度检测结果、历次职业健康检查结果及处理情况、历次职业健康体检报告和职业性噪声聋的诊疗等有关个人资料。听力测试检查结果包括基线听力图、监测听力图、确认听力图及离岗听力图等。

3）听力保护记录：听力保护记录包括护听器的发放记录、使用的护听器的类型、品牌、型号、声衰减及其他相关信息。

4）培训记录：培训记录包括培训计划、培训的日期和类型、培训人员及被培训的人员、签到记录、培训内容、考核资料和年度培训总结等。

（9）听力保护效果的评价

1）个体保护效果：依据每年进行的跟踪听力测定进行个体效果评价，如果发现与职业相关的高频标准听阈偏移，应采取有效的干预措施。

2）整体听力保护计划实施效果：根据噪声职业病危害风险评价结果、劳动者听力保护情况、噪声职业暴露人群健康监护情况、噪声检测情况等，每年对噪声职业病危害风险管理的有效性进行评价。这个评价应是不间断、持续改进的。

（四）典型案例

某企业某车间男性作业工人从 26 岁开始暴露于生产性噪声（8h/d，5d/w，50w/a），日平均噪声暴露水平为 $L_{EX,8h}=93dB$（$E_{A,8h}=22.9\times10^3Pa^2\cdot s$），预测该人群 55 岁时发生职业性噪声聋的风险。

该人群的特征是：无耳疾、没有受到非职业噪声暴露、没有影响听力损失的其他危险因素。

示例选用较好耳语频（500Hz、1 000Hz 和 2 000Hz）和高频 4 000Hz 听阈加权值，即 $1/3\times[HL_{500Hz}+HL_{1\,000Hz}+HL_{2\,000Hz}]\times0.9+HL_{4\,000Hz}\times0.1$ 评价听力损失的风险，界线为 25dB。计算 H'。推荐使用 Excel 软件计算 H'。噪声引起的听力损失风险评价示例的输入信息参见表 7-21，听力损失风险评价计算结果和结果示意图分别参见表 7-22 和图 7-13。

表 7-21　噪声引起的听力损失风险评价示例的输入信息

要素		输入信息
性别		男
年龄（岁）		55
平均噪声暴露水平（dB）		93
暴露时间（年）		29
	频率（Hz）	—
	500	0.30
	1 000	0.30
权重	2 000	0.30
	3 000	—
	4 000	0.10
	6 000	—
界线（dB）		25

表 7-22　听力损失风险评价示例的计算结果

图中序号	含义	计算结果
5	界线（dB）	25
—	H'_{10}（dB）	27.2
—	H'_{50}（dB）	12.6
—	H'_{90}（dB）	0.9
—	H_{10}（dB）	21.3
—	H_{50}（dB）	8.1
—	H_{90}（dB）	−2.4
4	N_{10}（dB）	5.8
7	N_{50}（dB）	4.4
9	N_{90}（dB）	3.3
1	年龄和噪声引起听力损失的风险（%）	13.9
6	非噪声暴露人群与年龄有关的听力损失的风险（%）	5.1
2	噪声暴露引起听力损失的风险（%）	8.8

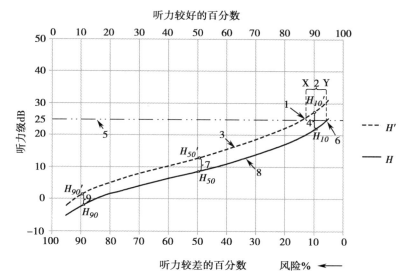

图7-13　噪声暴露所致听力损失风险评价结果示意图（HTLA数据取自数据库A）

图7-13中序列数字说明：

1——年龄和噪声引起的听力损失的风险，13.9%（点X）。

2——噪声引起的听力损失的风险P，8.8%（点X和点Y之间的差值）。

3——噪声暴露人群与年龄和噪声有关的听阈级H'。

4——噪声引起的永久性听阈位移N，10%。

5——界线，25dB。

6——非噪声暴露人群与年龄有关的听力损失的风险，5.1%（点Y）。

7——噪声引起的永久性听阈位移N，50%。

8——非噪声暴露人群与年龄有关的听阈级H。

9——噪声引起的永久性听阈位移N，90%。

（黄德寅）

思考题

1. 职业健康风险评估的实施步骤？

2. 风险矩阵评估结果如何解读？

3. 如何进行噪声职业危害的风险管理？

4. 风险评估方法的选择和应用？

5. 定量风险评估方法的发展趋势？

第八章 职业健康心理干预与管理

本章要点

1. **掌握** 职业健康心理管理的概念、程序及影响从业者心理健康和从业安全的危险因素。
2. **熟悉** 常见职业心理测评的种类及测量评估方法；工作压力管理和控制的方法；职业幸福感的维持和促进的具体举措以及职场安全维护的具体方式。
3. **了解** 职业健康心理管理的发展及意义；EAP的具体操作过程。

第一节 职业健康心理管理概述

一、职业健康心理管理的概念和意义

（一）职业健康心理管理的概念

职业是继家庭与学校后，另一个重要影响个体健康的环境因素。虽然从事某种职业可以增进个体的发展，使个体获得满足感和表现自我的机会，保持与现实世界的联系等，但职业也会给健康带来负面的影响，工作中的不良因素可能会让个体长期处于慢性应激中，进而影响身心健康。

职业健康心理管理，是运用职业健康心理学的理论、思路和方法，结合健康管理学科的方法和技术，为从业者创造安全健康的职业环境、解决职场心理问题和提升从业者工作品质的一种应用。

职业健康心理管理主张通过健康管理的手段和方法，系统运用职业健康心理学的理论，分析工作者的职业心理状态，探求工作者心理健康的影响因素，分析和制定改进和维护措施，达到维护职场安全、健康的目的。

（二）职业健康心理管理的发展

1. 国外的发展状况 国外对职业心理的研究起步较早，早在工业初始阶段，哲学家和社会学家即已意识到了心理支持和调适对提高生产效率的意义。随着经济模式的发展和改变，由于社会需求的不断增长，导致了过去的生产效率、方式与生产需求不相匹配，刺激了新的生产模式和工作要求的产生，推动人们不断关注人在工作中的需求，以实现最佳的工作收益。在逐步揭示和研究过程中产生了专门的学术机构，如：美国国家职业安全与健康研究所，诺丁汉大学的工作、健康和组织研究所和英国的谢菲尔德大学的工作心理研究所等，通过收集信息进行科学研究等手段，向职业安全卫生领域提供调查研究、信息教育与培训，针对与工作有关的疾病、伤害、残疾与死亡，提供具有世界领先水平的预防措施。

同时由于学术和研究成果的广泛推广，欧洲和美国在职业心理实践上发展迅猛，职业场所纷纷建立了心理支持组织，引入项目，为职业健康管理的推动起了很好的示范。1971年，美国成立

了员工帮助计划（Employee Assistance Programs, EAP）专门组织，由于该项目在职场心理管理的重要作用而被迅速推广。至 2000 年前后，EAP 已有 100 多个分会组织。随着工作模式的不断更新，EAP 的理念也逐步被丰富和发展，从关心企业的生产效率和利润最大化向关心和帮助生产活动中的人的健康和感受，进而提高生产效率转变，赢得了企业和员工的共同认同。截至 21 世纪初，世界五百强中 90% 以上的企业建立了 EAP 的制度。

2. 国内的发展状况　国内职业健康心理率先兴起是由于经济变革带来的职业健康心理实践项目，诸如压力管理、幸福感干预、心理建设项目、以团体凝聚力为目标的拓展项目等职业健康心理学相关的干预项目。其中教师、医务人员、警察等工作压力较大群体，成为心理管理实践的先行者。

20 世纪 90 年代由于外资企业的进驻和扩张，EAP 项目引入职场，极大地推动了国内职业健康心理管理应用的发展。自 2001 年以来，专业的 EAP 公司纷纷成立。目前，中国的大中型企业普遍将为员工提供心理支持的相关服务视为人力保障的重要工作。同时，由于保障需求的不断提升与操作经验的逐步积累，国内的 EAP 项目已经突破了其既往"帮助"和"支持"的框架，开始向"健康促进"转化，应当说，国内有关 EAP 的操作经验丰富了职业心理健康管理的实践内涵。

2000 年前后，国内学者和职场管理者对职场心理的研究和探索日益增多，先后有多位学者出版了职业健康心理的研究书籍。2005 年，中国职业健康心理学论坛成立，为国内学术水平的提升提供了很好的平台。中国心理学会下设职业健康心理分会于 2011 年成立，极大促进了中国职业健康心理学的发展与应用，为职业健康心理的干预和管理的推动产生了积极意义。

（三）职业健康心理管理的意义

随着全球经济的不断增长，合作化的职业模式逐步普及，"工作"成了人们生命中重要的活动，甚至逐渐成为人们社会生活的重心。如何保障工作者在职业过程中的安全性，保障其身心健康，促进其从业的幸福感，成了强大的社会需求。职业健康心理管理就是应这些需求而生，也在需求中不断发展，显示出了强大的生命力。

1. 职业健康心理管理有助于提升职场安全　世界卫生组织的资料显示，全球每年失去劳动能力的非致死性工作意外有将近 2.68 亿件，与工作相关的伤害和死亡分别有 1.6 亿例和 0.22 亿例。因此，职场安全尚任重而道远。职业健康心理学的良好设计和干预可以尽可能减少工作中的不当身心伤害，有利于发现和去除职业场所中现存的或者潜在的能够威胁到工作者身心安全的危险因素，如：不合理的职场布局、不科学的人因设计、不健全的工作制度、不恰当的工作流程、不妥当的组织形式、不清晰的角色定位、不和谐的人际关系等，通过科学的分析和设计，提升职场环境的安全性。

同时，职业健康心理建设通过组织宣传和学习职场安全相关知识，增强工作者的工作安全感，使工作者能够明确了解职场安全的重要性以及基本内容，自觉关注和参与职场安全建设，共同为创造安全有序的职场环境而贡献心理应力，有助于共同建设和强化职场安全的心理文化。

2. 职业健康心理管理有助于解决职业相关疾病　职业身心疾病是所有职业场所面临的共同问题。在职业生理损伤逐步得到规范和控制的今天，职场的心理问题同样应当受到重视。众多调查报告显示，存在不同比例员工遭受着抑郁、焦虑、工作压力或倦怠的折磨。同时，职业心理问题同样能够转化为躯体不适，影响生理健康。职业心理问题提高了企业健康医疗成本的支出。职业健康心理管理的出现有助于解决职业心理疾病。通过揭示职业身心疾病的相关影响因素、发生发展规律以及干预重点，协助工作者和管理者建立健康的工作环境，增加工作者对疾病危害的控制能力，使工作者以更主动的状态投入工作，获取职业成就感和幸福感，同时，职业心理问题的解决有利于生理健康问题的共同解决。

3. 职业健康心理管理有助于提升工作者的工作效率　良好的职场设计、合理的工作时间、完善的心理条件以及提升"人"的心理状态均能提高工作效率。贴近工作者心理需要的工作时间与组织活动能调动人的积极性、创造性，调整心理平衡，调整人际关系，提高工作效率和劳动生产率。对特殊行业、特殊职业的人员选拔与训练，人员的心理测试，对工业企业、医疗卫生环境的设计的心理标准以及推动人的心理适应工作环境以及激发"人"挑战难点的信念，都有利于工作效率的进一步提升。

4. 职业健康心理管理有助于工作者从职业中收获精神成长　随着科技的快速增长，人们从繁重的生存压力中解脱出来，劳动成了自我实现的重要途径。职业健康心理管理关注人的内在提升需求，帮助建立人在工作中的归属感和安全感，着力构建人们在工作中的满意感和幸福感，推动和鼓励人们在工作场所发挥潜能，创造卓越绩效，从而获取成长和进步，以实现自身的人生理想。

二、影响从业者心理健康和从业安全的危险因素

在现代社会，工作已经成为个体生存与发展的主要形式，但工作在创造生产价值、获取收入的同时也对个体的心身健康造成影响。分析职业心理健康的影响因素是心理健康管理的重要手段，有利于职业心理问题的缓冲和解决。

常见的影响因素有以下几大类：

（一）职业环境因素

1. 职业物理环境　很多工作环境具有较强的紧张性、刺激性、不舒适性和危险性，如：不健康的工作条件，如昏暗、刺眼、闪烁的光线，极端温度和噪声环境，不协调的颜色搭配，空气、化学因素及光线的污染等。现代办公室环境有的常年不见阳光或者是通气不良的空调环境；打印机、扫描仪等造成的空气污染等。颜色搭配不协调或布局凌乱使人产生紧张和疲惫心理等。工作场所隔离不当产生的孤独感或挤压感等。

2. 职业社会环境　人际关系如同事与同事之间、下属和上司的人际关系冲突与障碍。群体之间关系疏离、冷漠，社会支持薄弱。组织安全氛围缺失，职场中存在暴力、威胁、骚扰等。有些工作直接面对社会，需承受社会环境的压力，如出租车司机、家政服务员、娱乐场所和超市职员等，他们可能成为抢劫、斗殴、身体和口头攻击等社会暴力的受害者等。

（二）组织因素

1. 工作任务要求　工作任务要求造成工作超负荷，包括工作节奏是否过快和过缓、工作难度是否过大、流程设计是否科学、工作中休息时间能否保证、责任是否过重，注意力是否持续时间过长等，如需要注意力高度集中的 IT 工作人员、机场导航员、交通警察、急症监护室的医护人员等；在现代工业流水线上作业的装配工，长期从事某种重复单调的动作，也承担着精神和体力的双重负担。同时由于技术和知识的不断更新，新技术革命使一个员工的技术和经验在很短时间内过时，需要每个人必须不停学习，每个人都感受到了紧迫性。而经常的进修和技术培训，以及新技术的不断产生都会给员工带来压力，尤其是技术密集型企业。

2. 制度因素　工作制度过于严苛或松散，制度制定过于随意、变动过于频繁，制度定义含糊、解释不清等，均会影响员工的工作效能，甚至造成工作压力。

3. 激励机制　激励不及时、激励低于期望等，员工会降低工作热情，丧失对工作的挑战积极性。

4. 组织领导作风　指组织高层管理人员的管理风格。专职权威式的管理风格，使员工感到自己不被理解，不受重视等，很容易产生压力。

5. 组织变革　组织变革已经成为当代有效组织及组织发展的中心问题。对于组织内的人而言，组织变革会有巨大的压力。这主要源于组织变革带来的不确定性、习惯和态度的改变、组织结构和岗位的变化、经济收入的变化等。这些都可能是员工心理应激的来源。

6. 职业保障　职业保障薄弱甚至缺失，容易造成员工对组织丧失信心，甚至产生抵触情绪，从而影响工作积极性。

7. 职业发展机会 无明显的职业发展空间和绩效发展前景,会降低员工长期奋斗的决心,因此容易丧失更优质的员工,导致组织发展速度放缓,甚至停滞。

（三）个体因素

工作应激源并不是对每位员工产生相同的影响,工作压力的形成还与员工个体人格因素有关。某种应激源对一个人来说可能是有作用的,对另一个人则可能不构成压力。因为人格因素决定了个体对外界挑战的适应和应对方式、能力与效果,以及个体与他人的关系,从而决定利用社会支持的质量。人格因素从两方面影响工作应激源,一方面它影响员工在多大程度上以什么样的方式知觉到应激情景和应激物另一方面它决定个体对应激刺激做出什么样的反应。

1. 角色冲突 指个人在组织中扮演的固定角色给其带来的压力。员工被要求去做很多事,又得不到足够的时间时,就会产生角色过度负荷感;角色预期不清楚,工作责任未结构化或者未界定清晰时,员工不知道该做什么,这时会出现角色模糊。角色模糊也是一种高的工作压力因素,易导致工作中的焦虑。

2. 个性因素 容易紧张的人往往是压力的受害者,并且是工作压力的传染源。他们要求苛刻,一心只想工作,注重绩效而很少享受自己的劳动成果。如 A 型性格更容易感受到压力,甚至诱发心理和身体上的疾病。

3. 个体控制感 控制感是个体关于何种力量决定自己的行动及后果的看法和信念。内控型的员工有较高的控制感,认为工作绩效、报酬和晋升都在自己的控制之下,取决于自己的努力和能力。而外控型的员工则有较高的被控制感,认为一切取决于他人、运气和机会等外部力量,对工作压力显得无所适从,反应被动而迟缓。

4. 职业倾向性 个体对职业的兴趣、爱好和匹配度等。从事理想的职业可以提升从业幸福感、维持成就动机。长时间从事自己不感兴趣的工作,可能会使人产生保护性的情感隔离,会降低对工作的动力。

5. 其他因素 如:年龄、性别、种族、文化背景等,均能对职业心理健康产生影响。

三、职业健康心理管理的程序

（一）需求分析

需求分析是开展心理管理的重要依据。通过需求分析,了解职业场所的心理现状,定位急需解决的问题,从而进行科学设计,节省时间和金钱。其具体步骤为:

1. 建立需求调研团队 团队包括项目设计人员、访谈人员、评估人员和职场内部工作人员,分别负责需求分析的统筹工作、现场访问和数据收集、协调职场内部衔接工作等。

2. 设计需求分析方案 因为需求分析的重要意义,在工作开始之前,需要重点了解企业或单位的性质、类型、规模、组织架构、发展愿景、员工构成、项目预算等,对需求分析方案进行设计。方案内容包括方案实施的目标、实施人员、分析对象、具体组织过程与注意事项等。

3. 准备需求分析材料 包括分析所需的场地、项目介绍 PPT、访谈提纲、调查表、录音笔等。

4. 落实需求分析 重点收集以下资料:员工心理状况、压力源特征、压力水平、工作特征、组织氛围、组织文化、组织保障等。数据收集后,进行分析和评估,形成需求分析报告,为后续的心理管理提供依据。

（二）计划制定

为了保障心理管理过程的顺利进行,在具体工作开展之前,应进行有效规划。其步骤为:

1. 明确项目目标 在项目具体活动内容规划时,清晰表达整个项目即各个分项目的具体工作目标,使工作人员以及参与人员都能清晰每一项工作的目的与意义。每一阶段的工作总结与成果汇报的报告形式也应该在项目规划时设计清楚,对工作预期目标进行量化,让项目规划成为项目有效性评估的基础。

2. 明确项目规模及预算　在项目开展之前应该了解项目的目标、定位,明确本次项目的规划、周期以及经费情况等内容,从而有针对性地进行活动规模和人力设计。

3. 制定宣传策略　宣传工作是心理管理的重要项目,通过宣传,使组织者和工作者了解项目意义、过程和参与要点。宣传工作需要预先设计和嵌入,让整个项目能够按项目预期有序开展。

4. 组建项目团队　项目规划中很重要的一项工作就是让项目模块能够落实到人,让工作人员非常清楚自己的工作任务与职责、工作流程,因此,对任务进行分解和分配,指定各流程的落实人和主责人,是非常重要的。

（三）实施计划

1. 正式评估　评估采用访谈、量表评估和生理测评相结合的方式进行。不同的组织特点需要有所区别,甚至针对组织的特点进行专门的研发。测评分为定期与不定期两种,定期测评如月、季、年测评,不定期测评可根据定期测评结果调整特殊测评频次。值得注意的是,生理评估结果应当作为心理评估的合理参考。

2. 信息分析　对收集的所有数据和文本信息进行综合分析,得到组织和个体职业心理的健康状况。对数据结果进行分层,设置重点关注问题和对象。将所有汇总信息一一陈列,进入实施阶段。

3. 实施干预　针对测评结果落实针对性的干预计划,如组织文化教育、团体心理训练、个体心理咨询等。根据干预目标和过程中的阶段测评结果灵活调整干预策略,达到解决问题的目的。

（四）效果评价

心理管理项目必须进行阶段性和总结性的效果评估,评估服务的合理性、有效性和操作效率,对项目的过程和结果进行说明。

1. 评估内容　项目必须有书面的评估计划,至少包括以下几方面:项目目标的声明、用于确定项目是否达到目标的评价方法的描述、完成评估的时间表。

2. 评估周期　一般项目的评估必须每年至少一次根据评估计划进行评估。至少每两年回顾更新评估计划。

3. 评估过程　必须收集所有项目部分和服务的数据,必须包括获得利益相关者关于项目、服务以及企业和员工为目标提供支持回馈的机制。

4. 评估结果应用　将所有程序评估结果合并为一个持续改进过程的机制。一个好的项目需要不断根据组织要求调整服务方式、服务过程和评价,使服务贴合组织目标。

第二节　职业健康心理的相关评估

评估职场中存在的心理问题是职业健康心理管理的重要环节,通过问卷调查、访谈、心理测验等方法,了解组织和员工状况,建立综合评估系统或心理档案,帮助组织和员工了解外在的行为特征以及内在的价值观、职业态度、自我发展定位、个性品质内驱力等,有助于深入了解组织的问题,为进一步心理干预提供支持数据,同时对干预效果提供直接的反馈信息,为进一步改进和调整管理方式方法提供指导。因此,有效的职业心理评估,是实现良好的健康管理的基础。

一、工作者状态评估

（一）心理健康水平

心理健康水平的评定是职业心理健康管理的重要内容。员工的心理健康水平是研究其他心理素质和心理影响因素的基础性数据。

心理健康水平的评定方式多种多样,一般通过对受评者心理、行为等状态进行评估,以判断其精神和情绪状态。常用的评估量表有:

1. 心理症状评估

（1）90 项症状清单：又称症状自评量表（symptom check list-90，SCL-90），由 DerogatisLR 编制（1975），20 世纪 80 年代引入我国，随即被广泛应用于心理卫生工作领域。SCL-90 适用广泛，主要为成年人的神经症、适应障碍及其他轻性精神障碍病人，但不适用于儿童病人、躁狂症和精神分裂症。使用 SCL-90，心理卫生工作者能在 15～20min 内对心理疾病病人做出评估，鉴别病人心理问题的内容和严重程度，还可以用于监控心理治疗过程中病人症状的进展和变化，对治疗后的结果做出评定。SCL-90 包括 90 个项目，通常评定"现在"或"最近一周"的症状，涉及广泛的精神病症状学内容，如思维、情感、行为、人际关系、生活习惯等。每一个项目均采取 5 级评分制。

（2）病人健康问卷（patient health questionnaire-9 items，PHQ-9）：是一个简明的自我评定工具，为 Robort Spitzer 等于 1999 年根据 DSM-IV 的诊断标准而修订。主要包括抑郁、焦虑、物质滥用、饮食障碍及躯体化障碍五大部分。PHQ-9 是关于抑郁的一个量表，经反复实践与应用，现已被翻译成好几种语言，广泛应用于基层医疗单位作为一种筛查工具。PHQ-9 由 9 个项目组成，采用 0～3 的 4 等级评估，评定时间范围为过去两周内。

2. 情绪状态评估

（1）汉密顿抑郁量表和焦虑量表：分别由 Hamilton M 于 1960 年与 1959 年编制，是临床上评定抑郁和焦虑状态时应用最普遍的量表。抑郁量表有 17 项、21 项和 24 项 3 种版本，一次评定大约需 15～20min。焦虑量表包括 14 个项目，所有项目采用 0～4 分的 5 级评分。

（2）Young 躁狂评定量表：由 Young RC 等于 1978 年编制，主要用于评定躁狂发作的病人。由 11 个项目组成，多数采用 0～4 分的 5 等级评分。评定时间范围一般定位 48h，也可根据实际情况扩展评定时间范围。

3. 自杀可能性评估

（1）自杀意念量表：用于测量自杀意念的严重程度，量表分成 3 个因子：积极自杀意愿（10 项），消极自杀意愿（6 项）、自杀准备（3 项）。由 19 个项目构成，每个项目选项为 3 个，得分越高，自杀的愿望越强烈。

（2）成人自杀意念问卷：由 25 个条目组成的自评问卷，每一个条目从 0（从来没有这种想法）到 6（几乎每天都有这种想法）共 6 个等级，它要求被试根据过去 1 个月里关于自杀和自我伤害的想法进行判断。

4. 成瘾行为
所谓成瘾是指个体不可自制地反复苛求从事某种活动或滥用某种药物的行为，并且明知这样会给自己带来各种不良后果却无法控制。成瘾行为严重阻碍个人身心与事业发展，影响家庭和社会稳定，是职场中务必关注和重视的心身问题。

常见的成瘾行为评估方法有：

（1）吸烟：根据 WHO 规定，连续或累计 6 个月或以上者为吸烟者，自己不吸烟但每周有一天以上吸入吸烟者呼出的烟雾大于 15min 为被动吸烟者。

（2）饮酒：WHO 指出，一般以男性每日饮酒中乙醇总量 20g 为标准，等于大于 20g 为过量，低于 20g 为适量。女性每日饮用酒中乙醇总量不超过 10g 为标准。

（3）网络成瘾：美国心理学年会确定的网络成瘾的诊断标准包括七种症状：①耐受性增强；②退瘾症状：一段时间（几小时到几天）不能上网会出现焦虑不安、不可抑制地想上网、时刻担心自己做错了什么等；③上网频率总是比事先计划的要高，上网时间总是比事先计划的要长；④试图缩短上网时间的努力，总是以失败告终；⑤花费大量时间在和互联网有关的活动上；⑥上网使病人的社交、职业和家庭生活受到严重影响；⑦虽然能够意识到上网带来的严重问题，病人仍然继续花大量时间上网。标准规定，如果网络用户在 12 个月中的任何时期有多于所列的三种症状出现，即为网络成瘾。

（二）职业幸福感

职业幸福感是工作者对其所从事职业及目前工作状态在满意程度上的主观感受，是构成工作生活质量的一个关键因素。职业幸福感可体现在职业生涯中，需要得到满足，潜能得到发挥，自我价值得到实现，从而产生一种持续快乐的心理感受和精神状态。职业幸福感的评估是发展型组织员工心理测评的重要参考。

1. **心理幸福感量表** 心理幸福感量表由 Ryff CD 等人于 20 世纪 80 年代末期编制，我国学者邢占军等人和王欣等人分别于 2004 年和 2005 年对该量表进行过修订。该量表共有 3 个版本，分别包含了 845 418 个项目，在每个维度上分别包含 1 493 个项目。该量表要求被测者依据自己的体验在这些项目上做出 6 级选择：很不同意、不同意、有点不同意、有点同意、同意、非常同意。

2. **职业幸福感量表** 职业幸福感本身通过量表进行测评。如艾琳·穆恩（Erin K.Munn）1996年在研究中用工作枯竭、工作不满意和离职倾向作为职业幸福感水平高低的指标。2000 年，让·琼尼亚（Jan de Jongea）等人在员工幸福感的预测因素研究中，用情感枯竭、与心理相关的健康的抱怨、生理健康症状和工作满意度四个指标作为员工幸福感的结果变量。在工作不安全感和幸福感的研究中，通过工作枯竭来评估职业幸福感。

3. **人生意义问卷** 人生意义是人们领会、理解自己生命的含义，并意识到自己生命中的目标、任务或使命。人生意义更多的是作为哲学命题来探讨，首次将其纳入心理学范畴的是心理治疗大师弗兰克尔，在其看来追寻意义是人类的基本动机之一。人生意义问卷（meaning in Life questionaire，MLQ）由美国学者 Steger MF 等于 2006 年编制，用于测量人生意义的两个因子：人生意义体验和人生意义寻求。中国学者王孟成、戴晓阳等于 2008 年将该问卷进行了中文版修订。

另有辅助指标可以列入职业幸福感的评估范围，如：职业认同、工作满意度、社会支持、工作效能等，测评方法可以选择量表测评或者访谈等质性方法。

（三）职业状态

1. **职业紧张** 职业紧张（occupational stress），又称为职业应激，是指在某种职业条件下，客观需求与主观反映之间失衡而出现的（可感受到的）生理变化和心理压力，以及由于不能满足需求而引起相应的（可察觉的）功能性紊乱。

职业紧张与健康的相关关系为倒"U"型关系，即适度的紧张能够促进职业身心健康，过度的职业紧张会伤害从业者的积极性，甚至缺勤与离职。因此，职业紧张是职业心理健康管理的关注点。

职业紧张的测量可以单独使用量表测量，亦可选用量表与定性分析相结合的方法，严重的个案可以通过量表调查和生理测评相结合的方法。

职业紧张的测量量表研究较为密集。如：Spielberger 等的工作紧张测量量表（job stress survey，JSS）、工作内容调查表（job content questionnaire，JCQ）、工作控制调查表（job control questionnaire）、职业紧张调查表（occupational stress indicator）、职业紧张量表（occupational stress inventory revised edition，OSI-R）、Mclean 工作紧张问卷（Mclean work stress questionnaire）、职业紧张调查问卷（occupational stress questionnaire）等。

严重的职业紧张涉及全身各个系统和器官的功能，是一种综合性的生理反应。机体的慢性应激状况的评估结果可作为评价的参考。

2. **职业倦怠** 职业倦怠的研究曾经在较长时间内是职业健康心理的研究重心。

美国临床心理学家 Freudenberger 于 1974 年首次将职业倦怠（burnout）作为一个术语提出，用来专指个体在面对过度的工作需求时，所产生的身体和情绪的极度疲劳状态。Freudenberger 同时认为，职业倦怠最容易在助人行业中出现。在其后，Maslach 等人发展了职业倦怠的概念，他把对工作上长期的情绪及人际应激源做出反应而产生的心理综合征称为职业倦怠。

职业倦怠是职业紧张的后续进展。如果职业倦怠得不到控制，则很快会发展成为离职等消极后果。一般来说，职业心理健康管理更多关注职业紧张，通过预防延缓或阻止职业倦怠的发生。当个体发生职业倦怠后，已进入职业心理健康管理的三级预防范畴，即协助通过心理治疗促进尽早恢复。

职业倦怠的测量：

（1）Maslash 倦怠量表（Maslach burnout inventory，MBI）：是由美国社会心理学家 Maslach 和 Jackson 联合开发的，是目前工作倦怠方面最权威、最常用的量表。包含 3 个分量表：情感耗竭（EE）、去个性化（DP）和个人成就（PA）。其版本有三个——服务版、教育版和通用版，适合于不同侧面的职业人群。

（2）BM 倦怠调查表（Burnout Measure，BM）：由 Pines 编制，包含 21 个项目。由于其编制者认为倦怠可以产生于任何职业和任何人群，因而 BM 问卷的设计并不局限于某一专门的职业群体，其项目的含义非常宽泛。

（3）Oldengurg 倦怠量表（Oldengurg burnout inventory，OLBL）：由 Demerouti（2003）开发的，包括了两个维度：耗竭（exhaustion）和疏离工作（disengagement from work）。

此外，多个群体有专用的职业倦怠量表，如护士职业倦怠量表、教师职业倦怠量表、矿工职业倦怠量表等，在评估时可以灵活选择。

3. 工作投入　工作投入（job involvement）指的是积极情感和高强动机在工作中的持续反应。也可以描述为，是一种经过努力而获得满足的，具有持续性、积极性、主动性的心理状态。简言之，工作投入就是在工作中充满热情、积极奉献、主动融入和认真专注。工作投入有助于提升从业者的工作满意感、生活满意度、工作家庭增益和配偶的家庭满意度，也有助于激发工作者的主观能动性和创造性，因此，在职业心理健康管理中应予以重视。

工作投入的测量方法较多，如：Rich（2006）的工作投入量表（job engagement scale），该量表共 18 个项目。Schaufeli（2002）的工作投入量表（utrecht work engagement scale，UWES），包括"活力""奉献"和"专注"三个分量表，最初的版本包括 24 个项目，后经调试，形成了 17 个项目的版本。May 等（2004）的 24 项目的预试量表，包含了生理投入、认知投入及情绪投入等三方面的内容。此外，盖洛普工作场所调查（Gallup workplace audit，GWA）、Maslach 工作倦怠问卷的反向应用等，均可以作为工作投入的测评方法。

二、职业能力评估

职业能力评估是通过有效的观察、访谈和测验等方法和手段，对人的从业能力组成、倾向、兴趣等现状和水平进行全面、系统和深入描述、分类、评价和鉴定的过程。

职业能力评估广泛用于职业选拔、分类，帮助管理者和管理对象选择合适的职业类型以及训练程序，有助于实现人-岗匹配，使个体能够在职业岗位上顺利发展，获得较大的职业认同和职业幸福感。

（一）智力评估

1. 韦氏成人智力测验（Wechsler adults intelligence scales，WAIS）　1939 年编制的第一套 Wechsler-Bellevue Ⅰ型智力量表（W-BI）是第一个针对成人编制的智力量表，并且测量了与智力相关的多种能力。由于 W-BI 在常模样本的代表性及分测验信度上存在一定的不足，在 1946 年韦克斯勒编制了 Wechsler-Bellevue Ⅱ型智力量表（W-BⅡ），1955 年，韦克斯勒对 W-B 两型进行了修订与标准化，形成韦克斯勒成人智力量表（WAIS）。1981 年，对 WAIS 再次进行了修订，命名韦氏成人智力量表修订本（WAIS-R）。在 1997 年，对韦氏成人智力量表进行了第三次修订，形成韦氏成人智力量表第 3 版（WAIS-Ⅲ）。在韦氏成人智力量表第 3 版（WAIS-Ⅲ）共提出了 4 大指数，分别是言语理解、知觉推理、工作记忆和加工速度。

2. 达斯-纳格利里认知评定系统　达斯-纳格利里认知评定系统（Das-Naglieri cognitive assessment system，CAS）是由加拿大心理学家 Das JP 和美国心理学家 Naglieri JA 在 20 世纪 90

年代末发展起来的一个智力量表。它最大的特点是将评估的重点放在认知活动的过程,而不像传统智力测验那样将评估重点放在认知的内容方面。CAS 的结构包括 3 个部分:注意唤起过程、信息加工过程、计划过程。

（二）人格评估

1. 明尼苏达多相人格问卷　明尼苏达多相人格问卷（Minnesota multiphasic personality inventory, MMPI）问世于 1943 年,该测验的问世是人格量表发展史上的一个重要里程碑,对人格测验的研究进程产生了巨大影响,是世界上最常引证的人格自陈量表。我国宋维真等人于 1980 年开始 MMPI 的修订工作,1984 年完成修订并建立了中国常模。566 个题目（实际是 550 个题目,因为有 16 题是重复题）,每一题目通过两组被试的实际反应确定,题目内容包括躯体各方面的情况、精神状态、家庭、婚姻、宗教、政治、法律社会等方面的态度和看法。

2. 卡特尔 16 种人格因素问卷　卡特尔 16 种人格因素问卷（sixteen personality factor questionnaire, 16PF）发表于 1949 年。16PF 合并本共有 187 个测试题,分成 16 个因素,每个因素包括 10~13 个测试题。与其他类似的测验相比较,它能以同等的时间（约 40min）测量更多方面主要的人格特质,并可作为了解心理障碍的个性原因及心身疾病诊断的重要手段,也可用于人才的选拔。

3. 艾森克人格问卷　艾森克人格问卷（Eysenck personality questionnaire, EPQ）,其理论基础是艾森克所提出的人格三维度理论,经过多次修订,在不同人群中测试,已经获得可靠的信度和效度,在国际上广泛应用。1983 年,由龚耀先主持修订的中国版 EPQ 成人问卷各由 88 个项目组成,每种问卷都包括 4 个分量表,即内向 - 外向（E）、神经质（N）、精神质（P）和掩饰性（L）。

（三）能力测验

能力倾向测验包括特殊能力倾向测验和多重能力倾向测验两类。

1. 特殊能力倾向测验　有时也称特殊能力测验。如:感知觉和心理运动能力测验、机械能力测验、文书能力测验、艺术和音乐能力测验。

（1）感知觉和心理运动能力测验:某些工作任务的成绩受个体听觉和视觉的影响,在此情况下,有必要采用视觉和听觉测验筛选出视力或听力不足的个体予以排除。感知觉测验又分为单一目的测验和多重目的测验。前者指每种测验只测量一种功能,后者指测量综合的感知觉能力的测验。单一目的测验又可分为:视觉敏锐度测验、听觉敏锐度测验和颜色视觉测验。心理运动能力测验测量的是受个体意识支配的精细动作能力,如速度、协调和运动反应等特性。在特殊职业领域会使用。

（2）机械能力测验:心理运动能力可以看作是大多数工业职业的基本要求,但空间知觉、机械知识和其他心理能力在决定工作成功方面更为重要,其中机械能力是被最早利用并经常测量的一种能力。如 20 世纪 20 年代后期的帕特森明尼苏达机械拼合测验,明尼苏达空间关系测验和明尼苏达书面形状测验。

（3）文书能力测验:文书能力测验又分为文书能力的一般测验及其他测量速记能力,学习复杂文书及编制解决问题的计算机程序与操作能力的测验。如主要用于选拔职员、检验员和其他要求知觉和操纵符号能力的职业人员的明尼苏达文书测验,评估和选择学习计算机课程申请者的计算机程序员能力倾向成套测验（computer programmer aptitude battery）、评估在学习计算机操作时重要能力倾向的计算机操作员能力倾向测验（computer operator aptitude battery）等。

（4）艺术和音乐能力:艺术情趣在不同个体、不同文化和不同年龄之间存在着很大差别,因此艺术能力的判断标准很难确定。尽管在寻找可靠的标准和使用测验预测方面存在着许多问题,但从 20 世纪 20 年代起仍有许多视觉艺术能力和音乐能力测验相继产生。如艺术欣赏力测量和艺术创造力测量、音乐能力测验等。

2. 多重能力倾向测验

（1）一般能力倾向成套测验:主要用于测量各种职业的能力倾向,多用于工业和商业人员的选择和安置。它测量的能力倾向非常广泛，从一般智力到手工灵活性，并且还有动作协调性、形状知觉和操作性知觉。最新一套测验共包括 12 个分测验，对 9 种不同的能力因素进行评定。

（2）行政职业能力倾向测验：目前我国用于选拔、录用报考国家公务员考生的一项测验，由国家人事部负责组织和编制题目。与其他能力倾向测验的功用相同，行政职业能力倾向测验主要测查报考者在将要从事的行政职业工作方面的素质和能力。

（3）员工能力倾向测验：与能力倾向区分性测验在内容上十分相似，旨在辅助选拔销售人员、文秘和生产工人。测验包括 10 个分测验：言语理解、数字能力、视觉追踪、视觉速度与准确性、空间想象力、数字推理、文字推理、单词流畅性、手部速度与准确性，以及符号推理。

（4）多维能力倾向成套测验：最初出版于 1984 年，是韦克斯勒成人智力测验修订版（WAIS-R）的一个纸笔型、团体施测的版本。同样分为言语部分和操作部分两大块，一本小册子包括 5 个言语分测验：常识、理解、算术、类同、词汇，另一本小册子包括 5 个操作分测验：数字符号、图画补缺、空间关系、图片排列、物体拼配。

（四）职业倾向性评估

1. 斯特朗兴趣量表　斯特朗兴趣量表（Strong interests inventory，SII）是在斯特朗职业兴趣调查表和坎贝尔兴趣量表的基础上修订而发展起来的，该量表是目前国外最流行的职业兴趣测验之一，广泛应用于升学就业指导和职业咨询之中。

2. 库德兴趣量表　该量表由 168 个题目组成，共分 10 个分量表，代表了 10 个广泛的兴趣领域，分别是：户外的、机械的、计算的、科学的、劝说的、艺术的、文学的、音乐的、社会服务的和文书的。

3. 霍兰德的自我指导探索量表　自我指导探索量表是一个被试自己施测、自己计分和解释测验结果的职业兴趣量表，可为人们的职业选择提供决策依据。霍兰德认为，职业兴趣类型（人格类型）与职业之间有着内在的联系，编制的基本思路是先评定被试的职业兴趣类型和特点，然后根据个人的职业兴趣类型查找自己适合的职业，所以该量表主要包括两部分：职业兴趣类型测验和职业探索表。

4. 生涯评估量表　是由琼汉森（Johasson C）于 20 世纪 70 年代开始编制的。目前 CAI 包括 2 个版本：生涯评估量表 - 职业版和生涯评估量表 - 提高版。

三、职业安全评估

职业安全的环境是降低职业损伤、缓解工作压力、保证从业者维持良好的职业态度的基础保障，在职场心理管理中具有不可忽视的作用。有效的安全评估有利于后期建立更完善的职场心理管理体系，有助于揭示职场潜在的易被忽视的心理风险，因此必须予以重视。

（一）人因失误评估

人因失误是指人未能精确地、恰当地、充分地、可接受地完成所规定的绩效标准范围内的任务。对以上定义也可理解为：人因失误是在一定情景中，人没有达到预期目的的行为。

随着科技的发展，操作环境和交互系统越来越复杂化，在这样的工作情境中，由于"人"在生理、心理、社会和精神等方面的特点，容易导致一些"错误"发生。在过去的视野中，人因失误被消极对待。当发生人因失误时，管理者和操作者普遍归结为"由于人的疏忽、操作程序不熟悉、职业精神不佳"等原因，因此常规采用惩罚性的处置结果，导致更为消极的职场后果。而随着对人因失误的进一步研究，越来越多的研究者主张采用新视角对待人因失误，如：人因失误不是失败的原因，而是更深层次问题的结果；人因失误并非随机的，它与人的工具、任务和操作环境的特点有系统的联系；人因失误不是事件的结论，而是系统改造的起点等，使人因失误成为职场心理研究积极方向的新热点。

1. 产生原因　人因失误是指人行为的失误。根据人行为的原理，可知人因失误主要表现在：人感知环境信息方面的失误，信息刺激人脑、人脑处理信息并做出决策的失误，行为输出时的失误等方面。其中，环境的复杂性、人因设计的不合理、制度的不完善、组织文化的不落实、员工的情绪状态等均可以影响人行为的偏差，造成人因失误。

2. 人因失误的辨识和量化　辨识人因失误能够促使正确理解潜在的人因失误产生的原因，为采取减少人因失误的措施提供决策依据。

一些学者对人因失误的辨识提出了自己的解决方案。其中霍尔·内格尔（Erik Hollnagel）等的失误预测影响较为深远。步骤为：①场景描述和任务分析；②情境环境因素评价；③认知功能识别；④认知失误类型预测。该方法要求开发人员对具体的操作过程提出的分类法对错误类型进行分类，同时要求观察者计算错误概率并使用。

另外，诸如故障树分析（fault tree analysis）方法同样可以用以分析人因失误。该方法是一种自上而下的方法，从不利事件开始分析，逐步筛查诸如系统状况、物理环境、操作者性质与心理状态等，最终分析到可能的原因。

错误概率的分析结果有利于职场管理者对工作流程、系统界面、操作方式、培训方案、人际协作等方面进行改造，同时通过改造后的进一步循环测评降低人因失误发生率。

（二）职场攻击行为

职场攻击行为为组织成员故意对组织或其他组织成员造成伤害的行为。从20世纪90年代开始，工作场所发生攻击行为的频率越来越高，职场攻击行为正在对组织的正常运转构成威胁。因此，在环境安全的评估和调查中，必须予以重视。

1. 职场攻击行为的影响因素

（1）个人特征因素：个人因素会对个体的攻击倾向产生影响，对于组织情境中的职场攻击行为来说也是如此。这些引起差异的个人特征因素包括性别、人格特质、归因风格等。

（2）情境因素：职场攻击行为总是发生在特定的组织情境之下，无论是分配结果、分配程序还是与上司的互动，对组织成员而言都有重要意义，直接关系到他们的利益，这些方面的不公平都会使组织成员产生心理紧张，从而形成挫折感，也增加了职场攻击行为的发生率。

2. 职场攻击行为的测量　职场攻击行为可采用自我报告、他人报告与量表调查法调查。具体的测评量表有：

Buss和Durkee（1957）编制了不同类型的敌意量表，包括攻击（assault）量表、间接敌意（indirect hostility）量表、易怒（irritability）量表、憎恨（resentment）量表、口头敌意（verbal Hostility）量表和自责（guilt）量表等，这是较早涉及对攻击行为进行测量的研究。

Buss和Perry（1992）专门编制的攻击量表（the aggression questionaire）由四个分量表组成：身体攻击、口头攻击、愤怒和敌意。

Kessler（2008）的暴力氛围的测量（the violence climate survey）间接地对工作场所攻击行为进行了测量。该量表采用多项试样法在美国的不同组织中进行测试，测试结果显示攻击行为与工作中所有的压力都呈现显著相关。

（三）职场性骚扰

工作场所性骚扰定义为不受欢迎的性挑衅性行为，或不合理地干扰个人工作表现，或制造恐吓、敌意或冒犯性工作环境的性行为。

性骚扰是职业健康心理学中工作场所负性行为的一个重要研究的研究方向。职场性骚扰对于工作者来说是严重的心理事件，会使个体产生焦虑、厌恶、恐惧等消极心理，导致个体敌对、人际关系紧张、对组织产生消极情感和离职率上升等问题。

1. 职场性骚扰的影响因素

（1）个人特征因素：如性别、年龄、地域、种族等。国际劳动组织的调查表明，97%～98%的骚扰对象为女性。但是，男性也是性骚扰的对象，且更容易遭受同性别之间的性骚扰。年龄较轻的更容易受到骚扰。

（2）职业：不同的行业或职业由于其工作性质的不同，其从业人士遭受性骚扰的比例也会有所差异。Lies 等的调查表明，性骚扰在军队中的发生率为 69%，在学术机构中的发生率为 58%，在私营部门中的发生率为 46%，在政府部门中的发生率为 43%。

（3）组织氛围：组织氛围主要表现为个体所在组织对于性骚扰行为的容忍度。容忍度高，骚扰行为的发生概率就高。

2. 职场性骚扰的测量

（1）自我报告法：对于职场性骚扰的大部分研究，采用的都是基于受害者的自我报告。其中，Fitzgerald 等的性经验问卷（sexual experiences questionnaire，SEQ）运用最广泛。该问卷包括 28 个项目，五个维度分别为性别骚扰（gender harassment）、性挑逗（seductive behavior）、性贿赂（sexual bribery）、性要挟（sexual coercion）和性侵害（sexual assault）。该问卷的信效度指标良好。

（2）旁观者报告法：自我报告法简便易行，但由于主观期望和社会期许等原因，受害人对事件的陈述可能存在掩饰，因此报告的权威性会受到质疑。基于此，有些学者采用了旁观者报告法，要求被测试者依据他们观察到的和听到的关于同事的被骚扰经历来对问题进行回答。

第三节　职业健康心理干预方法

一、工作压力的控制和管理

（一）工作压力的概述

1. 工作压力的来源

（1）工作本身的因素：工作负荷、时间压力、缺少自由等；

（2）组织中的角色：不同的人之间的冲突、不同角色间的冲突、不同任务间的冲突；

（3）工作中的关系：得到上级的支持、与同级之间的关系、组织支持和社会支持等；

（4）职业发展：工作安全、辞职与升迁、自我实现等；

（5）组织结构和组织倾向：组织价值观、决策方式、领导风格、解决冲突的方法等。

2. 工作压力的影响　研究发现个体长期处于过大的工作压力下。极易引起压力性身心疾病，对其行为也能产生影响。研究发现，工作压力能引起身体各系统器官的反应，降低抵抗力，增加感染风险（Frank，1998），也可能引起个体的肥胖及不良进食行为（Nishitani & Sakakibara，2006）。同样地，过大的压力对个体的心理健康也存在影响，引起个体的不良情绪反应。同时，工作倦怠的出现，容易引发个体的离职意向，影响企业绩效。

3. 工作压力的测评　在工作压力的研究中，工作压力的测量是一个重点也是一个难点。目前国内外运用得较普遍的工作压力测量工具有以下几种：

（1）工作压力量表：是根据 Cooper 和 Mashall（1976）的压力模式，由 6 个水平组成（加上许多亚水平），用于测量工作压力来源，测量 A 型行为、控制点、工作满意度、心理身体健康以及员工的应对策略。

（2）Mclean 的工作压力量表：Mclean 的工作压力量表由应对策略、工作满意度、工作压力因素三个部分组成。应对策略量表由 20 个问题组成，主要询问被试者对自己能力的认识、兴趣的广泛性、反应能力、对别人的价值的认可、积极性与创造性方面的问题。

（3）Karasek 的工作内容量表：由美国 Karasek 于 20 世纪 70 年代末研制的，原用于工作压力与高血压、心脏病关系的研究，现广泛应用于评价职业人群的工作压力水平。

工作压力往往并非单一因素，因此在推行职场系统的心理健康管理的同时，往往协同其他测评项目，如：应对方式量表（Richard S Lazarus）、职业紧张评测、职业倦怠量表、职场攻击等，以综合掌握员工的在职场的心理应激状况。

此外，非精确的工作压力评估方法如访谈法、小组讨论等可以用于调查和干预分析。

（二）工作压力的三级干预模式

工作组织心理健康主要针对职场人群的心理健康。因此，必须考虑到组织、团队和个人三个层面去思考和处理心理健康问题。参照预防医学的三级干预模式，来说明工作组织健康的干预模式。

一级干预主要针对组织层面的干预，旨在为处于风险中的人群，进行健康促进与教育，将健康知识传播给组织的每个人。

二级干预主要针对团队层面的干预，旨在为处于风险中的人群，促进团队层面的人群对于健康知识的了解与相应技能学习和应对。

三级干预主要针对个体层面的干预，旨在为健康已经受到损害的人提供康复服务。就心理层面而言三级干预内容就是临床心理学、心理咨询学和康复心理学的内容，主要运用的心理方式是测评诊断、个体咨询与团体咨询。

（三）工作压力的管理方法

工作压力管理包括两个方面：员工层面与组织层面，并且在整个工作压力管理过程中，明确双方的责任，同时分阶段、分层次设定干预目标，并通过阶段性的效果评估调整干预方案。

1. 员工管理　主要通过培训改变员工的心态，学习合理认知方式，学习压力释放技术，主要包括时间管理、身体锻炼、健康的生活方式、放松、冥想、积极想象暗示、业余爱好、正确处理愤怒等负面情绪等，当然，重要的还有学会自我心理保养。培养自我的责任心，提高自我效能等。见表8-1。

2. 组织管理　主要涉及工作再设计、（包括对于员工和领导者的）培训、团队工作模式、给予社会支持等。而在组织层面就会涉及组织发展与变革，目的在于通过帮助组织成员，修正其行为，从而最终增强个人的发展和改善组织的绩效。见表8-2。

表8-1　个人水平压力干预的行动计划

常见的压力来源	纠正计划	可能的行动纲要
个人原因/工作不适应	工作安排	重新安排，调离
	培训	制订计划进行技能培训
	教育	制订计划改善态度和能力
角色冲突	沟通	将员工角色描述清楚，帮助员工完成角色定位
	培训	制订计划，提高员工完成角色的技能
角色不明确	沟通	明确解释工作性质和期望
超负荷工作	培训/教育	提供能力，减少不能胜任工作的原因，建立时间管理计划
恐惧感/有责任心	培训	提高解决问题能力
	咨询	帮助员工清除潜在恐惧感
工作条件不良	咨询	帮助员工解决行为问题
	沟通	帮助员工了解工作过程及如何适应工作全过程
人际关系紧张	培训	建立冲突管理机制和团队建立训练
	咨询	解决个性冲突、社会孤立等问题
	沟通	提高组内员工的沟通能力，帮助员工学习更好地与他人相处
	咨询	帮助员工缓解疏离感
有疏离感	沟通	提供沟通、参与的方法

资料来源：引自 Personnety，May/June 1983.Copyright 1983 American Management Association. Reprinted by permission of American Management Association International，New York.

表8-2 组织水平压力干预的纠正计划和行动纲要

常见的压力来源	纠正计划	可能的行动纲要
个人原因／工作不适应	计划再设计	建立丰富的工作计划
	员工评估	改进员工选拔和就业程序
	培训	开始与工作相关技能的培训
角色冲突	培训	为遭受角色冲突者提供咨询
	沟通	检查和减少可能引起角色冲突的误解
	计划再计划	制订计划（如弹性上班制，每周工作4天等）解决某些冲突（如职业妇女与家庭的冲突，工作与休闲的冲突）
	人员评估	改进员工选拔和就业程序（如调任）
角色不明确	沟通	提供更详细的工作说明
	结构	更详细地明确责任和权利
超负荷工作	职业再设计	改进工作场地、计划或程序
	结构	重写工作说明
恐惧感／有责任心	培训	培训决策的技能
	沟通	为解决基本问题提供的咨询计划
工作条件不良	职业再设计	改变自然条件，改进工作程序（如工作轮换、改变工作时间、提供休闲时间以及"压力日"休息）
人际关系紧张	培训	开发人际关系技能，提供培训以构建具有更强凝聚力和团队精神的工作小组
	沟通	建立多种咨询项目
有疏远感	培训	帮助设计工作
	职业再设计	提供丰富的工作计划
	结构	利用正式的机构设计，其对境遇和个体的需要更具指导性（如利用计划或矩阵格式）
	奖赏	调整付给报酬的方法和时间，以员工的需要和期望为更直接的动机
	沟通	允许员工参与

资料来源：引自 Personnety，May/June 1983. Copyright 1983 American Management Association. Reprinted by permission of American Management Association International，New York.

二、职业幸福感的维持和促进

职业幸福感不仅能够提高员工对企业的忠诚度、提升职业动力，还会为员工带来持续满意的情感体验。积极的情绪能使整个机体的免疫系统和体内化学物质处于平衡状态，从而增强人体的健康程度。因此，提升职业幸福感，是职业心理健康管理的主要目标之一。

（一）职业幸福感的影响因素

1. 客观因素 即环境因素。研究表明，工作环境、工作量、工作职责等，都是影响幸福感的重要元素。工作强度超过个人承受能力，甚至感到职业紧张、倦怠，自然会显著降低对幸福的体验。人际关系简单还是复杂，团体内部合作还是充满竞争，在集体中得到支持还是否定，工作中是否善于沟通、交流和互动，所有这一切，决定着能否获得成就感和自身价值实现的体验。此外，职位的高低、职权的大小、职责的多少、经济收入的多寡、职业声望的高低，都将影响人的内心体验。

2. 主观因素 即个体因素。职业幸福感的高低并不一定与个人所从事的工作性质、职位高低和收入成正比。除了客观因素外，个体的主观因素在幸福感的体验中更有突出的作用。个体对职业的价值认同、自己所具有的实际才能、个人兴趣和意愿以及个人对于自身职业生涯的定位等，对职业幸福感均会产生重要影响。内心的意愿是获得职业幸福感的引导者。如果内心的意愿极其强烈，则可以突破物质的限制，如各领域的领军人物，大都有奋不顾身、呕心沥血甚至清贫度日的经历，这种幸福感已经脱离了物质层面的低俗，进入了"不以物喜，不以己悲"的精神境界。

（二）职业幸福感管理的主要方法

1. 职业规划　职业规划是对职业生涯乃至人生进行持续的系统计划的过程，其最重要的目的之一是通过规划确认职业方向，制定奋斗策略，求得事业上的进步，从而拥有人生更多选择的能力。

职业生涯规划一般分为两种形式：个人职业生涯规划和组织职业生涯规划。前者是指由个人自行制定的未来职业发展目标道路与行动的计划；后者则是由组织为个人制定或组织帮助个人制订的职业发展计划，这种计划强调个人利益和组织利益和谐发展，通过个人发展与组织发展的有机匹配，来实现双赢。

个人职业规划路径：自我评估和剖析；就业环境分析；找准职业定位和发展目标；开展职业实践；调整职业路径。

组织职业规划路径：进行组织定位；找准组织发展目标；员工选拔；教育和培训；调整和反馈。

职业规划是人生职业过程中的重要手段，通过职业规划，个人能够深入自我剖析，找准定位，设定发展目标；组织可以指定相应的教育和培训计划，共同采取积极行动，实现人力效益的尽早适应和持续发展。因此，职业规划是个人和组织双方面的工作。

2. 职业认同和组织认同的培养　职业认同指的是在个体心理发展过程中，把自己的兴趣、能力、价值观与职业目标进行整合而构建的概念，是个体在职业领域的自我认同。组织认同是对与组织一致或从属于组织的感知，为社会认同的一种特殊形式。培养员工的职业认同和组织认同有利于让员工构建稳定的安全感和发展需求，有利于职业健康心理的良好运行。

职业认同和组织认同的影响因素主要有：

（1）个体特征因素：如文化背景、性别、年龄、种族、工作特征等。

（2）个体经历因素：如家庭有类似从业者的教导、相似职业和组织影视作品的感召、学生时代的经历等，均有可能影响未来工作者对工作的认同和评价。

（3）环境因素：宏观环境，如社会因素、历史因素、文化因素等都对职业和组织认同形成过程产生影响。如因为文化的差异。微观环境，如组织文化与个人匹配程度、组织相容性、人际关系等。

建立稳定的职业标签、明确组织定位，采用规范的职场培训、具有发展性的职业设计，构建和谐的人际关系、民主的组织氛围等均为促进良好的职业认同和组织认同的合理方法，在管理的过程中均可加以引导和采用。

3. 职业发展管理　职业发展管理是将员工个人的成长、本人未来职业规划与企业要求相结合的管理。主要从员工与企业两个方向理解。员工职业发展管理是指员工自我分析、了解个人兴趣、适宜性评价、职业决策和职业路径设计、职业生涯发展规划，清晰认识自身能力、职业决策，明确个人发展目标，并做职业路径设计与规划。企业职业发展管理是指企业需根据员工职业发展需求，从企业人力资源管理出发与公司战略目标相结合、相联系，帮助员工成长，并提供发展机会，最终提高员工工作效率，实现员工职业目标的同时实现公司战略目标，达成双赢局面。职业发展管理为员工个人职业发展提供了有力的科学依据和高效的实施措施，也为实现企业战略目标奠定了坚实的人力资源基础。

职业发展管理是一个循环往复的过程，主要分为以下步骤：①收集分析与职业相关的信息。②认清周围环境。③设定目标，即希望达到的最终结果。目标需具体化、具有挑战性，还要有行动。④战略制定是指达到职业最后目标需个人做出的具体操作步骤。⑤有效执行。⑥评价目标达成状况的反馈与调整。

4. **期望与奖赏**　职场激励是维持和促进职业幸福感的重要手段,合理的激励作为有益的影响因素提升组织认同和职业认同,同时继发自我实现的意愿,实现更高的职业幸福感。在了解员工对职业和自身发展的期望的基础上进行奖赏,是职业心理干预的手段之一,具有事半功倍的效果。

具体方法:①了解员工的需求;②提高效价,设置合理的目标,同时建立准确的绩效评价标准;③提高员工的期望,同时对职业发展过程设置阶段奖赏;④提高工具性。工具性即借助某种因素或者说媒介是模式中的变量因素,如机会、环境等。

三、职场安全健康环境的营造和管理

工作活动或工作环境中总是存在一些心理社会危险因素,它们会影响工作人员以及其他人员的健康或安全,在一定的条件下会造成人员伤亡、财产损失或引起各种职业病或导致其他损失事故。为保证工作效率及生产效益,必须对这些因素进行恰当的管理。

（一）职场安全的影响因素

职场安全的心理影响因素众多,需要从外部进行观察和推断,某些因素甚至非常隐匿,需要通过一段时间的积累和分析才能发现。在工作过程中,深入分析职场安全态度和行为的影响因素,有利于建立职场针对性的管理方式。

1. **个体因素**　不安全行为产生的原因,从主观上讲,人的心理因素占据了重要位置。如:员工的基本情况、安全知识、信念、安全态度、安全行为、风险意识、情绪等。个体因素是职业安全心理管理的重要方面。

2. **组织因素**　如:安全氛围是否有效、安全制度是否健全、安全培训是否落实、工作时间、休息保障等。组织影响因素是影响个体因素的重要来源。

3. **环境因素**　工作场所的安全设计、流程的便捷性和有效性、人 - 机协调性等。

（二）职场安全健康的心理管理目标

安全制度和规范完善,影响执业安全的心理社会风险得到有效控制,个体的安全意识牢固、参与主动自觉,安全健康心理管理体系科学合理,能够确保职业活动的顺利进行。

（三）提升和促进职场安全和健康的具体心理健康管理措施

1. **职场安全文化建设**　安全文化是存在于单位和个人中的素质和态度的总和,建立安全的环境保障员工的安全,建立合理的安全组织和相关制度,在所有员工中传递良好的安全价值观、态度和素质,使员工了解安全是员工需要共同监督、共同努力的重要工作,并使其了解到不安全事件发生的必然性以及预防和处置的方式方法,建立安全工作"可防可控"的共同信念。

积极健康人格的培养是员工成长、成才的必要条件。通过心理培训引导员工学会面对挫折,能够利用自己的优势建立自信与自尊,并获得乐观、勇敢、创造性、成熟的防御机制和智慧积极的品质和力量。帮助建立合理的行为准则、人生理念、价值取向,把自我认知与企业文化有机融合形成安全价值观、安全理念,共同提高安全文化的建设的质量。

职场安全文化的发展和强化过程,一般要经过三个典型阶段,即被动约束阶段、主动管理阶段和自律完善阶段。

（1）被动约束阶段:在此阶段,保证员工能够遵章守纪,基于职场安全制度开展工作。

（2）主动管理阶段:通过培训和参与,使管理者和操作者对安全工作的意义、内容、路径有清晰的了解,促使组织内部形成良好的自觉维护安全的氛围,员工能够主动自觉共同维护群体的安全。

（3）自律完善阶段:在此阶段,组织管理者与操作者对安全工作形成共同的价值观和行动准则,积极地参与到强化安全生产的实务当中,使安全目标成为全体人员的共同信念。

2. **人 - 机界面管理**　当代世界,计算机已经对工作的各个层面产生深远的影响,同时改变了

工作者行使职业能力的方式,人机交互(human-computor interaction,HCI)过程成为职业心理学的重要关注点。良好的人因设计能够充分发挥计算机的使用效能,同时更大限度促进工作和生产过程的安全,同时维护操作者的身心健康。

提高人 - 机界面管理的方法有:

(1)建立维护系统运行的管理制度:①建立安全操作制度保障系统运行的有效性和安全性;②形成系统维护的操作流程和保障制度;③建立人 - 机操作错误预案并定期组织培训。

(2)建立系统的人员选拔、培训和考核制度:特别是对界面对人的要求、人员的心理素质、个性特征等方面的选拔以及入职后的系统培训,通过考核后方可从业。

(3)维持适合人 - 机操作的工作环境:包括合理的工作时间、恰当的交接设计、合理的工作配置和工作再设计等。

(4)系统设计与管理对策:①按照人因工程学要求设计友好便捷的人机界面;②设计维护用户特征的软硬件系统;③人机任务分工合理;④建立运行经验反馈体系;⑤建立多重防御体系。

(5)保持沟通的有效性:①克服正式的沟通系统的问题;②充分运用非正式沟通系统;③培养员工信息收集和分析的技能;④确认并克服沟通瓶颈。

3. 心理健康风险的预警和管理　职业安全健康风险的存在使得职业活动中存在各种各样的心理社会风险,职场必须采取必要的措施对这些心理社会风险进行控制,才能避免或降低风险带来的损失。因此,有效的心理健康风险管理具有重要的意义。

心理健康风险的预警和管理的方法有:

(1)建立职场安全氛围:安全氛围包括安全管理、安全监督、管理观念、管理和组织实践(培训、安全设备的提供等)、工作场所职工的健康安全等方面。SEODC 的研究提出,在所有影响安全行为的因素中,安全氛围是不安全行为最好的预测因子。因此,在职场树立安全第一的信念、开展安全和健康的相关培训、采取有关安全行为的激励措施等,都是心理健康的管理手段。此外,对于职业场所不安全行为的预防,是职业安全和健康的底线,如对攻击行为的零容忍、对不安全态度的惩罚等。

(2)建立员工心理健康预警系统:企业员工的心理指数进行评估的关键是找到影响或反映心理失衡水平的相关心理或行为特征,并有针对性地采用对应的测量方法。根据心理学的基本理论,人的心理结构可以分为心理过程和个性两大方面,其中心理过程具体可以分为认知、情绪、意志三个部分;而个性可以分为个性特征和个性倾向性两个部分。结合企业的自身实际,可以建立员工心理平衡水平的影响因素模型,其中可能主要涉及的因素包括:员工压力水平、工作应激、生活事件、社会支持等。定期监测员工心理健康状况,了解以及及时发现心理安全隐患,如工作压力、职场暴力等。

(3)引入心理支持项目:最广为人知的职场心理支持项目即员工帮助计划(employee asisstance programs,EAP)。目前 EAP 范围、内容不断地丰富并成为一种涉及身心健康、压力管理、情绪调节、职业发展、组织文化等的综合服务。除了上述核心的服务内容外,还有针对特殊客户要求提供的 EAP。例如:工作 / 生活服务、一系列家庭支持服务。企业管理者作为企业员工,除了享受上面的服务以外还有管理者培训,即培训领导和企业的管理者,如有效管理技术及领导训练、工作动机激励策略、如何识别受困员工、EAP 管理指导等。

EAP 是职场心理健康和安全的综合解决方案,具体实施可见数字资源部分。

(唐艳超)

 思考题

1. 请简述职业心理健康管理的程序。

2. 某 IT 公司，由于企业发展迅猛，员工普遍工作压力大、休息时间无法保证，部分员工出现离职意愿。现公司委托您对员工的心理状态作综合评估，请制订评估方案。

3. 企业出现性骚扰投诉，提出投诉的员工出现明显的焦虑和抑郁情绪，请问作为企业心理健康的维护者，应该给出哪些干预措施？

|第九章| 常见职业健康损害的干预

 本章要点

1. **掌握** 矽肺、硅酸盐肺、煤工尘肺、铅、汞、刺激性气体、窒息性气体、有机溶剂、有机磷农药中毒的毒作用表现。掌握职业中毒的诊断原则,综合防尘和降尘措施八字经,尘肺病、职业性化学性中毒、职业性听力损失等常见职业病的干预策略。

2. **熟悉** 职业性变态反应肺泡炎、棉尘病典型临床表现、噪声引起听觉器官损伤的演变过程。

3. **了解** 尘肺病的分类、影响职业性呼吸系统疾病发生的危险因素。

第一节 职业性呼吸系统疾病干预

一、主要种类

(一)尘肺病

尘肺病是指在职业活动中长期吸入生产性矿物性粉尘并在肺内潴留而引起的以肺组织弥漫性纤维化为主的疾病。生产性粉尘是指在生产活动中产生的能较长时间飘浮于生产环境空气中的固体微粒,是污染作业环境、损害劳动者健康的重要职业性有害因素,可引起包括尘肺病在内的多种职业性肺部疾病。尘肺是职业性疾病中影响面最广、危害最严重的一类疾病。据统计,尘肺病例约占我国职业病总人数的70%以上。

根据多年临床观察,X线胸片检查,病理解剖和实验研究的资料,我国按病因将尘肺分为五类:矽肺、硅酸盐肺、炭尘肺、混合性尘肺、金属尘肺等。

我国2013年公布实施的《职业病分类和目录》中,规定了十二种肺尘埃沉着病名单,即矽肺、煤工尘肺、石棉肺、石墨尘肺、炭黑尘肺、滑石尘肺、水泥尘肺、云母尘肺、陶工尘肺、铝尘肺、电焊工尘肺及铸工尘肺。此外,根据《职业性尘肺病的诊断》(GBZ 70—2015)和《职业性尘肺病的病理诊断》(GBZ 25—2014)可以诊断的其他尘肺列为第十三种尘肺。

以下我们对常见的矽肺病、硅酸盐肺和煤工尘肺病三种代表性的职业性呼吸系统疾病做详细介绍。

1. 矽肺病 矽肺(silicosis)是由于在生产过程中长期吸入游离二氧化硅粉尘而引起的以肺部弥漫性纤维化为主的全身性疾病。我国矽肺病例占尘肺总病例的比例接近50%,位居第一,矽肺是尘肺中危害最严重的一种。

(1)接触游离二氧化硅粉尘的主要作业:接触游离二氧化硅粉尘的作业非常广泛,遍及国民经济建设的许多领域。如:各种金属、非金属、煤炭等矿山,采掘作业中的凿岩、掘进、爆破、运输等;修建公路、铁路、水利电力工程开挖隧道,采石、建筑、交通运输等行业和作业;冶金、制造、加工业等，如冶炼厂、石粉厂、玻璃厂、耐火材料厂生产过程中的原料破碎、研磨、筛分、配料等工序，机械制造业铸造车间的原料粉碎、配料、铸型、打箱、清砂、喷砂等生产过程，陶瓷厂原料准备，珠宝加工，石器加工等均能生产大量含游离二氧化硅粉尘。通常将接触含有 10% 以上游离二氧化硅的粉尘作业，称为矽尘作业。

（2）影响矽肺发病的主要因素：矽肺发病与下列因素有关：粉尘中游离二氧化硅含量、二氧化硅类型、粉尘浓度、分散度、接尘工龄、防护措施、接触者个体因素。粉尘中游离二氧化硅含量越高，发病时间越短，病变越严重。矽肺的发生发展及病变程度还与肺内粉尘蓄积量有关。肺内粉尘蓄积量主要取决于粉尘浓度、分散度、接尘时间和防护措施等。空气中粉尘浓度越高，分散度越大，接尘工龄越长，再加上防护措施差，吸入并蓄积在肺内的粉尘量就越大，越容易发生矽肺，病情越严重。

工人的个体因素如年龄、营养、遗传、个体易感性、个人卫生习惯以及呼吸系统疾病对矽肺的发生也起一定作用。既往患有肺结核，尤其是接尘期间患有活动性肺结核、其他慢性呼吸系统疾病者易罹患矽肺。

矽肺发病一般比较缓慢，接触较低浓度游离二氧化硅粉尘多在 15～20 年后才发病。但发病后，即使脱离粉尘作业，病变仍可继续发展。少数由于持续吸入高浓度、高游离二氧化硅含量的粉尘，经 1～2 年即发病者，成为"速发型矽肺"（acute silicosis）。还有些接尘者，虽接触较高浓度矽尘，但在脱离粉尘作业时 X 线胸片未发现明显异常，或发现异常但尚不能诊断为矽肺，在脱离接尘作业若干年后被诊断为矽肺，成为"晚发型矽肺"（delayed silicosis）。

（3）矽肺的病理改变：矽肺的基本病理改变是矽结节形成和弥漫性间质纤维化，矽结节是矽肺特征性病理改变。矽肺病理形态可分为结节型、弥漫性间质纤维化型、矽性蛋白沉积和团块型。多数矽肺病例，由于长期吸入混合性粉尘，兼有结节型和弥漫性间质纤维化型病变，难分主次，称混合型矽肺；有些严重病例兼有团块型病变。

（4）矽肺的临床表现与诊断

1）临床表现：矽肺病人早期无自觉症状，随着病情的进展，可出现胸闷、气短、胸痛、咳嗽、咳痰等症状。X 线胸片主要表现为发"白"的圆形或不规则形小阴影，除此以外肺门变化、肺气肿、肺纹理和胸膜的改变也对矽肺的诊断有参考价值。矽肺早期检查多属正常，随着病变进展，肺组织纤维化进一步加重，可出现肺活量及肺总量降低；伴肺气肿和慢性炎症时，时间肺活量降低，最大通气量减少，肺功能以混合性通气功能障碍多见。

2）并发症：矽肺常见并发症有肺结核、肺及支气管感染、自发性气胸、肺心病等。其中，最为常见和危害最大的是肺结核。矽肺如果合并肺结核，矽肺的病情恶化，结核难以控制，矽肺合并肺结核是病人死亡的最常见原因。

3）诊断：根据可靠的生产性粉尘接触史、现场劳动卫生学调查资料，以技术质量合格的高千伏 X 线后前位胸片表现作为主要依据，结合临床表现和实验室检查，排出其他肺部类似疾病后，按照《职业性尘肺病的诊断》（GBZ 70—2015）进行诊断。

2. 硅酸盐肺病　硅酸盐（silicates）是指二氧化硅、金属氧化物和结晶水组成的无机物，按其来源分天然和人造两种。天然硅酸盐广泛分布于自然界中，是地壳的主要构成成分，由二氧化硅与钾、铝、铁、镁和钙等元素以不同结合形式组成。人造硅酸盐是由石英和碱类物质焙烧化合而成。硅酸盐有纤维状和非纤维状两类。纤维是指纵横径之比大于 3∶1 的粉尘。直径 <3μm、长度 ≥5μm 的纤维称为可吸入纤维（respirable fibers）；直径 ≥3μm、长度 ≥5μm 的纤维称为非可吸入性纤维（non-respirable fibers）。

硅酸盐尘肺按硅酸盐尘的不同主要分为以下几类：

（1）石棉肺（asbestosis）：是在生产过程中长期吸入石棉粉尘所引起的以肺部弥漫性纤维化改变为主的疾病。其特点是全肺弥漫性纤维化，是弥漫性纤维化型尘肺的典型代表，不出现或极少出现结节性损害。石棉肺是硅酸盐尘肺中最常见、危害最严重的一种。石棉纤维具有抗拉性强、不易断裂、耐火、隔热、耐酸碱和绝缘性好等特点，广泛用于工农业生产。

1）接触作业：接触石棉的主要作业是采矿、加工和使用，如石棉采矿、选矿、纺织、建筑、绝缘、造船、造炉、电焊、耐火材料、石棉制品检修、保温材料、刹车板制造和使用等工人。

2）石棉的吸入与归宿：石棉纤维粉尘进入呼吸道后，多通过截留方式沉积，较长的纤维易在支气管分叉处被截留，直径小于 3μm 的纤维才易进入肺泡。进入肺泡的石棉纤维大多被巨噬细胞吞噬，小于 5μm 的纤维可以完全被吞噬。一根长纤维可由两个或多个细胞同时吞噬。吞噬后大部分由黏液纤毛系统排出，部分经由淋巴系统廓清，有部分滞留于肺内，还有部分直而硬的纤维可穿过肺组织到达胸膜。

3）影响石棉肺发病的因素：石棉种类、石棉纤维长度、石棉纤维尘浓度、接触石棉时间和接触者个体差异等均可影响石棉肺发病。较柔软而易弯曲的温石棉纤维易被阻留于细支气管上部气道并清除，直而硬的闪石类纤维，如青石棉和铁石棉纤维可穿透肺组织，并可达到胸膜，导致胸膜疾病；现已证实 >10μm 的长纤维及 <5μm 的石棉纤维均能引起肺纤维化；粉尘中含石棉纤维量越高，接触时间越长，吸入肺内纤维越多，越易引起肺纤维化。脱离粉尘作业后仍可发生石棉肺。此外，接触者个体差异及生活习性，如吸烟等均与石棉肺发病有关。

4）石棉肺的病理改变：石棉肺的病变特点是肺间质弥漫性纤维化，可见石棉小体及脏层胸膜肥厚和在壁层胸膜形成胸膜斑。

5）临床表现和诊断：石棉肺早期即可以出现咳嗽和呼吸困难，晚期病人在静息时也发生气急。若有持续性胸痛，首先要考虑的是肺癌和恶性间皮癌。石棉肺特征性的体征是双下肺出现捻发音，随病情加重，捻发音可扩展至中、上肺区，其声音也由细小变粗糙。石棉肺病人肺活量渐进性下降，弥散量改变是发现早期石棉肺的最敏感指标之一，随着病情加重，多数石棉肺病人呈限制性肺功能损害的特征。X 线胸片变化主要表现为不规则形小阴影和胸膜改变，胸膜斑是我国石棉肺诊断分期的指标之一。

石棉肺按《尘肺病诊断标准》（GBZ 70—2015）进行诊断和分期。

并发症：晚期石棉肺病人并发呼吸道及肺部感染较矽肺多见，但合并结核者比矽肺少，由于反复感染，往往可致心力衰竭。肺癌和恶性间皮瘤是石棉肺的严重并发症。

（2）其他硅酸盐尘肺：其他硅酸盐尘肺还包括滑石尘肺、云母尘肺、水泥尘肺等。它们具有以下共同特点：①病理改变主要表现为肺间质弥漫性纤维化，组织切片中可见含铁小体；②胸部 X 线改变以不规则形小阴影为主；③自觉症状和体征一般较明显，肺功能改变出现较早，早期为气道阻塞和肺活量下降，晚期出现"限制性综合征"，气体交换功能障碍；④气管炎、肺部感染和胸膜炎等并发症多见，肺结核合并率较矽肺低。

3. 煤工尘肺病　煤工尘肺（coal workers' pneumoconiosis，CWP）是指煤矿作业工人长期吸入生产性粉尘所引起的尘肺的总称。在煤矿开采过程中由于工种不同，工人可分别接触煤尘、煤矽尘和矽尘，从而引起肺的弥漫性纤维化，统称为煤工尘肺。

（1）煤工尘肺的分类：煤工尘肺有三种类型：在岩石掘进工作面工作的工人，包括凿工及其辅助工，接触游离二氧化硅含量较高的岩石，所患尘肺为矽肺，发病工龄 10～15 年，进展快，危害严重。采煤工作面工人，包括采煤机手、回采工、煤仓装卸工等，主要接触单纯性煤尘（煤尘中游离二氧化硅含量在 5% 以下），其所患尘肺为煤肺，发病工龄多在 20～30 年以上，病情进展缓慢，危害较轻。接触煤矽尘或既接触矽尘，又接触过煤尘的混合工种工人，其尘肺在病理上往往兼有矽肺和煤肺的特征，这类尘肺可称之为煤矽肺，是我国煤工尘肺最常见的类型，发病工龄多在 15～20 年左右，病情进展较快，危害较重。

（2）煤工尘肺的接触机会：煤矿除掘进岩石巷道以外的各工种，选煤厂选煤工、煤球制造厂、车站和码头煤炭装卸工均接触煤尘或煤矽混合尘。煤工尘肺的发病情况，因开采方式不同有很

第九章　常见职业健康损害的干预　　149

大差异。露天煤矿工人的尘肺患病率很低，井下开采工作面的粉尘浓度和粉尘分散度均高于露天煤矿，尘肺患病率和发病率均较高。

（3）煤工尘肺的病理改变：煤工尘肺的病理改变随吸入的矽尘与煤尘的比例不同而有所差异，除凿岩工所患矽肺外，基本上属混合型，多兼有间质性弥漫纤维化和结节型两种特征。主要病理改变有：煤斑、灶周肺气肿、煤矽结节、弥漫性纤维化及大块纤维化，其中煤斑及灶周肺气肿为煤工尘肺的特征性病理改变。

（4）煤工尘肺的临床表现与诊断：早期一般无症状，只有当并发支气管或肺部感染时才会出现呼吸系统症状和体征，如气短、胸闷、胸痛、咳嗽、咳痰等。煤工尘肺病人由于广泛的肺纤维化，呼吸道狭窄，特别是由于肺气肿导致肺泡大量破坏，肺功能测试显示通气功能、弥散功能和气体交换功能都有减退或障碍。

煤工尘肺不论是煤矽肺还是煤肺，X线上主要表现为圆形小阴影、不规则形小阴影和大阴影，还有肺纹理和肺门阴影的异常变化，但多缺乏特异性。此外，煤工尘肺的肺气肿多为弥漫性、局限性和泡性肺气肿。泡性肺气肿表现为成堆小泡状阴影，直径1～5mm，即所谓"白圈黑点"，晚期可见到肺大疱。

煤工尘肺按《尘肺病诊断标准》（GBZ 70—2015）进行诊断和分期。

（二）有机粉尘所致肺部疾病

有机粉尘（organic dust）是指在空气中飘浮的有机物颗粒，包括植物、动物和微生物源性的颗粒和微滴。动、植物性有机粉尘种类繁多、成分复杂，并常夹杂微生物源性具有不同生物学作用的多种致病性物质、动物蛋白及排泄物、无机物等。虽然有机粉尘所致疾病或症状是一般人群中常见的，特异性不强，但引起的病变或对人体的危害程度差别很大。有机粉尘主要引起呼吸系统疾病，包括呼吸系统急慢性炎症、慢性阻塞性肺病、支气管哮喘、变态反应性肺泡炎、有机粉尘毒性综合征、棉尘病等。还可引起混合性尘肺和肿瘤等，如皮毛工混合性尘肺、木工鼻腔癌及副鼻腔癌。

1. 有机粉尘的来源和分类　有机粉尘的来源主要为工业生产、农业生产及废物处理等。如谷物庄稼稻草收割加工、农产品运输储藏、家禽家畜饲养、温室大棚种植、茶叶生产加工、烟草加工、奶制品生产加工、木材砍伐和加工、棉麻丝绸等纺织、毛纺或羽毛加工、纸浆和造纸、皮毛加工、动物屠宰和加工、食品调味品制作、榨糖、垃圾堆放处理等。有机粉尘的种类主要分为植物性粉尘、动物性粉尘和人工合成有机粉尘。

2. 有机粉尘对健康的危害

（1）职业性变态反应性肺泡炎：职业性变态反应性肺泡炎（occupational allergic alveolitis）是由于吸入被真菌、细菌或动物蛋白等污染的有机粉尘而引起的间质肉芽肿性肺炎，也称为职业性过敏性肺炎（occupational hypersensitivity pneumonitis）。本病是以肺组织间质细胞浸润和肉芽肿成为特征的疾病。常见的有农民肺（farmer's lung）、甘蔗肺（bagasosis）、蘑菇肺（mushroom worker's lung）、鸟饲养工肺（bird breeder's lung）等。致病因子主要有嗜热性放线菌、干草小多孢菌、烟曲霉菌、蘑菇孢子、鸟或家禽类蛋白等。

1）病理改变：表现为急性、亚急性及慢性形式。急性期表现为肺泡和间质的淋巴细胞炎症，肺泡腔中淋巴细胞聚集，浆细胞和巨噬细胞增多。亚急性期可出现与结节病相似的非干酪化肉芽肿。反复发作可发展为慢性期，出现不同程度的肺间质纤维化。

2）临床表现：急性期一般在接触致病因子后4～8h发病。病人常表现为胃寒、发热、头痛、气短伴咳嗽，可有明显的胸闷、气短，常于脱离接触后2～3d症状缓解或消失，多误诊为"感冒"。两肺底可闻及小水泡音或捻发音具有特征性意义。血清沉淀素抗体试验阳性，可作为近期接触指标。相当部分的病人表现为亚急性，接触2～3个月，急性症状反复发作，此期气短、咳嗽加重，促使病人就诊的症状是呼吸困难加重。X线胸片上，可见弥漫性网状和细小结节阴影。慢性期主要表现为进行性呼吸困难加重，体重明显下降。经过若干年接触和反复发作，晚期产生不可逆的肺纤维化，X线胸片显示蜂窝囊状表现，肺功能表现为限制性通气功能和弥散功能障碍。

3）诊断：根据《职业性过敏性肺炎的诊断》（GBZ 60—2014）的诊断及分级标准进行诊断。

4）处理：对于接触反应者应暂时脱离现场，进行必要的检查及处理，并密切观察24～72h；轻度者应暂时脱离生产环境休息，并给予止咳、平喘、吸氧等对症处理及适量糖皮质激素治疗，并随访肺部体征和胸部X线显示的变化；重度者应卧床休息，早期足量使用糖皮质激素和对症治疗。

（2）棉尘病：棉尘病（byssinosis）是长期接触棉、麻等植物性粉尘引起的、具有特征性的胸部紧束感和/或胸闷、气短等症状，并有急性通气功能下降的呼吸道阻塞性疾病。

1）临床表现：出现典型的胸部紧束感或气短，以及呼吸道刺激症状。疾病早期上述症状主要出现于假日或周末休息后，重新上班的第一天工作几小时后，所以又称为"星期一症状"，随着病情进展，此症状可延续至一周的几天，甚至每天都出现，并有咳嗽、咳痰等呼吸道刺激症状，晚期可出现慢性气道阻塞症状、支气管炎、支气管扩张乃至肺气肿。吸烟可加重棉尘对呼吸功能的影响，棉尘病的X线胸片无特异性改变。

2）诊断：根据《职业性棉尘病的诊断》（GBZ 56—2016）的诊断及分级标准进行诊断。

3）处理：病人按阻塞性呼吸系统疾病治疗原则，以对症治疗为主。观察对象应定期作健康检查，以观察病情变化；棉尘病Ⅰ级病人进行对症治疗，必要时调离粉尘作业。棉尘病Ⅱ级病人应调离接触棉、麻等植物性粉尘的工作，并进行对症治疗。

二、危险因素

（一）粉尘浓度及其理化性质

尘肺发生及病变程度与肺内粉尘蓄积量有关，蓄积量主要取决于粉尘的浓度、分散度等理化性质、接尘时间和防护措施。一般来说，尘肺病发病工龄和作业场所矿尘浓度成反比。粉尘中游离二氧化硅含量越高，发病时间越短，病变越严重；粉尘浓度越高，分散度越大，接尘工龄越长，防护措施差，吸入并蓄积在肺内的粉尘量越大，越易发生尘肺，病情越严重。此外，生产作业环境中很少有单纯的粉尘存在，通常是多种粉尘共同存在，应考虑混合粉尘会有联合作用。根据生产性粉尘来源、分类及其理化特性可初步判断其对人体的危害性质和程度，与其生物学作用及防尘措施等有密切联系。

（二）缺乏防护措施

缺乏防护措施包括粉尘作业场所缺乏防护措施和工人个人缺少防护。粉尘作业场所缺乏通风、除尘及降尘等措施可直接或间接导致作业环境空气中粉尘浓度超标，可引发相关职业性呼吸系统疾病；工人缺乏防护措施即指个体防护不当，缺乏个体防护用品或使用不规范等，接触长时间可导致呼吸系统疾病的发生。

（三）工人的个体因素

矿尘引起尘肺病是通过人体而进行的，所以个体的机体条件，如性别、年龄、营养状态、健康状况、生活习性、卫生条件等，以及肺清除功能和免疫因素等诸多方面，对职业性呼吸系统疾病的发生、发展有一定的影响。

三、干预策略

无论是发达国家还是发展中国家，生产性粉尘的危害是十分普遍的，尤以发展中国家为甚，我国政府对粉尘控制工作一直给予高度重视，在防止粉尘危害和预防职业性呼吸系统疾病发生方面做了大量的工作。

（一）八字方针

我们的综合防尘和降尘措施可以概括为"革、水、密、风、护、管、教、查"八字方针，对控制粉尘危害具有指导意义。具体地说：

1. **革**　改革生产工艺和革新生产设备，这是消除粉尘危害的根本途径。如使用遥控操作、计算机控制、隔室监控等措施避免工人接触粉尘。在可能的情况下，使用含石英低的原材料代替石英原料，寻找石棉的替代品等。

2. **水**　即湿式作业，是一种经济易行的防止粉尘飞扬的有效措施，可以降低环境粉尘浓度。水对绝大多数粉尘（如石英、长石、白泥等）具有良好的抑制扩散性能，粉尘被湿润后就不易向空气中飞扬。

3. **密**　密闭尘源，使用密闭的生产设备或者将敞口设备改成密闭设备。特别对于不能采取湿式作业的场所，应采取密闭抽风除尘的办法，这是防止和减少粉尘外逸，治理作业场所空气污染的重要措施。

4. **风**　加强通风及抽风措施。除尘和降尘的方法很多，即可使用除尘器，也可采用喷雾洒水、通风和负压吸尘等经济而简单实用方法，降低作业场地的粉尘浓度。后者在露天开采和地下矿山应用较为普遍。对不能采取湿式作业的场所，可以使用密闭抽风除尘的方法。采用密闭尘源和局部抽风相结合，抽出的空气经过除尘处理后排入大气。

5. **护**　做好个体防护。个人防护是对技术防尘措施的必要补救，在生产现场防、降尘措施难以使粉尘浓度降至国家卫生标准所要求的水平时，如井下开采的盲端，可佩戴防尘护具作为辅助防护措施。工人防尘防护用品包括：防尘口罩、防尘眼镜、防尘安全帽、防尘衣、防尘鞋等。在粉尘浓度低的环境可佩戴防尘口罩。粉尘作业场所应为劳动者提供符合职业病防治要求的职业危害防护设施和个人防护用品，积极改善劳动者的工作环境和条件。

对于生产中必须佩戴的安全帽、安全带、绝缘防护用品、防尘口罩等特殊防护用品，必须定期进行品质检查和保养，使用前要注意检查，使用中要注意维护，使用后要注意保养。对发现有磨损、疵点的特种防护用品，应及时更换，不合格或失效的防护用品严禁使用。

6. **管**　经常性地维修和管理工作。职业健康管理机构还应对粉尘接触作业人员进行生活方式的管理，生活方式管理是健康管理策略的基本组成部分，通过健康教育、激励措施以及一系列的训练等方式对工人的生活方式进行干预，帮助工人朝着有利于健康的方向改变生活方式。粉尘接触作业人员应注意个人卫生，作业点不吸烟，杜绝将粉尘污染的工作服带回家，经常进行体育锻炼，注意营养，对增强个人体质、提高防病能力有重要意义。此外，还应注意个人卫生，勤洗澡、勤换衣服，保持皮肤清洁，养成良好习惯。

7. **教**　加强健康宣教。要做好职业性呼吸系统疾病的预防工作，关健在于加强领导，建立和健全防尘机构，制订防尘工作计划和必要的规章制度，切实贯彻综合防尘措施。粉尘作业场所应认真贯彻国家有关职业病防治的法律、法规、政策和标准，落实各级职业病防治责任制，确保劳动者在劳动过程中的健康与安全。

定期组织对劳动者进行职业健康教育与培训，落实各项职业病危害告知制度，发动群众，开展以防尘工作为中心的爱国卫生运动，并订立一套切实可行的防尘、测尘和卫生清扫制度，从组织制度上来保证防尘工作的经常化。力求做到勤扫、勤擦、勤检查、勤密闭等四勤工作，这样可在已有防尘设备的基础上，有效地降低粉尘浓度。

此外，粉尘作业场所应积极宣传普及职业健康知识，督促工人遵守职业病防治制度和操作规程，指导工人正确使用预防职业病防护设备和个人防护用品，提高作业工人的健康防护意识。

8. **查**　定期检查环境空气中粉尘浓度和接触者的定期体格检查。

粉尘作业场所应设立职业健康管理机构，负责公布有关职业危害防治的规章制度、操作规程以及作业场所职业危害因素检测和评价的结果，定期或不定期对各项职业危害告知事项的实行情况进行监督、检查和指导，对作业环境中的危险因素进行定期监测，并且做出健康风险评估，以给予适当的干预和管理。

（二）健康检查

粉尘作业场所配备专职职业健康专业人员，负责本公司的职业病防治工作，落实卫生保健措施包括粉尘作业人员就业前和定期的医学检查。定期的医学检查能及时了解作业人员身体状况，保护其健康，健全粉尘作业场所职业卫生管理档案及健康监护档案，并妥善保存。根据《粉尘作业工人医疗预防措施实施方法》的规定，从事粉尘作业工人必须进行就业前和定期健康检查，脱离粉尘作业时还应做脱尘作业检查。

1. **就业前体检**   工人在从事接尘作业（含转岗准备接尘）之前，必须参加就业前体检。组织对劳动者进行上岗前、在岗期间、离岗和应急时的职业健康检查，发现有与从事的职业有关的健康损害的劳动者，及时调离原岗位，并妥善安置；落实职业病病人和疑似职业病人的诊断、救治、康复和安置工作。检查项目主要有职业史；自觉症状和既往病史；结核病接触史；一般临床检查；拍摄胸大片以及必要的其他实验室检查。根据《粉尘作业工人医疗预防措施实施办法》的规定，粉尘作业工人就业禁忌证有：①各型活动性肺结核；②肺外结核（肠结核、肾结核、骨关节结核等）；③严重的上呼吸道及支气管疾病（萎缩性鼻炎、鼻腔肿瘤、支气管喘息、支气管扩张等）；④肺脏的非结核性疾病（肺硬化、肺气肿）；⑤胸膜疾病，如显著影响呼吸功能胸膜粘连等；⑥心血管系统的器质性疾病，如动脉硬化症、高血压、器质性心脏病；⑦虽未查出以上疾病而呼吸功能有显著减退者。

2. **定期体检**   为了掌握粉尘作业工人的健康状况，早期发现尘肺病人，根据粉尘作业场所存在的职业危害因素类别、接触水平等情况，严格按照《职业健康监护技术规范》的规定，定期组织从事接触职业危害因素的从业人员到有职业卫生技术服务资质的医疗机构进行职业健康检查，并且建立健康监护档案，以方便调查。定期检查的期限根据作业场所空气中粉尘的浓度及游离二氧化硅的含量而定。如粉尘浓度高，游离二氧化硅含量大，矽肺发展较快，应6～12个月检查一次，观察对象应半年检查一次。粉尘浓度高，游离二氧化硅含量低，矽肺发病慢而轻者，每12～24个月检查一次。如粉尘浓度已降至卫生标准以下者，可每24～36个月检查一次。观察对象每12个月检查一次。所有矽肺合并结核病人，均应三个月检查一次。

尘肺病防治受到高度关注，迄今国内外均没有针对尘肺病纤维化有效的治疗药物和措施，除了尘肺八字预防方针外，尘肺病治疗中国专家共识（2018年版）指出尘肺病治疗应该通过全面的健康管理，积极预防和治疗并发症、合并症，积极的康复治疗和训练，可以基本保持尘肺病人正常的生活质量和相对健全的社会活动能力。

（三）干预措施

1. **健康管理**

（1）职业病登记报告：按照国家法律法规的相关规定，将确诊尘肺病的病人登记在册并向卫生行政部门和有关部门进行职业病报告，以便纳入尘肺病健康管理体系，掌握病人的相关信息，随时了解病情，安排职业健康监护和必要的追踪。

（2）脱离粉尘作业：尘肺病一经诊断，病人即应脱离原粉尘作业岗位，并不得再重新从事其他接触粉尘的作业。

（3）参加健康监护：尘肺病是慢性进展性疾病，根据国家《职业健康监护技术规范》的规定，用人单位应当安排尘肺病病人参加定期健康检查。

（4）自我管理：戒烟，避免生活性粉尘接触，加强营养和养成健康良好的生活习惯。病情严重的尘肺病病人，或因合并肺结核或反复发生肺部感染者，常伴有营养不良。有证据表明，营养不良病人通过营养补充可以明显延长6min步行试验距离，增强呼吸肌力，改善健康状况。加强运动锻炼，包括耐力训练、呼吸肌训练等，能促进肌肉细胞代谢，有利于提高免疫力，增强机体抵抗力。

2. **对症治疗**   平喘治疗，解痉、平喘，通畅呼吸道；祛痰治疗，消除积痰（侧卧叩背、吸痰、湿化呼吸道、应用祛痰药）；镇咳，可选用适当的镇咳药治疗，但病人痰量较多时慎用，应采用先祛痰后镇咳的治疗原则；氧疗，根据实际情况可采取间断或持续低流量吸氧以纠正缺氧状态，改善肺通气功能和缓解呼吸肌疲劳。

3. 并发症和合并症的治疗

（1）积极控制呼吸系统感染：尘肺病人的机体抵抗力降低，尤其呼吸系统的清除自净能力下降，呼吸系统炎症，特别是肺内感染（包括肺结核）是尘肺病病人最常见的、最频发的并发症，而肺内感染又是促进尘肺病进展的重要因素，因而尽快尽早控制肺内感染对于尘肺病病人来说尤为重要。抗感染治疗时，应避免滥用抗生素，并密切关注长期使用抗生素后引发真菌感染的可能。

（2）慢性肺源性心脏病的治疗：应用强心剂（如洋地黄）、利尿剂（如选用氢氯噻嗪）、血管扩张剂（如选用酚妥拉明、硝普钠）等措施对症处理。

（3）呼吸衰竭的治疗：可采用氧疗、通畅呼吸道（解痉、平喘、祛痰等措施）、抗炎、纠正电解质紊乱和酸碱平衡失调等措施综合治疗。

4. 康复治疗

（1）健康教育：尘肺病防治知识的指导，熟悉氧疗和药物使用方法及注意事项，认识康复治疗的重要性、长期性、可获益处。

（2）呼吸康复：需早期介入并长期（甚至终身）持续治疗，才可显示其有效性或获益增强呼吸肌功能，增加肺活量，改善缺氧，缓解症状。

（3）心理康复：尘肺病病程长，普遍焦虑、恐惧、易产生抑郁、悲观等不良心理。心理治疗师专人辅导，定期开展形式多样的活动病人之间交流鼓励、学习新知识和新的训练技能等方法减轻或消除不良情绪，增强战胜疾病的信心。

（4）营养康复：全身营养支持不仅可以增强免疫能力，还可以延缓肌肉萎缩，包括呼吸肌萎缩，从而改善肺功能。

科学膳食，增加优质高蛋白饮食如蛋类、奶类、瘦肉等的摄入，食物多样化，保证其他营养元素的摄取，蛋白质、脂肪、碳水化合物三者的合理供能比例应为 2∶3∶5。

（5）肺保护策略：尘肺病病人应避免继续粉尘暴露，必须戒烟包括避免二手烟吸入，同时预防感冒、呼吸道及肺部感染，冬春季及时注射流感疫苗及肺炎疫苗。对症治疗，并积极治疗并发症/合并症，这对于减缓尘肺病进展均具有积极意义。

第二节　职业性化学性中毒干预

劳动者在生产过程中接触化学毒物所致的疾病状态称为职业中毒，职业中毒的病例数在职业病中排第二位，是我国重点防治的职业病之一。

一、临床类型

由于生产性毒物的毒性、接触浓度和时间、个体差异等因素的影响，职业中毒可表现为多种临床类型，一般可分为三型：

1. 急性中毒（acute poisoning）　指毒物一次或短时间（几分钟至数小时）内大量进入人体而引起的中毒，如急性苯中毒、氯气中毒等。

2. 慢性中毒（chronic poisoning）　指毒物少量长期进入人体而引起的中毒，如慢性铅中毒、锰中毒等。

3. 亚急性中毒（subacute poisoning）　发病情况介于急性和慢性之间，如亚急性铅中毒，但无截然分明的发病时间界限。

此外，脱离接触毒物一段时间后，才呈现中毒临床病变，成为迟发型中毒（delayed poisoning），如锰中毒等。毒物或其代谢产物在体内超过正常范围，但无该毒物所致临床表现，呈亚临床状态，称毒物的吸收，如铅吸收。

二、毒物中毒种类

（一）金属与类金属毒物中毒

金属和类金属及其合金、化合物广泛应用于各种工业，尤其在建筑、汽车、航空航天、电子和其他制造工业以及在油漆、涂料和催化剂生产过程中都大量使用。各种金属都是通过矿山开采、冶炼、精炼和加工后成为工业用金属原料。因此，从矿山开采、冶炼到加工成金属以及应用这些金属时，都会对车间和工作场所造成污染，给工人的身体健康造成潜在危害。每一种金属因其毒性和靶器官不同而出现不同临床表现。急性金属中毒常常是由于意外的化学反应、事故或在密闭空间燃烧或焊接造成，在现代工业中，这种类型的接触比较少见。低剂量长时间接触金属和类金属引起的慢性毒性作用是目前金属中毒的重点。

1. 铅中毒　在生产过程中，铅以蒸气和烟尘形式逸散，呼吸道和消化道接触为重要铅吸收途径。铅可蓄积，人体内 90%～95% 的铅以不溶性磷酸铅[$Pb_3(PO_4)_2$]形式储存于骨内；此外，脑、肝脏、肾脏、肌肉等器官中也有较多的铅分布。体内的铅主要经肾脏随尿排出，少部分铅可随粪便、唾液、汗液、乳汁等排出，血铅也可通过胎盘进入胎儿体内而影响到子代。

（1）毒作用表现：铅中毒有急性和慢性中毒。急性中毒主要是短时间内高浓度铅暴露可导致急性铅中毒，主要症状有恶心、呕吐、腹绞痛、便秘、疲劳、溶血性贫血、周围神经以及中枢神经功能改变，严重者可出现中毒性脑病，表现为脑神经受损或精神障碍的症状。

职业性铅中毒多为慢性中毒，神经系统早期症状主要表现为头痛、头晕、失眠、乏力、多梦等神经衰弱症状，随着病情进展表现为多发性周围神经炎，以运动功能受累较著，主要表现为桡神经支配的手指和手腕伸肌无力，使腕下垂，称为"垂腕"；腓神经支配的腓骨肌、伸趾总肌无力，使得足下垂，称为"垂足"；重者出现肌肉麻痹，亦称"铅麻痹"。消化系统表现为轻者口腔金属味，口腔不卫生时在齿龈与牙齿交界边缘上可出现由硫化铅颗粒沉淀形成的暗蓝色铅线，严重者为突然发作的腹绞痛，表现为脐周持续性伴阵发加重性疼痛，每次发作约持续数分钟至数小时。因疼痛剧烈，病人面色苍白、焦虑、急躁不安、出冷汗，并常弯腰屈膝，手按腹部以减轻疼痛。血液及造血系统表现为轻度贫血，多呈低色素正常细胞型贫血，另外出现点彩红细胞和网织红细胞增多等；部分病人出现高血压、肾脏受到损害，少数较重病人可出现蛋白尿、尿中红细胞、管型及肾功能减退；女性病人出现月经失调、不孕不育、流产和早产等；男性病人精子数目减少、活动力降低和畸形率增加。

（2）诊断：根据《职业性慢性铅中毒诊断标准》(GBZ 37—2015)进行诊断分级。

2. 汞中毒　汞俗称水银，银白色，常温下唯一以液态存在的金属。主要以蒸气形式经呼吸道进入体内。最初集中在肝脏，随后转移至肾脏，主要分布在肾皮质，以近曲小管上皮组织内含量最多，汞主要经肾脏排出，少量汞可随粪便、呼出气、乳汁、唾液、汗液、毛发等排出。

（1）毒作用表现

1）急性中毒：多数病例是由于短时间内大量吸入高浓度的热汞蒸气几小时后引起，主要是急性间质性肺炎与细支气管炎。吸入浓度高与时间长者病情严重。X 线胸片在部分或大部分肺野见到密度较深的模糊阴影。此外并有肾脏损害出现尿蛋白、管型、少尿。出现口腔炎，流涎、齿龈肿痛渗血等变化。本病的特点是尿汞可增加高达 5mg/L 左右，及时驱汞疗法能大量排汞并促使病情逐步好转。

2）慢性中毒：慢性汞中毒较常见，最先出现一般性神衰症状，如轻度头昏头痛、健忘、多梦等，部分病例可有心悸、多汗等植物神经系统紊乱现象。病情发展到一定程度时出现三大典型表现易兴奋症、意向性震颤、口腔炎。

①易兴奋症：即慢性汞中毒的精神症状，表现多种多样，如失眠或嗜睡、多恶梦、性情抑郁孤僻而又急躁，易紧张激动与发怒而自己不能控制，对过去爱好的事物失去兴趣，多疑，不能合群而喜清静独居，但又胆怯怕羞怕见人，好哭好笑，等等。总之，性格与情绪都发生明显改变。

②意向性震颤：手指、舌尖、眼睑明显震颤，而以手指及手部震颤最为突出。早期为细小震颤，病情加重时表现为粗大的抖动式震颤，严重者手腕、前臂、甚至两脚、小腿也有震颤。特点是意向性，即震颤开始于动作时，在动作过程中加重，动作完成后震颤停止。

③口腔炎：主要见于病情较急较重的病人，早期的主诉是口中金属味与唾液增多，早晨醒来时见到枕套潮湿。检查可见齿龈与颊部黏膜呈红铜色，齿龈肿胀，易渗血，齿龈汞线，舌肿胀而有"齿印"。病情严重及病程长者牙齿松动并易脱落。

汞是全身性毒物，除上述中枢神经系统、口腔病变外，还可以观察到尿蛋白、管型尿等肾脏损害变化、生殖功能异常（月经紊乱、不育、异常生育、性欲减退、精子变异等）、汞毒性皮炎、汞毒性免疫功能障碍等。

（2）诊断：根据《职业性汞中毒诊断标准》（GBZ 89—2007）进行诊断分级。

（二）刺激性气体中毒

刺激性气味（irritant gases）是指对眼、呼吸道黏膜和皮肤具有刺激作用，引起机体以急性炎症、肺水肿为主要病理改变的一类气态物质。包括在常态下气体以及在常态下虽非气体，但可以通过蒸发、升华或挥发后形成蒸气或气体的液体或固体物质。此类气态物质多具有腐蚀性，生产中常因不遵守操作规程，容器或管道等设备被腐蚀，发生跑、冒、滴、漏等污染作业环境，在化学工业生产中最容易发生。

1. 毒作用表现

（1）急性刺激作用眼和上呼吸道刺激性炎症，如流泪、畏光、结膜充血、流涕、喷嚏、咽疼、咽部充血、呛咳、胸闷等。吸入较高浓度的刺激性气体可引起中毒性咽喉炎、气管炎、支气管炎和肺炎。吸入高浓度的刺激性气味可引起喉头痉挛或水肿，严重者可窒息死亡。

（2）中毒性肺水肿（toxic pulmonary edema）：吸入高浓度刺激性气体后所引起的肺泡内及肺间质过量的体液潴留为特征的病理过程，最终可导致急性呼吸功能衰竭，是刺激性气体所致的最严重的危害和职业病常见的急症之一。中毒性肺水肿的发生主要决定于刺激性气体的毒性、浓度、作用时间、水溶性及机体的应激能力。易引起肺水肿较常见的刺激性气体有光气、二氧化氮、氨、氯、臭氧、硫酸二甲酯、羟基镍、氧化镉、溴甲烷、氯化苦、甲醛、丙烯醛等。

（3）急性呼吸窘迫综合征（ARDS）刺激性气体中毒、创伤、休克、烧伤、感染等心源性以外的各种肺内外致病因素所导致的急性、进行性呼吸窘迫、缺氧性呼吸衰竭。主要病理特征为肺毛细血管通透性增高而导致的肺泡渗出液中富含蛋白质的肺水肿及透明膜形成，并伴有肺间质纤维化。本病死亡率可高达 50%。刺激性气体所致中毒性肺水肿与 ARDS 之间的概念、致病机制、疾病严重程度以及治疗和预后存在着量变到质变的本质变化。

（4）慢性影响长期接触低浓度刺激性气体，可能成为慢性结膜炎、鼻炎、咽炎、慢性支气管炎、支气管哮喘、肺气肿的综合因素之一。急性氯气中毒可遗留慢性喘息性支气管炎。有的刺激性气体还具有致敏作用，如氯、甲苯二异氰酸酯等。

2. 诊断原则　根据《刺激性气体中毒》GBZ 73—2009 进行诊断及分级。

（三）窒息性气体中毒

窒息性气体（asphyxiating gases）是指被机体吸入后，可使氧的供给、摄取、运输和利用发生障碍，使全身组织细胞得不到或不能利用氧，而导致组织细胞缺氧窒息的一类有害气体的总称。窒息性气体中毒表现为多系统受害；但首先是神经系统受损并最为突出。

常见的引起窒息性气体中毒的有：一氧化碳（CO, carbon monoxide）、硫化氢（H_2S, hydrogen sulfide）、氰化氢（HCN, hydrogen cyanide）和甲烷（CH_4, methane）。

1. 毒作用特点

（1）脑对缺氧极为敏感。轻度缺氧即可引起智力下降、注意力不集中、定向能力障碍等；较重时出现头痛、耳鸣、恶心、呕吐、乏力、嗜睡，甚至昏迷；进一步发展可出现脑水肿。

（2）不同的窒息性气体，中毒机制不同，治疗须按中毒机制和条件选用特效解毒剂。

（3）慢性中毒尚无定论。长期反复接触低浓度 CO，可有明显的神经功能和循环系统影响，但缺乏客观体征，且可对 CO 产生耐受性；长期接触氰化氢，可出现慢性刺激症状、类神经症、自主神经功能紊乱、肌肉酸痛及甲状腺肥大等，但无特异性指标，诊断尚有困难；硫化氢的慢性影响也类似。故有人认为所谓慢性中毒只是反复急性轻度中毒的结果。

2. 毒作用表现

（1）缺氧症状是窒息性气体的共同致病环节，是窒息性气体中毒的共同表现。但不同种类的窒息性气体，因其独特毒性的干扰或掩盖，缺氧的临床表现并非完全相同。

（2）脑水肿主要是颅压增高的表现。

（3）其他窒息性气体会损伤呼吸道，引起中毒性肺水肿，发生急性反应性喉痉挛和反应性延髓呼吸中枢麻痹。急性一氧化碳中毒时面颊部呈樱桃红色，色泽鲜艳而无明显青紫。急性氰化物中毒表现为无发绀性缺氧及末梢性呼吸困难，缺氧性心肌损害和肺水肿。

（4）实验室检查：急性一氧化碳中毒，可定性、定量测定血中 HbCO；急性氰化物中毒，可测定尿中硫氰酸盐含量；急性硫化氢中毒，测定尿硫酸盐含量或可发现硫化血红蛋白。

3. 诊断原则　分别按照《职业性急性一氧化碳中毒诊断标准》（GBZ 23—2002）、《职业性急性硫化氢中毒诊断标准》（GBZ 31—2002）、《职业性急性氰化物中毒诊断标准》（GBZ 209—2008）进行诊断。

（四）有机溶剂中毒

1. 理化特性与毒作用特点　有机溶剂常态下为液体，通常是有机物，主要用作清洗剂、去污剂、稀释剂和萃取剂；许多溶剂也用做原料以制备其他化学产品。工业溶剂约 30 000 余种，具有相似或不同的理化特性和毒作用特点，现概述如下。

（1）挥发性、可溶性和易燃性：有机溶剂多易挥发，故接触途径以吸入为主。脂溶性是有机溶剂的重要特征，进入体内易与神经组织亲和而具麻醉作用；有机溶剂又兼具水溶性，故易经皮肤吸收进入体内。有机溶剂大多具有可燃性，如汽油、乙醇等，可用作燃料；但有些则属非可燃物而用作灭火剂，如卤代烃类化合物。

（2）化学结构：有机溶剂的基本化学结构为脂肪族、脂环族和芳香族；其功能团包括卤素、醇类、酮类、乙二醇类、酯类、羧酸类、胺类和酰胺类基团。同类者毒性相似，例如氯代烃类化合物多具有肝脏毒性，醛类具有刺激性等。

（3）吸收与分布：挥发性有机溶剂经呼吸道吸入后经肺泡 - 毛细血管膜吸收，有 40%～80% 在肺内滞留；体内劳动时，经肺摄入量增加倍 2～3 倍。因有机溶剂多具脂溶性，摄入后分布于富含脂肪的组织，包括神经系统、肝脏、骨骼和肌肉组织等。大多数有机溶剂可通过胎盘，亦可经母乳排出，从而影响胎儿和乳儿健康。

（4）生物转化与排出：不同个体的生物转化能力有差异，对不同溶剂的代谢速率各异，有些可充分代谢，有些则几乎不被代谢。代谢转化与有机溶剂的毒作用密切相关，例如，正己烷的毒性与其主要代谢物 2，5- 己二酮有关；有些溶剂，如三氯乙烯的代谢，与乙醇相似，可由于有限的醇和醛脱氢酶的竞争，而产生毒性的"协同作用"。有机溶剂主要以原形物经呼出气排出，少量以代谢物形式经尿排出。多数有机溶剂的生物半减期较短，一般从数分钟至数天，故对大多数有机溶剂来说，生物蓄积不是影响毒作用的重要因素。

2. 有机溶剂对健康影响　有机溶剂由于种类多，毒性大，可以引起全身多个系统损害，主要表现为皮肤损害，可以引起职业性皮炎，约占总例数的 20%。典型溶剂皮炎具有急性刺激性的特征,如红斑和水肿,亦可见慢性裂纹性湿疹,少数有机溶剂甚至诱发严重的剥脱性皮炎,如三氯乙烯。有机溶剂可以引起中枢神经系统的抑制或全身麻醉。二硫化碳、正己烷和甲基正-丁酮等有机溶剂可以引起远端轴突受累的周围神经损害。有机溶剂对呼吸道均有一定刺激作用,高浓度的醇、酮和醛类还会使蛋白变性而致呼吸道损伤。有机溶剂对心脏的主要影响是心肌对内源性肾上腺素的敏感性增强,曾报道健康工人过量接触工业溶剂后发生心律不齐,如发生心室颤动,可致猝死。在接触剂量大、接触时间长的情况下,任何有机溶剂均可导致肝脏、肾脏细胞损害,其中一些具有卤素或硝基功能团的有机溶剂,其肝毒性尤为明显。某些乙二醇醚类能引起溶血性贫血或骨髓抑制再生障碍性贫血,苯可损害造血系统,导致白蛋白减少甚至全血细胞减少症,导致再生障碍性贫血和白血病。大多数有机溶剂容易通过胎盘屏障,还可进入睾丸,如二硫化碳对女性生殖功能和胎儿的神经系统发育均有不良影响。

（五）有机磷农药中毒

农药(pesticides)是指用于预防、消灭或控制危害农业、林业的病、虫、草和其他有害生物以及有目的的调节植物、昆虫生长的化学合成或者来源于生物、其他天然物质的一种物质或者几种物质的混合物及其制剂。

1. 农药分类　迄今世界范围内已登机的农药有效成分已有千余种。我国目前使用的农药也近千种,制剂产品近 3 000 种,其中一半以上为两种活性成分的混剂。农药的分类比较复杂。根据靶生物划分是目前较为普遍的方式,可分为:①杀虫剂(insecticides);②杀菌剂(fungicides);③除草剂(herbicides);④杀鼠剂(rodenticides);⑤杀螨剂(miticides or acaricides);⑥杀螺剂(molluscides);⑦杀卵剂(ovicides);⑧杀线虫剂(nematocides);⑨生长调节剂(growth regulators)等。

2. 农药中毒的临床表现　农药对人体的影响主要包括急性中毒和长期接触后的不良健康效应。急性中毒主要表现为副交感神经末梢兴奋所致的平滑肌痉挛、腺体分泌增加、瞳孔缩小等毒蕈碱样症状;出现面、眼睑、舌、四肢和全身横纹肌发生肌纤维颤动,甚至全身肌肉强直性痉挛,血压升高及心动过速的烟碱样症状及头痛、头晕、失眠或嗜睡,甚至出现呼吸中枢麻痹而危及生命等中枢神经系统症状。农药的长期健康危害问题比较复杂,已有报告说一些农药可以引起致癌、生殖发育和免疫功能损伤等危害。

三、职业中毒的诊断

职业中毒的诊断具有很强的政策性和科学性,直接关系到职工的健康和国家劳动保护政策的贯彻执行。2013 年,国家卫生计生委、人力资源社会保障部、安全监管总局、全国总工会 4 部门联合印发的《职业病分类和目录》中法定职业病名单分 10 类共 132 种,并配套相应的诊断标准;职业中毒是我国最常见的法定职业病种类,其诊断是遵循法定职业病的诊断原则。法定职业病的诊断是由 3 人及以上组成的诊断组严格按国家颁布的职业病诊断标准集体诊断。

在诊断职业中毒的具体操作过程中,尤其是某些慢性中毒,因缺乏特异的症状、体征及检测指标。所以,职业中毒的诊断应有充分的资料,包括职业史、现场职业卫生调查、相应的临床表现和必要的实验室检测,并排除非职业因素所致的类似疾病,综合分析,方能做出合理的诊断。

1. 职业史　是职业中毒诊断的重要前提。应详细询问病人的职业史,包括现职工种、工龄、接触毒物的种类、生产工艺、操作方法、防护措施;既往工作经历,包括部队服役史、再就业史、打工史及兼职史等,以便综合判断病人接触毒物的机会和程度。

2. 职业卫生现场调查　是诊断职业中毒的重要参考依据。应深入作业现场,进一步了解病人所在岗位的生产工艺过程、劳动过程、空气中毒物的浓度、预防措施;同一接触条件下的其他人员有无类似发病情况等,从而判断病人在该条件下,是否可能引起职业中毒。

3. 症状与体征　职业中毒的临床表现复杂多样,同一毒物在不同致病条件下可导致性质和程度截然不同的临床表现;不同毒物可引起同一症状或体征;非职业因素也可导致与职业因素危害完全相同或相似的临床症状和体征。因此，在临床资料收集与分析时既要注意不同职业中毒的共同点，又要考虑到各种特殊和非典型的临床表现；不仅要排除其他职业性有害因素所致类似疾病，还要考虑职业病与非职业病的鉴别诊断。诊断分析应注意其临床表现与所接触毒物的毒作用特点是否相符，中毒的程度与其接触强度是否相符，尤其注意各种症状体征发生的时间顺序及其与接触生产性毒物的关系。

4. **实验室检查**　对职业中毒的诊断具有重要意义，主要包括接触指标和效应指标。

接触指标指测定生物材料中毒物或其代谢产物是否超出正常值范围，如尿铅、血铅、尿酚、尿甲基马尿酸等。

效应指标包括：①反映毒作用的指标，如铅中毒者检测尿 δ- 氨基 -γ- 酮戊酸（δ-ALA）；有机磷农药中毒者检测血液胆碱酯酶活性等。②反映毒物所致组织器官病损的指标，包括血、尿常规检测和肝、肾功能实验等，例如镉致肾小管损伤可测定尿低分子蛋白（β_2- 微球蛋白），以及其他相关指标。

四、干预策略

职业性化学性中毒的病因是生产性毒物，因此预防职业中毒必须采取综合治理措施，从根本上消除、控制或尽可能减少毒物对工人的侵害。生产作业场所应遵循"三级预防"原则，倡导并推行"清洁生产"，重点做好"前期预防"，定期对进行作业工人进行系统的、有针对性的健康管理，提高工人的健康意识，改善不良的生活习惯，减少职业性化学性中毒的发生。具体控制措施可概括为以下几个方面：

（一）根除毒物

从生产工艺流程中消除有害物质，可用无毒或低毒物质代替有毒或高毒物质，例如用硅整流器代替汞整流器，用无汞仪表代替含汞仪表；使用二甲苯代替苯作为溶剂或稀释剂等。但替代物不能影响产品质量，并需经毒理学评价，其实际危害性较小方可应用。因工艺要求必须使用高毒原料时，应强化局部密闭和 / 或通风排毒并经净化处理等措施，施行特殊管理。

（二）降低毒物浓度

减少人体接触毒物浓度，以保证不对接触者产生明显健康危害是预防职业中毒的关键。其中心环节是加强技术革新和通风排毒措施，将环境空气中毒物浓度控制在国家职业卫生标准以内。

1. **技术革新**　对生产有毒物质的作业，原则上应尽可能密闭生产，消除毒物逸散的条件。应用先进的技术和工艺，尽可能采取遥控或程序控制，最大限度地减少操作者接触毒物的机会。技术革新和工艺改革不仅可以提高劳动生产率，也是改善劳动条件的根本措施。

这项工作必须采取"三结合"的方式，依靠有生产实践经验的工人和技术人员来进行。在保证产品质量和产量的前提下，原则上应以无毒物质代替有毒物质，或以低毒物质代替高毒物质；改进操作技术和生产设备，防止跑、冒、滴、漏，减少毒物对环境的污染；使手工操作机械化、自动化，采取遥控或隔离的方法，以减少人体接触毒物。

2. **通风排毒**　在有毒物质生产过程中，如密闭不严或条件不许可，仍然有毒物逸散作业环境空气中时，应采用局部通风排毒系统，将毒物排出。其中最常用的为局部抽出式通风，包括排毒柜、排毒罩及槽边吸风等。应根据生产工艺和毒物的理化性质、发生源及生产设备的不同特点，选择合适的排毒装置，其基本原则是尽量靠近毒物逸散处，既可防止毒物扩散又不影响生产操作，且便于维护检修。含有毒物的空气，必须经净化处理后才可排出，并注意回收综合利用，使工作场所有毒物质的浓度达到国家职业卫生标准《工作场所有害因素职业接触限值》的要求。

3. **工艺、建筑布局**　生产工序的布局不仅要满足生产上的需要，而且应符合职业卫生要求。有毒物逸散的作业，应根据毒物的毒性、浓度和接触人数等对作业区实行区分隔离，以免产生叠加影响。有害物质发生源，应布置在下风侧；如布置在同一建筑物内时，将发生有毒气体的生产工艺过程布置在建筑物的上层。对容易积存或被吸附的毒物如汞，可产生有毒粉尘飞扬的厂房，建筑物结构表面应符合有关卫生要求,防止沾积尘毒及二次飞扬。

4. 个体防护 个体防护是预防职业性化学性中毒的重要辅助措施,属于一级预防。个体防护用品包括呼吸防护器、防护帽、防护眼镜、防护面罩、防护服和皮肤防护用品等。选择个人防护用品应注意其防护特性和效能。在使用时,应对使用者加以培训,平时经常保持良好的维护,才能很好发挥效用。对于在易燃、易爆、烧灼及有静电发生的场所作业的人员,应当配备具有相应防护性能的阻燃服、酸碱类化学品防护服或防静电服等特种劳动防护用品。特种劳动防护用品的购置必须符合《职业病防治法》中的相关规定及相关产品标准的技术要求,必须具备国家安全生产监督管理局的安全标志、标识,必须具备安全生产检测检验机构所出具的产品检验报告。

此外,职业健康管理机构还应对化学性物质接触作业人员进行生活方式的管理,通过健康教育、行为矫正、鼓励健康行为的训练以及开设健康交流活动等方法,改变工人的健康观念。作业场所的工人应严格遵守作业点的管理制度,按照防护用品的要求做好个人防护,平时注意饮食营养,加强锻炼。在有毒物质作业场所,还应设置必要的卫生设施,如盥洗设备、淋浴室、更衣室和个人专用衣箱。对能经皮吸收或局部作用危害大的毒物还应配备皮肤和眼睛的冲洗设施。

5. 职业卫生服务 健全的职业卫生服务在预防职业中毒中极为重要,生产作业场所应当设立相应的职业健康危害管理机构,建立员工职业健康监护档案和职业健康监护管理档案,并按规定妥善保存,安排相关职业卫生人员积极参与工作,对作业场所空气中毒物浓度进行定期或不定期的监测和监督,并且根据人群健康风险评估,对作业场所及工人给予适当的干预和管理措施;对接触有毒物质的人群实施健康监护,认真做好上岗前和定期健康检查,排除职业禁忌证,发现早期的健康损害,并及时采取有效的预防措施;对体检中发现在职业禁忌证或有从事与职业相关的健康损害的员工应调离原作业岗位,并妥善安置,发现健康损害或需要复查的,应如实告知员工本人,并按照体检机构要求的时间,进行复查或医学观察、治疗。

职业健康危害管理机构对接触职业危害的员工进行上岗前和在岗定期培训和考核,使每位员工掌握出职业危害因素的预防和控制技能,并且定期组织对劳动者进行职业健康教育与培训,落实各项职业性化学性中毒的危害告知制度,提高工人的自我防护意识。

6. 安全卫生管理 管理制度不全、规章制度执行不严、设备维修不及时及违章操作等常是造成职业中毒的主要原因。因此,采取相应的管理措施来消除可能引发职业中毒的危险因素具有重要作用。应积极做好管理部门和作业者职业卫生知识的宣传教育,使有毒作业人员充分享有职业中毒危害的"知情权",企业及安全卫生管理者应尽"危害告知"义务,双方共同参与职业中毒危害的控制和预防。生产作业场所应当设立相应职业卫生技术服务机构,对作业场所环境中的有毒有害化学物进行定期监测,对老化的生产设备进行及时维修,对作业场所的建筑布局进行适当改良,以减少"跑、冒、滴、漏"现象的发生。

此外,对接触毒物的作业人员,合理实施有毒作业保健待遇制度,适当开展体育锻炼,以增强体质,提高机体抵抗力。

7. 积极治疗 职业中毒的治疗可分为病因治疗、对症治疗和支持疗法三类。病因治疗的目的是尽可能消除或减少致病的物质基础,并针对毒物致病的机制进行处理。及时合理的对症处理是缓解毒物引起的主要症状,促进机体功能恢复的重要措施。支持疗法可改善病人的全身状况,促进康复。

(1)急性职业中毒

1)现场急救:脱离中毒环境,立即将病人移至上风向或空气新鲜的场所,注意保持呼吸道通畅。若病人衣服、皮肤被毒物污染,应立即脱去污染的衣物,并用清水彻底清洗皮肤(冬天宜用温水);若遇水可发生化学反应的物质,应先用干布抹去污染物,再用水冲洗。现场救治时,应注意对心、肺、脑、眼等重要脏器的保护。对重症病人,应严密注意其意识状态、瞳孔、呼吸、脉搏、血压的变化;若发现呼吸、循环障碍时,应及时对症处理,具体措施与内科急救原则相同。对严重中毒需转送医院者，应根据症状采取相应的转院前救治措施。

2）阻止毒物继续吸收：病人到达医院后，如发现现场紧急清洗不够彻底，则应进一步清洗。对气体或蒸气吸入中毒者，可给予吸氧；经口中毒者，应立即催吐、洗胃或导泻。

3）解毒和排毒：应尽早使用解毒排毒药物，解除或减轻毒物对机体的损害。必要时，可用透析疗法或换血疗法清除体内的毒物。常用的特效解毒剂有：①金属络合剂：主要有依地酸二钠钙（CaNa$_2$EDTA）、二乙三胺五乙酸三钠钙（DTPA）、二巯基甲醇（BAL）、二巯基二酸钠（NaDMS）、二巯基丁二酸等，可用于治疗铅、汞、砷、锰等金属和类金属中毒。②高铁血红蛋白还原剂：常用的有美蓝（亚甲蓝），可用于治疗苯胺、硝基苯类等高铁血红蛋白形成剂所致的急性中毒。③氰化物中毒解毒剂：如亚硝基钠 - 硫代硫酸钠疗法，主要用于救治氰化物、丙烯腈等含"CN —"化学物所致的急性中毒。④有机磷农药中毒解毒剂：主要有氯解磷定、解磷定、阿托品等。⑤氟乙酰胺中毒解毒剂：常用的有乙酰胺（解氟灵）等。

4）对症治疗：由于针对病因的特效解毒剂种类有限，因而对症治疗在职业中毒的救治中极为重要，主要目的在于保护体内重要器官的功能，缓解病痛，促使病人早日康复；有时可挽救病人的生命。其治疗原则与内科处理类同。

（2）慢性职业中毒：早期常为轻度可逆的功能性改变，继续接触则可演变成严重的器质性病变，故应及早诊断和处理。

中毒病人应脱离毒物接触，及早使用有关的特效解毒剂，如 NaDMS、CaNa$_2$EDTA 等金属络合剂，但目前此类特效解毒剂为数不多，应针对慢性中毒的常见症状，如类神经症、精神症状、周围神经病变、白细胞降低、接触性皮炎、慢性肝、肾病变等，对病人进行及时合理的对症治疗，并注意适当的营养和休息，促进康复。慢性中毒病人经治疗后，应对其进行劳动能力鉴定，并安排合适的工作或休息。

第三节　职业性听力损失干预

随着社会的发展和进步，噪声在职业人群中造成的听力损失比例不断增加，已经列年新发职业病的第三位。噪声是一种人们不希望听到的声音，不仅会干扰工作、学习和生活，影响人的情绪，长期暴露一定强度噪声，还会造成健康损害。噪声是一种很常见的职业性有害因素。我国目前劳动生产过程中接触噪声的人数多，行业面广。

一、生产性噪声分类

（一）噪声按照来源，生产性噪声可以分为：

1. 机械性噪声　由于机械的撞击、摩擦、转动所产生的噪声，如冲击、切割、打磨机械等发出的声音。

2. 流体动力性噪声　气体压力或体积的突然变化或流体流动所产生的声音，如空气压缩或释放（汽笛）发出的声音。此外，各种风机、空气压缩机、喷气式发动机、蒸汽机、汽轮机、喷射机、风动工具、锅炉排气等发出的声音均为气体或流体动力性噪声。

3. 电磁性噪声　指由于电磁设备内部交变力相互作用而产生的声音，如发电机、变压器所发出的声音。

（二）根据噪声随时间的分布情况

生产性噪声可分为连续声和间断声。连续声又可分为稳态噪声和非稳态噪声。随着时间的变化，声压波动 <3dB（A）的噪声称为稳态噪声，≥3dB（A）则为非稳态噪声。还有一类噪声被称之为脉冲噪声，即声音持续时间≤0.5s，间隔时间 >1s，声压有效值变化 >40dB（A）的噪声，如锻造工艺使用的空气锤发出的声音。对于稳态噪声，根据其频谱特性，又可分为低频噪声（主频率在 300Hz 以下)、中频噪声(主频率在 300～800Hz)和高频噪声(主频率在 800Hz 以下)。此外,依据噪声频谱宽度,还可将其分为窄频带和宽频带噪声等。

二、评价噪声常用的物理参量

评价噪声时,常常测定噪声的强度(定量)和分析噪声的频谱组成(定性)。噪声的强度可以用声压、声强或声功率表示。在这三者中,声压和声强最为常用。

(一)声压

由于声波的振动而对介质(空气)产生的压力叫声压。用 p 表示,单位是帕(Pa)或微帕(μPa),现在改用牛顿/米^2(N/m^2)表示。1Pa=1N/m^2。与声压有关的术语还有两个:听阈声压和痛阈声压。

1. **听阈声压**　声压不同,对人耳的作用不同。当声压由小到大,大至刚刚使人耳感受到时的声压为听阈声压,也简称为听阈。

2. **痛阈声压**　声压逐渐增大,给人耳的声音感觉也随之增大,大至刚刚引起人耳疼痛感觉时的声压为痛阈声压,也简称痛阈。

对于不同频率的声音,其听阈声压和痛阈声压都不同,即声音的频率发生改变时,其听阈声压和痛阈声压也随之改变。如对于 1 000Hz(纯标准音)的声波,其听阈声压为 20μPa,痛阈声压为 20Pa。两者之间相差倍 100 万倍(10^6)。

(二)声强

声波具有一定的能量,用能量大小表示声音的强弱称为声强(sound intensity)。声音的强弱取决于单位时间内垂直于传播方向的单位面积上通过的声波能量,通常用 I 表示,单位是瓦/米^2(W/m^2)。声强也存在听阈声强和痛阈声强。听阈声强为 10^{-12}W/m^2,痛阈声强为 1W/m^2。两者相差 10^{12} 倍。

(三)级和分贝

无论是声压还是声强,从听阈到痛阈的跨度都很大。声压从听阈到痛阈相差 100 万倍(10^6),声强从听阈到痛阈相差 10^{12} 倍。因此这样宽的听觉范围用声压或声强的绝对值表示很不方便。按照 Weber-Fechner 定律,感觉与刺激强度的对数成正比,即人耳对声音强弱的反应与声音强度的对数成正比,称做声压级或声强级,单位就是分贝(dB)。

(四)响度和响度级

1. **响度**　人耳对声音的主观感觉量称为响度。人耳对声响的感觉,不仅与声压的大小有关,还与频率有关,声压级相同的声音,如果频率不同,听起来的响度也不一样。

2. **响度级**　响度级(LN)这是根据人耳的感音特性,依据声压和频率定出的人对声音的响度的主观感觉的量,单位为方(phon)。响度级是以 1 000Hz 的纯音作为基准,其他不同频率的纯音通过实验听起来与某一声压级的基准音响度相同时,即为等响。该条件下的被测纯音响度级方值就等于基准音的声压级(dB 值)。如 100Hz 的纯音当声压级为 62dB 时,听起来与 40dB 的1 000Hz 纯音一样响,则该 100Hz 纯音的响度级即为 40 方。

(五)计权声级

为了能有效地评价噪声对人体的危害,在进行声音测量时,所使用的声级计是根据人耳对声音的感音特性,利用滤波器有选择地接受或滤过某些频率的声音,对不同频率的声音进行叠加衰减。使用滤波器进行频率计权网络测得的声压级称为声级,声级单位也是分贝(dB)。根据滤波器的特点分别称为 A 声级、B 声级、C 声级或 D 声级,分别用 dB(A)、dB(B)、dB(C)、dB(D)等表示。其中国际标准化组织(ISO)推荐,用 A 声级作为噪声卫生评价指标。

三、噪声对人体健康的影响

长期接触一定强度的噪声,可以对人体产生不良影响。此影响是全身性的,即除听觉系统外,也可影响非听觉系统。噪声对人体产生不良影响早期多为可逆性、生理性改变,但长期接触强噪声,机体可出现不可逆的、病理性损伤。

（一）听觉系统

噪声引起听觉器官的损伤,一般都经历由生理变化到病理改变的过程,即先出现暂时性听阈位移,暂时性听阈位移如不能得到有效恢复,则逐渐发展为永久性听阈位移。

1. 暂时性听阈位移（temporary threshold shift,TTS）   指人或动物接触噪声后引起听阈水平变化,脱离噪声环境后,经过一段时间听力可以恢复到原来水平。

（1）听觉适应:短时间暴露在强烈噪声环境中,机体听觉器官敏感性下降,听阈可提高10～15dB,脱离噪声接触后对外界的声音有"小"或"远"的感觉,离开噪声环境1min之内即可恢复,此现象称为听觉适应(auditory adaptation)。听觉适应是机体一种生理性保护现象。

（2）听觉疲劳:较长时间停留在强噪声环境中,引起听力明显下降,听阈提高超过15～30dB,离开噪声环境后,需要数小时甚至数十小时听力才能恢复,称为听觉疲劳(auditory fatigue)。通常以脱离接触后到第二天上班前的间隔时间(16h)为限,如果在这样一段时间内听力不能恢复,因工作需要而继续接触噪声,即前面噪声暴露引起的听力变化未能完全恢复又再次暴露,听觉疲劳逐渐加重,听力下降出现累积性改变,听力难以恢复,听觉疲劳便可能发展为永久性听阈位移。

2. 永久性听阈位移（permanent threshold shift,PTS）   是指噪声或其他因素引起的不能恢复到正常听阈水平的听阈升高。永久性听阈位移属于不可恢复的改变,其具有内耳病理性基础。常见的病理性改变有听毛倒伏、稀疏、缺失,听毛细胞肿胀、变性或消失等。

除了噪声以外,其他因素,如外力、药物等,均可以引起鼓膜、听神经或听毛细胞等器质性变化,导致听力不能恢复到正常水平。任何原因引起的持久性听阈升高都属于永久性听阈位移,听力测定或临床诊断时要注意鉴别。

永久性听阈位移的大小是评判噪声对听力系统损伤程度的依据,也是诊断职业性噪声聋(occupational noise-induced deafness)的依据。国际上对由职业噪声暴露引起的听觉障碍,通称为"职业性听力损失"(occupational noise hearing loss)。

噪声引起的永久性听阈位移早期常表现为高频听力下降,听力曲线在3 000～6 000Hz(多在4 000Hz)出现"V"型下陷,又称听谷(tip)。此时病人主观无耳聋感觉,交谈和社交活动能够正常进行。随着病损程度加重,除了高频听力继续下降以外,语言频段(500～2 000Hz)的听力也受到影响,出现语言听力障碍。

3. 职业性噪声聋   职业性噪声聋是指劳动者在工作过程中,由于长期接触噪声而发生的一种渐进性的感音性听觉损伤,是国家法定职业病。根据我国《职业性噪声聋诊断标准》(*Diagnostic Criteria of Occupational Noise-induced Deafness*)(GBZ 49—2014),双耳高频平均听阈≥40dB可进行诊断。

4. 爆震性耳聋   在某些特殊条件下,如进行爆破,由于防护不当或缺失必要的防护设备,可因强烈爆炸所产生的冲击波造成急性听觉系统的外伤,引起听力丧失,称为爆震性耳聋(explosive deafness)。爆震性耳聋因损伤程度不同,可伴有鼓膜破裂,听骨破坏,内耳组织出血等,还可伴有脑震荡等。病人主诉耳鸣、耳痛、恶心、呕吐、眩晕,听力检查严重障碍或完全丧失。经治疗,轻者听力可以部分或大部分恢复,严重损伤者可致永久性耳聋。

（二）非听觉系统

1. 对神经系统影响   噪声作用下,可出现头痛、头晕、睡眠障碍和全身乏力等类神经症,有的表现记忆力减退和情绪不稳定,如易激怒等。客观检查可见脑电波改变,主要为α节律减少及慢波增加。此外,可有视觉运动反应时潜伏期延长,闪烁融合频率降低等。自主神经中枢调节功能障碍主要表现为皮肤划痕试验反应迟钝。

2. 对心血管系统的影响   在噪声作用下,心率可表现为加快或减慢,心电图ST段或T波出现缺血型改变。血压变化早期表现不稳定,长期接触强的噪声可以引起血压持续性升高。脑血流图呈现波幅降低、流入时间延长等,提示血管紧张度增加,弹性降低。

3. 对内分泌及免疫系统的影响 有研究显示,在中等强度噪声[70~80dB(A)]作用下,机体肾上腺皮质功能增强;而受高强度[100dB(A)]噪声作用,功能则减弱;部分接触噪声工人尿17-羟固醇或17-酮固醇含量升高等。接触强噪声的工人或实验动物可出现免疫功能降低,接触噪声时间愈长,变化愈显著。

4. 对消化系统及代谢功能的影响 接触噪声工人可以出现胃肠功能紊乱、食欲减退、胃液分泌减少、胃的紧张度降低、蠕动减慢等变化。有研究提示噪声还可引起人体脂代谢障碍,血胆固醇升高。

5. 对生殖功能及胚胎发育的影响 国内外大量的流行病学调查表明,接触噪声的女工有月经不调现象,表现为月经周期异常、经期延长、经血量增多及痛经等。月经异常以年龄20~25岁,工龄1~5年的年轻女工多见。

6. 对工作效率的影响 噪声对日常谈话、听广播、打电话、阅读、上课等都会产生影响。当噪声达到65dB(A)以上,即可干扰普通谈话。在噪声干扰下,人会感到烦躁,注意力不能集中,反应迟钝,不仅影响工作效率,而且降低工作质量。

四、影响噪声对机体作用的因素

(一)噪声的强度和频谱特性

噪声的危害随噪声强度增加而增加。噪声强度越大,则危害越大。80dB(A)以下的噪声,一般不能引起器质性的变化,长期接触85dB(A)以上的噪声,主诉症状和听力损失程度均随声级增加而增加。除了声音强度以外,声音频率与噪声对人体的影响程度也有一定关系。接触强度相同的情况下,高频噪声对人体的影响比低频噪声大。

(二)接触时间和接触方式

同样的噪声,接触时间越长对人体影响越大,如噪声性耳聋的发病率与接触噪声的工龄有直接相关关系。实践证明,缩短接触时间可以减轻噪声的危害。

(三)噪声的性质

脉冲噪声比稳态噪声危害大,如果噪声的声级、频谱、时间等条件相同,接触脉冲噪声的工人耳聋、高血压及中枢神经系统功能异常等发病率均较接触稳态噪声的工人高。

(四)其他有害因素共同存在

振动、高温、寒冷或某些有毒物质共同存在时,加大噪声的不良作用,对听觉器官和心血管系统方面的影响比噪声单独作用更为明显。

(五)机体健康状况及个人敏感性

在同样条件下,对噪声敏感的个体或有某些疾病的人,特别是患有耳病者,对噪声的影响比较敏感,加重噪声的危害程度,即使接触时间不长,也可以出现明显的改变。对于这种人群,除了就业前体检以外,进行经常性体检时,一旦发现就应及时采取相应措施,避免造成严重影响。

(六)个体防护

个体防护是预防噪声危害的有效措施之一。在较强的噪声环境中工作,是否使用个体防护用品及使用方法是否正确与噪声危害有直接关系。

五、干预策略

噪声污染是一种物理性污染,它的特点是局部性的和无后效应的。声源停止辐射,噪声污染就消失了。在任何噪声环境中,噪声源、传播途径和接收者3个环节是噪声控制中必须考虑的,相应的措施主要包括噪声源控制、传播途径控制和保护接收者三个方面。此外,还要加强对噪声作业工人的健康管理,提高工人的健康防护意识,以减少职业性听力损失的发生。

（一）控制噪声源

根据具体情况采取技术措施，控制或消除噪声源，是从根本上解决噪声危害的一种方法，也是近年来最受重视的问题。研究各种声源的发生机制、控制和降低噪声的发生是根本性措施。目前在声源的控制上主要采用两种办法：一是改进设备结构，提高加工和装配质量，以降低声源的辐射声功率；二是利用声的吸收、反射、干涉等特性，采用吸声、隔声、减振等技术措施控制声源的声辐射。采用不同的控制方法，可以收到不同的降噪效果，通常都可以降低噪声。此外，可以采用无声或低声设备代替发出强噪声的机械，如无声液压代替高噪声的锻压，以焊接代替铆接等，均可收到较好的效果。

对于噪声源，如电机或空气压缩机，如果工艺过程允许远置，则应移至车间外或更远的地方。此外，设法提高机器制造的精度，尽量减少机器部件的撞击和摩擦，减少机器的振动，也可以明显降低噪声强度。在进行工作场所设计时，合理配置声源，将噪声强度不同的机器分开放置，有利于减少噪声危害。

（二）控制噪声的传播

在噪声传播过程中，应用吸声和消声技术，可以获得较好效果。采用吸声材料装饰在车间的内表面，如墙壁或屋顶，或在工作场所内悬挂吸声体，吸声辐射和反射声能，可以使噪声强度减低。在某些特殊情况下，如隔音室，为了获得较好的吸声效果，需要使用吸声尖劈。

消声是降低动力性噪声的主要措施，用于风道和排气管，常用的有阻性消声器和抗性消声器，二者联合使用消声效果更好。在某些情况下，还可以利用一定的材料和装置，将声源或需要安静的场所封闭在一个较小的空间中，使其与周围环境隔绝起来，即隔声，如隔声室、隔声罩等。为了防止通过固体传播的噪声，在建筑施工中将机器或振动体的基础与地板、墙壁链接处设隔振或减振装置，也可以起到降低噪声的效果。对传播途径的处理实质上就是增加声在传播过程中的衰减，减少传输能量。

（三）制定工业企业卫生标准

尽管噪声可以对人体产生不良影响，但在生产中要想完全消除噪声，既不经济，也不可能。因此，制定合理的卫生标准，将噪声强度限制在一定范围之内，是防止噪声危害的重要措施之一。目前工业噪声防护标准制订的依据，主要从保护听力出发，劳动者在该强度噪声条件下作业，不会对语言听力有明显影响。这类标准能够保护绝大多数的劳动者，但不包括敏感者，对于个别对噪声敏感的人，需要及时采取其他保护措施。我国现阶段执行的《工业场所有害因素作业接触限值第 2 部分：物理因素》（GBZ 2.2—2007）规定，噪声职业接触限值为每周工作 5 天，每天接触噪声 8 小时的情况下，允许噪声强度为 85dB（A）。根据等能量的原则，接触噪声时间每减少一半，标准容许放宽 3dB（A），但最高允许噪声强度不许超过 115dB（A）。这一标准只适用于连续稳态噪声。

（四）个体防护

对接收者的保护也是一个重要手段，是环境保护的目标。接收者可以是人，也可以是灵敏的设备（如电子显微镜、激光器、灵敏仪器等）。如果因为各种原因，生产场所的噪声强度不能得到有效控制，需要在高噪声条件下工作时，佩戴工人防护用品是保护听觉器官的一项有效控制。最常用的是耳塞，一般由橡胶或软塑料等材料制成，根据外耳道形状设计大小不等的各种型号，隔声效果可达 20～35dB。此外还有耳罩、帽盔等，其隔声效果优于耳塞，可达 30～40dB，但佩戴时不够方便，成本也较高，普遍采用存在一定困难。在某些特殊环境，由于噪声强度很大，需要将耳塞和耳罩合用，使工作人员听觉器官实际接触的噪声低于 85dB（A），以保护作业人员的听力。

噪声作业场所应对个体防护用品进行严格的管理，建立相应的管理制度，定期对防护用品进行检查、维修和更换，培训教育工人了解噪声的危害性，以及掌握相应个体防护用品的选择、使用、维护和保养等，严格要求并确保暴露在连续噪声环境中的每个工人都能佩戴防护用品。

（五）健康监护

噪声作业场所应定期对接触噪声的工人进行健康检查，特别是听力检查，观察听力变化情况，以便早期发现听力损伤，及时采取有效的防护措施。参加噪声作业的工人应进行就业前体检，取得听力的基础材料，建立工人职业健康监护档案，便于以后的观察、比较。凡有听觉器官疾病、中枢神经系统和心血管系统器质性疾病或植物神经功能失调者，均不宜参加强噪声作业。在对噪声作业工人定期进行体检时，发现高频听力下降者，应注意观察，并采取适当保护措施。对于上岗前听力正常，接触噪声 1 年便出现高频段听力改变，即在 3 000Hz、4 000Hz、6 000Hz 任一频率任一耳朵听阈达 65dB（HL）者，应调离噪声作业岗位。对于诊断为轻度以上噪声聋者，更应及早调离噪声作业并进行定期健康检查。

对于噪声超过标准规定的生产分厂和作业场所，必须采取行之有效的控制措施，限期达到标准要求，加强对噪声作业场所环境中危险因素的监测和改善，减轻危险环境自身对听力危害的同时减轻其与相关疾病、行为的交互作用。在无法彻底消除噪音的情况下，必须给员工发放个体防护用品，如耳塞、耳罩等，以减少或减轻对员工的听力损害。

（六）合理安排劳动和休息

噪声作业场所应对其工人的工作时间进行合理的安排，避免加班或连续工作时间过长，否则容易加重听觉疲劳。有条件的可适当安排时间休息，休息时离开噪声环境，使听觉疲劳得以恢复。噪声作业人员要合理安排工作以外的时间，在休息时间内尽量减少或避免接触较强的噪声，包括音乐，同时保证充足的睡眠。此外，噪声作业场所应对其作业工人进行生活方式的管理，通过健康教育、行为矫正、鼓励健康行为的训练以及开设健康交流活动等方法，改变工人的健康观念，提高工人的健康防护意识。作业场所的工人应严格遵守作业点的管理制度，积极做好个人防护，平时注意饮食营养，加强锻炼，提高自身免疫力。

（洪　玉　杨　磊）

　思考题

1. 试比较矽肺、石棉肺、煤工尘肺的特点。
2. 影响尘肺病发生的影响因素有哪些？
3. 试从三级预防的角度考虑如何综合预防尘肺病的发生？
4. 尘肺病病人的健康管理应该考虑哪几个方面？
5. 职业性化学性中毒的主要干预措施有哪些？
6. 如果你是某个接噪企业的健康管理安全员，你如何开展控制噪声危害的预防工作？

第十章 | 职业健康促进技术与方法

本章要点

1. **掌握** 职业场所健康促进项目设计、管理与评估的要领及具体方法。
2. **熟悉** 职业健康教育、健康行为改变与创建支持性企业文化环境的要点。
3. **了解** 职业健康促进的策略与原则。

第一节 职业健康促进的原则与策略

一、职业健康促进的原则

职业健康促进项目应基于企业核心价值观,企业管理者给予支持,同时充分考虑员工是项目的主体目标,通过多种方式全面动员员工参与,整合内外部资源推动项目,并持续改进。

二、职业健康促进的策略

(一)政府主导、公共政策支持

政府主导、政策支持是首要策略。近年来,发达国家和地区通过立法、政府部门提供资金与技术支持来推行全民健康和职业健康促进。我国在政府主导和政策支持方面起步较晚,但近年发展与进步较快。2000年原卫生部和中华全国总工会联合下发了《关于开展工矿企业健康促进工作的通知》,次年原卫生部又颁布了《工矿企业健康促进工作试点实施方案》。2019年11月,在《"健康中国2030"规划纲要》背景下,全国爱国办、国家卫生健康委等多部门联合印发《关于开展健康企业建设的通知》和《健康企业建设规范(试行)》。

实践表明,职业健康促进在改善工作场所环境、促进职工健康、防治职业病、提高企业活力和竞争力等方面都发挥了积极作用。尽管我国职业健康促进工作开展的范围在不断扩大,影响力在不断增强,但受到地区经济水平、企业规模和行业、企业领导层对开展职业健康促进的认知和态度、政府的支持、可利用资源等影响,存在着发展不均衡、企业领导和员工对职业健康促进缺乏认识等问题。

基于我国国情、人文背景、工作基础和中小型企业占企业总数绝大多数的实际情况,要在企业全面推行职业健康促进,需要政府主导、公共政策的强有力支持,才能将不同层级政府部门、组织机构、社团、行业管理组织、职业卫生专业技术人员、用人单位管理人员、劳动者和热心工作场所健康促进工作的社会人士组织起来开展工作。政府有关部门应在职业健康促进领域制定相关政策,促进跨部门合作,倡导并鼓励企业、员工与学术界参与、实施和科学推广职业健康促进。将职业健康促进融入到健康城市、卫生城市建设中,是有效推进职业健康促进的公共卫生政策。

(二)企业管理者支持

我国现行法律法规中尚未明确要求企业必须开展职业健康促进,这就需要企业管理者基于企业核心价值观给予支持，来推行职业健康促进项目。

　　企业的核心价值观是指企业必须拥有的终极信念，是企业文化中起主导作用的重要组成部分，包含了解决企业在发展中如何处理内外矛盾的一系列准则。开展职业健康促进、建设健康工作场所的计划，必须融入到企业目标和企业的价值观中，才有可持续发展和改进的源动力。

　　在投资决策中，企业管理者都会十分重视成本效益分析，国内、外推行的多个职业健康促进项目已经充分验证了职业健康促进项目符合成本效益原则。要想充分调动企业管理者推行职业健康促进项目，需通过一些成功案例，让他们了解到职业健康促进对员工的健康、幸福和企业可持续健康发展所带来的益处，获得职业健康促进活动符合成本效益原则的正能量信息，自愿将职业健康促进计划融入到企业的商业目标和价值观中，使高层或其他管理者（如职业安全卫生管理者）得到必要的权限、资源和环境支持。

　　（三）赋权增能

　　赋权增能是健康促进领域公认的核心策略。尽管职业健康促进在我国已逐渐得到政府、学术界和企业界的重视和推广实施，但在实际规划与执行时，仍以"自上而下"和改变个人行为生活方式的传统思路为主。其核心是通过资源的提供、知识和能力的培养，使被赋权者控制自己生活的能力得到提高。赋权并不是"赋予"个人或组织权力，而是挖掘和激发潜能，健康促进中的赋权增能是"使人们获得控制影响其生活和健康影响因素的能力的过程"。

　　职业健康促进中个人赋权过程包括个人识别健康相关问题、规划关键目标和解决问题的策略，以及达到自我决定的目标。组织层面的赋权，包括加强员工参与和提高效率，以帮助员工能够在组织中达成目标，刺激他们参与决策、分享责任和发展技能。

　　（四）激励控制

　　激励控制策略可以提高健康行为的改变程度，在实施职业健康促进过程中，通过一定的奖励行为管理，如对当事人的不良行为改变给予一定的奖励或鼓励，提高当事人健康行为改变的积极性和持久性。

　　激励有多种形式，可以就当事人取得的成绩给予表扬或一定的经济奖励，也可给公众认可的象征性的奖励；对那些没有完成某项工作行为或生活方式改变的人士，也可制定一些"惩罚性"的措施。比如，为鼓励参与健康促进试点项目的企业，对试点企业的组织者和相关个人予以表彰，鼓励企业、特别是中小型企业参与提高实施健康促进工作的积极性。

　　（五）整合发展

　　缺乏经费和资源支持是职业健康促进项目难以全面推广的瓶颈，将职业健康促进经费纳入企业生产成本，挖掘内部资源并善用外部资源，可在很大程度上减少企业开展职业健康促进的成本，提高效率。

　　1. 整合内部资源　包括：职业健康促进委员会（包括高层领导，医务、安全健康环境部门、工会、人力资源、财务等部门相关人员）；称职的职业健康促进负责人；有效的职业健康促进工作组；适当的设备、设施和资源；发掘推进者或种子人员；利用兴趣小组或社团。

　　2. 整合外部资源　包括：健康检查机构、健康管理机构、医疗服务机构；工会组织（免费活动和支持）；非政府组织（协会、基金会等）；政府及其事业单位（如职业病防治专业机构的免费技术支持或项目）；社区（如社区免费的健身设施、疾病筛查等）。

　　3. 整合经费　根据 2007 年至今在全国 9 个省（市）推行的全国职业健康促进试点项目的经验，经费来源主要包括：将其纳入企业生产成本；企业内部其他资金来源（如工会活动经费、福利基金等）；申请政府或相关部门的项目经费；员工自己负担部分活动费用；善用免费的外部资源。

　　在职业健康促进推动的初期，许多国家的健康促进和职业安全卫生分别由不同部门推动和实施，直至 20 世纪 90 年代末期，才发现唯有整合性的职业卫生服务才能真正提升工作者的健康。

（六）持续改进

职业健康促进项目的一个循环周期中，包含需求评估—组织动员—资源整合—优先排序—制订计划—项目实施—项目评价—改进完善8个基本步骤。制订工作计划和实施方案时，应依评估结果为导向，优先安排员工提出的、迫切需要解决的问题和重点关心的问题，恰当地处理好员工需求与工作场所实际情况的关系。计划中的每一项活动，都应明确具体责任人，并确保落实到位，在对前一周期工作进行的总结中，最后的改进步骤就是下一周期的开始，每个周期的时间可根据企业的实际情况和开展的项目内容而定，一般来说1~2年为一个周期是比较适宜的。

最好每个活动周期结束后总结评估一次，汲取经验教训，而当3~5年之后或法规政策在发生了重大改变时，例如上级颁布了新的职业安全卫生管理制度，则应对职业健康促进项目的总体成效进行评估，可借助前后调查数据对比或回顾各种基线资料来完成。

持续改进应将治理工作场所职业病危害放在重要位置，因为创造一个符合国家职业卫生标准的工作环境，既是用人单位应尽的法律责任，也是让员工安心工作的最基本环节。

第二节　职业健康促进的主要内容

职业健康促进的主要内容可以分为三个层次，包括教育与认知级、行为改变级、企业政策与文化级。

教育与认知级主要目标是传授知识，实践证明其影响力与效果是比较有限的，但却具有基础性的作用，是不可取代的。在人类社会中，知与行往往都具有一定的差距，所以教育与认知是行为改变的基础，但对行为改变也具有滞后性和有限性。而行为改变级则要求采取实际的行动追求特定的目标，例如围绕减重开始的心理辅导、体育锻炼、膳食结构调整等，在这些行为的改变与坚持执行中会达到预期的效果，然而行为改变一旦结束，人们短时间养成的良好习惯往往不稳定，可能依然会回到原来不健康的生活行为中去。通过实践证明，大多数成功项目都需要支持性的企业政策与文化环境，这对落实和实现项目目标具有决定性作用。例如企业要求职工做工间操，将其列为与工作内容同等重要的任务之一，只要配套的制度与文化氛围足够，这一健康促进项目就能得以持久地开展，并在长期坚持中有效改善职工的体质，达到较好的健康促进效果，也有助于提高工作效率；再例如，企业要求职工每年的体质检测得分不能下降，得分数据直接与部门经理的工作绩效、奖金和晋升挂钩，此类政策令项目实施得到了很大的政策保障；在企业文化层面，有时主要领导人的榜样作用会大于健康促进工作的总和。

一、教育与认知级

（一）职业健康教育与培训目标

职业健康教育与培训是面向特定职业人群开展的交流和信息传播活动，因为操作简便、成本低、惠及人群广，并能较好地体现雇主对职工的关怀等综合原因，使之成为过去职业场所健康促进中开展频次较高的项目，在职业健康服务与管理中占有重要地位。经过近些年不断的发展沉淀，以及移动互联网带来的人们对健康资讯接受行为的改变，使得此类项目内容与形式越来越丰富多样，且仍在不断创新，在今后也将继续处于中心位置，并将不断成熟与发展。

根据政策法规要求，企业方与职工的需求以及对过去经验的总结，职业健康教育与培训总体目标有：使个体获得健康与安全知识、加强卫生知识水平与健康安全意识、增强行为改变的能力、促进行为的改变，进而提高个体健康水平和企业生产力。

主要的内容与目标有：

1. 职业危害健康教育　涉及职业健康危害的工种，职工有对这些危害及如何预防的知情权，让他们"参与"与"知情"是健康促进教育的基本内容。

职工需要了解常见职业危害因素及其引起的职业病、工伤和与其工作相关的疾病，以及对人体健康有潜在影响的各种因素和有关的防治知识，接受对职业病危害因素的识别、评价、控制、预防和教育，学习防护设施、防护用品的使用与维护、现场自救互救的技能等。

职工也需要了解周围的环境，包括生活和生产环境、可能接触的各种职业病危害因素及其对自身的影响，了解环境因素对健康的不良作用、影响性质和影响程度及其控制方法，并参与改善作业环境及作业方式，控制影响健康的因素，自觉地实施自我保健，促进健康。

2. 一般的健康教育与培训　　主要目标在于健康知识的传播普及和职工对健康的认知增强。

个体的生活环境、行为与生活方式、习惯都可影响职工的身体健康。健康教育与培训涉及范围广，具体内容与目标应根据企业实际问题为导向进行设计，一般主要在两个方面：一是对知识的普及，让职工建立正确的健康认知，学习到应该如何做；二是通过对健康危害的充分认知而带来健康意识的改变，这也应该是主要的目标，因为只有意识的改变，才能带来行为的改变。健康意识改变所产生的驱动力，会让人们主动去索求健康知识，改变不良行为和环境，从而形成良性循环。

3. 增强个体成功改变行为的信心　　良好的健康管理源于良好的自我管理，内因往往大于外因，需要个体的自我控制、自我决策、自我负责，这些均需要强大的自我信心，在强大的信心作用下才能做到严格自律，从而带来健康的自由。职业健康教育永远不能忽视对受众自信心的建立与加强，在传播知识的同时需不断给予受教育者信心。未来，健康教育的重要作用之一就是加强个体的信心与能力。

职业健康教育在帮助促进个人观念的转变、个体接受到与自身相关的信息后，会使其有意愿或动机改变不良的行为。对于那些已经接受健康生活方式和思维模式的人们，也有必要利用健康教育计划来鼓励和强化有益的行为。

健康教育与培训的内容及目标，应围绕实际需求与解决具体问题而展开。以下举例，供制定者参考。

例如：经调查与统计，从事粉尘和刺激性气体作业的工人群体中，吸烟者的小气道损害情况比不吸烟者严重得多，橡胶厂工人吸烟者患肺癌的概率比不吸烟者大 5.5 倍，充分证明对这类职业人群加强戒烟教育的重要性；过量饮酒不仅容易导致缺勤、劳动生产力下降、工伤及其他意外事故，还会促进接触亲脂性毒物者较早发生中毒性肝病和肝癌，或加重肝脏损害，因此戒酒教育是对这些工人职业健康教育的重要内容；饭前便后洗手不但可阻止细菌"病从口入"，对从事多种尘毒作业的工人来说，也是减少发病的重要环节。

运动能有效地减少发病、预防丧失活动能力和延缓死亡；而久坐的生活方式对健康有诸多不利影响，可能会导致肌肉萎缩、平衡协调能力障碍、骨质疏松症、肌肉关节痛、腰椎间盘突出症、消化系统疾病、心脏病等，在工作中可能带来创造力下降、耐力减弱、进而导致生产能力下降等，所以鼓励开展跑步、有氧运动等是对久坐人群健康教育的主要内容。

心理因素、精神压力等对健康状态有多种影响，心理因素可来自家庭、社会和作业环境。其中与作业环境有关的不良心理因素包括长久的超负荷工作、工作量不足、作业管理不善、职业得不到保障、付出与报酬不平衡、工作单调、轮班制工作以及工作环境周围的人际关系等。心理与精神方面的不良因素虽然不能引起概念明确的职业病，但由此引起的"紧张有关疾病"却可造成职工相应的生理、心理和行为方面的不良反应，诱发高血压、溃疡病、失眠、工伤等，以致作业能力下降。因此，完善的职业健康教育应将职业心理健康教育列为重要内容，把健康教育、心理疏导、身心锻炼等综合起来，作为促进职工健康的重要措施，提高人群对付紧张的能力。

另外，合理营养、控制体重、正确的卫生习惯、注意公共安全及意外伤害事故的防范、了解自身健康危险因素的增加、针对女职工的妇女健康宣教等，凡是有利于促进职业人群健康的内容，都应列入健康教育目标。

　　关注职场健康事件,也是一个重要的角度。例如职工加班熬夜误餐引起的低血糖晕厥、心脏病发作,季节和气候变化及举办大型体育运动引起的流感暴发等,掌握这类集体或个体活动的规律,有助于策划和制订合理的健康教育内容与目标。

（二）健康教育与培训的方法与策略

　　1. 健康教育与培训的方法　　根据职业场所的特点和成人的学习模式,表10-1为总结了一些主要健康教育与培训方法,这些方法中部分已经在广泛使用,还有一部分具有一定的创新性,适用于不同职场人群。企业在具体执行中,应当根据企业文化、企业财务预算以及职工文化水平、作业特点、数量规模等综合因素来考虑灵活应用。实践表明,多种健康认知方法的综合应用,更有利于健康教育和培训目标的达成。

表 10-1　健康教育与培训的具体方法

具体方法	描述
企业行政命令	职业场所具有行政属性,计划和目标都可以用命令与任务的方式直接下达,并可以与相关的考核及奖惩制度辅助
移动互联网信息平台	设计或选择适合的移动互联网信息平台,与职工的个人手机终端建立普遍联系,发布健康宣教内容。也可提供健康咨询,解决职工个性化健康问题,对于需要定向长期提供健康教育的群体,健康专业人士也可以通过信息平台长期跟进与健康督导,提供健康干预、鼓励和支持等
健康讲座	利用医学专家的权威性与职场人群集中的便利性,开展健康讲座,包括现场讲座与互联网线上讲座
健康活动	策划和举办富有体验的健康活动来传播健康知识,推广健康行为,增强健康认知。体验式健康教育是一种趋势,人们在体验中会有真切的感受与更深刻的认知
健康海报	健康海报可以有纸质版与电子版两种,通过精心设计和精美制作来吸引职工眼球,在职工密集处集中投放,短时间达到较高的曝光率,形成影响力
视频	视频能够实现生动形象并有趣的表达,可以是访谈、动画、剧情、短视频等,利用企业公共空间显示器与员工手机终端传播开展教育
电子邮件	电子邮件是职场沟通的常用形式和正式传播途径,通过电子邮件,健康宣教材料可以精准地触达职工引起关注
健康手册	在某些特定促进主题方面有独特的优势,比如急救手册,其中可能包括紧急救援的处理流程、联系人信息,以及常用的急救技能等,这类手册可以广泛发放或是放在特定的地方,供职工随时取阅

　　2. 健康教育与培训策略

　　（1）企业高级管理人员的重视与强调:这一点无论对健康认知还是项目整体都有非常重要的作用,能够明显促进项目推进,项目负责人员应当尽力争取企业高级管理人员力量。

　　（2）融入式健康体验:实践证明,体验式健康教育具有较好且持久的影响力,所以在健康教育设计中应当考虑融入健康体验,例如参加健康主题式的度假,人们可以在几天几夜中持续体验健康的生活方式,包括规律作息、科学晨练、营养配餐、户外运动、心理放松等,这些亲身体验将可能带来深刻持久的健康认知效果。

　　（3）利用团队的氛围与力量:健康认知与整体项目都应考虑职场人群团体的优势与力量,可以在团队中制造并形成一种氛围,成员之间会互相影响与加强。

　　（4）重复呈现:一个新的信息或新的概念在被接受与吸收前,往往需要重复陈述,多次重复呈现信息能实现认知强化。

　　（5）建立激励与惩罚机制:对某项重要的健康认知活动可以设置奖惩机制,人们在逃避惩罚追求奖励的过程中，会提高参与度和学习动力，但操作不当也可能会带来不愉悦，甚至反感。

（6）健康危险驱动：通过揭示不良生活方式和疾病危险因素之间的关系，加强个体对疾病、损伤和功能失调的认知。在健康体检中发现异常数据时，与其相关的健康危险往往也会发挥健康促进作用，人们会因担心健康的持续恶化带来难以挽回的结果，从而加强对此项健康知识更加深入地学习和了解。

（三）健康认知的困难

职业健康认知的困难，常见的情况有选择了令职工不感兴趣的话题、宣传交流手段单一、宣传力度小、内容枯燥乏味或过于恐怖惊怵等。除此之外，特别说明两种典型的情况：

1. 健康宣教的主题与企业文化或企业制度相违背　比如在轮班作息的企业，无法宣导规律作息对健康的重要性，在鼓励加班的企业，也难以普及充足睡眠的项目。

2. 遭遇对项目有偏见的企业领导或职工意见领袖　比如在不认可中医的群体中，难以开展中医调理慢性病等项目。

二、行为改变级

（一）健康行为改变因素

实现健康行为改变主要在于个体内因与环境外因的相互作用，个体内因主要包括自我信心、对不改变的危险和改变的益处认知以及改变可能带来的损失权衡；外因主要包括环境因素和社会价值标准。内因具有决定性，而外因将强化内因（图 10-1）。

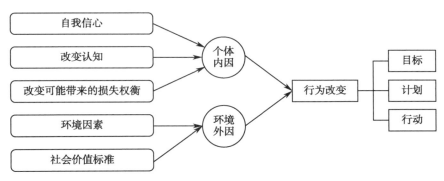

图 10-1　健康行为改变因素

1. 个体内因

（1）自我信心：自信心反映了当事人在特定环境下行为改变能力的判断和评价。人们的思想极大地影响着行为，自信心及产生的信念是一个人从事某项活动的基础。人们相信能够达到理想的健康效果，在行为改变的过程中具有重要的作用，在最初的思考和决策阶段，直接决定人们是否会选择改变，在行动阶段，自信心将决定努力程度和在面临不可避免的环境障碍时的坚毅程度。随着行为改变阶段的递进，自信心往往会逐渐增强。建立自信心的一种办法，是帮助当事人获得一次成功的经历，进而培养成功的习惯；通过示范作用的间接学习也是方法之一，通过观察和自己情况相似的人坚持一项任务并最终取得成功的过程，对当事人信心的树立具有积极的作用。当事人的家人、领导或偶像等受当事人尊敬或信赖的人，说服其相信自己的潜力并给予鼓励与关怀，也能够有效协助当事人建立自信心。

（2）改变认知：人们对危险的认知和感受度越大，越容易突破临界点激发起改变的意愿，进而积极地采取措施来减少威胁。在危险认知的推力下，行为改变带来的益处应形成拉动力，让人们认知、感受、畅想改变可能带来的美好生活，将要进行的活动带给自己的益处越多，就越有可能参与改变。对不改变的危险认知和改变的益处认知都应当追求最大化，通常的方式为健康教育、健康体验和通过观察别人的改变获得间接体验等。

（3）改变可能带来的损失权衡：当人们考虑接纳某一建议或计划改变某一行为方式时，往往会进行一番性价比的分析和衡量，主要包括赞成性因素（优点）和反对性因素（缺点）。付诸实施过程中所产生的任何负面效应和不良后果都会被重点权衡，包括可预测的花销、所需的时间、实施所需的各方面条件是否具备以及便捷性等。

2. 环境外因

（1）环境因素：行为受各种真实存在的环境影响。自然环境方面，不可抗力令某些健康行为难以开展，例如在空气污染严重的地方，难以开展大量的有氧运动；一个计划开展跑步运动的人，也可能因为没有适合跑步的道路环境而难以持久。人文环境方面，个体行为容易受到周边人群行为的影响，如果周边的人都在进行有规律的体育锻炼，当事人会很容易做出运动的决定并采取行动；周围的人都在吸烟，就会对当事人的戒烟活动极为不利；另外，当事人认为某位或某些"重要人士"希望他参与某项特定的健康行为时，他可能会深受鼓舞并积极地参加。面对各类环境，人们能做的一般有三个方面：适应环境、改变环境和选择环境。

（2）社会价值标准：社会价值标准能对当事人形成压力，迫使其行为发生改变，有时某项社会价值标准不一定是出自于健康角度，但却有利于健康行为的改变。例如肥胖、秃发、驼背、面色黯淡、精神萎靡等形象多不符合社会审美标准，都会对个人形成强大的公众压力，进而促进他们健康行为的改变，为控制体重开始有氧运动并饮食结构调整，为控制脱发减轻个人压力或增加睡眠，为改善驼背而参加瑜伽训练或背部力量训练等，均属此类。

（二）改变阶段模型

改变理论模型认为人们在改变其行为的过程中要经历五个阶段（Prochaska 和 DiClemente，1983），分别是：考虑前期阶段、认真考虑阶段、准备阶段、行动阶段和维持阶段（图 10-2）。

处于"考虑前期阶段"的人往往对自身不良健康行为的认知不足，在近期内难以做出行为改变的决定。而处于"认真考虑期"的人们则已经意识到改变的重要性与迫切性，准备在近期内（一般为 6 个月）对自身行为做出改变。处于"准备阶段"的人们已经为改变在做积极的准备，包括配置改变所需的装备物资、初步的尝试、寻求周围人群的支持等。处于行动阶段的人往往为自己设定了明确的目标（如每周运动 3 次，每次 30min 以上），并严格按照目标行动。当一个人对自身行为的改变已经维持了一段时期——通常定为 6 个月及以上，即可认定他已处于维持阶段。

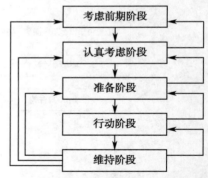

图 10-2　认识改变过程的五个阶段

这五个阶段看起来是可行的并标准的，但实际上是一个循环往复的过程，人们会以各自不同的速度，在这几个阶段中一遍又一遍的循环往复。通常人们处于前几个阶段的时间会相对长一些，而且往往会在行动阶段与维持阶段功亏一篑，而不得不再次重复前面的几个阶段。一般人会按部就班的按阶段顺序进行，但是，从某一个阶段直接转变为其他任意一个阶段也是有可能的。

（三）团体健康行为改变策略

1. 改变准备　改变准备期主要是制定团体健康行为改变的方案，包括活动规则、奖励机制、宣传与动员方式等。例如建立激励机制，对当事人的行为改变给予一定的奖励，要确保这些奖励对其有激励作用，并必须在改变目标达成时给予。也可以设立责任风险金，在当事人未能坚持完成某一项健康行为改变时，要为此而付出罚金。

准备阶段应当对参加人群按照改变阶段模型进行评估与分类,对不同阶段的人员采用不用的方案。另外,要注意统计当事人对新行为有关的利弊反馈,提取有价值的信息,有利于后续方案的制订。

2. 注重权威性、科学性、仪式化　项目中要注重引入权威专家,容易让职工产生信赖感与权威影响力。行为改变中设计的内容应当具有高度的专业性,比如运动处方、营养处方等。在项目开始与结束都应当注重仪式感,不能让职工感觉到过于随意,仪式化与制度化可以让职工感知到参与项目的严肃性,有利于坚持与效果。

3. 配备健康导师或建立个人参考力量,设计合适的目标　如何帮助当事人确立一个"合适"的行为改变目标,受很多因素影响,其中包括当前不良健康行为的危险性,和当事人对其改变行为能力的自信心。贴近的目标(我今天应该干什么)比遥远的目标(我在一年内能干什么)更为有效;针对特定行为改变的目标(把每天的脂肪摄入量降低到30g或者更少)比针对特定结果的目标(减掉20kg体重)更为有效;当事人和健康导师共同商定的目标更容易被接受。

那些对改变行为起关键作用的帮助者,称为个人行为改变的参考力量,可以是健康导师,也可以是当事人信赖的其他人。根据 Janis 理论,帮助者的激励作用主要分为三个重要阶段。在第一个阶段,帮助者建立激励作用;在第二个阶段,帮助者应用这些激励去引发希望看到的改变;在最后阶段,帮助者使当事人在第二个阶段中产生的内在改变得到提高与保持(表10-2)。

表 10-2　Janis 个人参考力量的关键阶段与技术

阶段	事项	说明
第一阶段	a. 激励当事人自我批评	重在激发当事人认识自身健康问题与发现亟需改变的行为,并应让当事人感受到帮助者对自己的关怀
	b. 对当事人的批评给予积极反馈	无条件的积极接纳和理解当事人,使当事人认为帮助者是值得信赖的,是能帮助他保持和增加自信的人
	c. 借助自我批评形成新的见解与认知	引导与协助当事人在自我批评中建立起新的见解与认知
第二阶段	a. 直接陈述行为改变建议	帮助者应该扮演"规则发布者"的角色,给出明确的建议和指示,要让当事人清楚地明白帮助者希望他完成的是一系列有压力的行为改变计划
	b. 把所赞成的行为归给被"尊重的人"	帮助者把这一行为改变说成是当事人所尊重的某些人或团队所赞同并支持的
	c. 就所建议的行为目标作出承诺	获得当事人尝试行为的某种程度的承诺。例如,获得不运动者对运动内容、频次、时长的承诺,是整个运动计划成功的重要因素
	d. 对当事人的改变积极反馈	尽量多激发与收集反馈,并将正向积极的反馈不断给到当事人
	e. 与当事人交流有关行为改变的个人责任感	开始培养当事人行为改变的自我能力,为日后降低对帮助者的依赖做准备
第三阶段	a. 肯定当事人对改变维持的积极做法	令行动保持在维持状态
	b. 加强当事人的个人责任感	使当事人在没有帮助者的情况下仍能获得成功

4. 考虑趣味性与灵活性　充满趣味的设计更有魅力,能容易吸引职工参与并坚持下去。应当充分认识到行为改变的困难性,为了提高成功率,需要降低行为改变的枯燥感和阻力,为行为改变融入趣味性。对于某些非原则性的违反规则的情况应当保持一定的灵活性,多给予当事人尝试的机会。

5. 日常宣传、互相鼓励与交流　整个过程都应当保持足够的宣传,引导尽量多的互相鼓励与交流,强化参与者的意念,发挥职场团队效应优势形成的舆论监督,引导当事人学会如何更好地进行新的健康行为,直到当事人学会监测自身改变进度,甚至能担当起同伴之间相互监测的责任。

6. 用心与耐心　行为改变期间会遇到很多的具体问题,工作人员需要保持足够的耐心,并应当做到真正的用心,才能实现最佳的效果。

7. 预防复发　预防复发是一项重要的命题,也是前述行为改变的所有工作及成果能否保留的重要一步。在预防复发工作中,认识到并预防"违背禁忌作用"极为重要,"违背禁忌作用"是指由于违背自我原则或自我承诺而引发的失控现象,例如对于一位自己发誓再也不吸烟的戒烟者来说,当他又重新开始吸烟,他就受到了"违背禁忌作用",这种心理上的失落再加上尼古丁成瘾性的作用使复发变得极为可能。避免这种情况的方法之一就是让当事人相信,这种失误的产生完全是由于环境因素所造成的,而不是由于当事人的某种性格缺陷,例如缺乏意志力等。

前面很多内容都兼有预防复发的作用,但还是存在一些其他专门预防复发的策略。这里介绍一种"程序性失误"法,"程序性失误"是指医生或顾问有意引导已经作出行为改变的当事人返回到最初的行为状态,只有在当事人已经受过大量前面所提到的有关认识和行为的处理技巧的培训以后,才可以这样做,目的只是为了使不可避免的失误在有效地监控下发生,同时也为了证明已用的管理技术可以用来预防失误发展为复发。但是,"程序性失误"有时也可能产生事与愿违的后果。

三、企业政策与文化级

文化如同土壤,决定着适宜生长的物种和生长发育的结果,以文化为基础的健康促进项目具有更好的效果与更大的影响力。个体的健康行为,会因文化环境的支持而得到加强,也会因文化的不力而削弱。

(一)文化评估

许多企业并不清楚自身的健康文化水平如何,以及原本的企业文化是否支持健康促进项目,所以,在项目开展之前有必要分析和评估企业健康文化。文化分析方法包括访谈法、实地观察法、分析与测试法等。表 10-3 是一份文化评估调查表,是为健康促进的计划和评估制定的,这一方法与表格已被数百家公司、学校和政府部门广泛使用。

表 10-3　健康促进文化调查表

公司文化在支持健康的生活方式中发挥了重要的作用,你的匿名调查将协助公司创建更好的健康文化,调查的结果将会用于提高健康促进服务。

请选择表明你同意的程度
1—强烈反对;2—反对;3—无所谓或不知道;4—同意;5—完全同意

1	2	3	4	5	
○	○	○	○	○	采用健康的生活方式对我来说是重要的
○	○	○	○	○	我的直属领导采用健康的生活方式
○	○	○	○	○	公司通过提供时间、地点和资金来支持健康促进项目
○	○	○	○	○	公司教育职工要有健康的生活方式
○	○	○	○	○	公司的新职工注意到我们公司对健康行为方式的支持
○	○	○	○	○	在公司,职工会由于采纳健康的行为方式而受到表彰或重视
○	○	○	○	○	在公司,参与健康活动可以扩大朋友圈和认识更多新人
○	○	○	○	○	在公司,不健康的行为方式(如吸烟和过度饮酒)不被鼓励
○	○	○	○	○	公司同事具有团队精神(例如,同事之间互相了解,有归属感,当别人有需要时能及时提供帮助)
○	○	○	○	○	有共识(感到公司的工作与个人价值观是一致的,知道自己在集体中的位置)
○	○	○	○	○	积极正面的(享受工作,庆祝成功,接受"我能做到"的观点,并且每个人都尽力而为)

续表

○	○	○	○	○	我的直属领导支持职工采取健康的行为生活方式
○	○	○	○	○	我的上上级支持职工采取健康的行为生活方式
○	○	○	○	○	我的家庭成员或合租者支持别人采取健康的行为生活方式
○	○	○	○	○	经常锻炼(每周至少三次)
○	○	○	○	○	保持适当的体重
○	○	○	○	○	食用低脂肪和低糖的食物
○	○	○	○	○	适量饮酒,每周不多于7次,或每天不超过2次
○	○	○	○	○	开车时系安全带
○	○	○	○	○	工作时遵守安全注意事项
○	○	○	○	○	不吸烟
○	○	○	○	○	接受医疗体检

生活方式改变的问题

最近一年,你是否尝试了一个或多个有利于健康的生活方式,例如试图减轻体重、进行运动或减缓压力?
○是　　　○否
如果最近一年你选择了健康生活方式,你保持这个生活方式的成功程度如何?
○非常成功　　　○一般成功　　　○不成功

(二)主要文化因素与健康文化建设

1. **价值观**　企业价值观是企业的价值取向和文化核心,也是企业所推崇并奉行的基本信念和日常经营管理的内在依据。企业价值观决定了企业的基本特性,对企业及员工行为起到导向和规范作用。

近年来,健康促进价值的需求逐渐变成企业商业活动的一部分,在企业可持续发展、经济水平与社会责任的平衡、企业潜能发挥等方面起到了作用。

健康促进项目应符合企业的价值观。在崇尚工作与生活平衡的企业,更有利于健康项目的开展,在崇尚时间效率效益至上的企业,员工健康问题更容易被忽略;在倡导活力的企业更适合运动类项目,在倡导理性与平和的企业开展静心类项目与中医类项目可能更受欢迎。

2. **完善领导角色**　企业领导者是文化的源头与奠基者,领导者的表现对文化形成有着巨大的影响力,所以文化建设的首要任务是完善领导角色。领导者认同健康促进项目的价值、表达和传播能使职工更健康的观点、自身的健康行为和参与以及提供健康促进项目的资金和人力支持等,都能够有效的激励员工、成就项目(表10-4)。

表10-4　完善领导角色

事项	内容
分享健康促进项目的前景	● 解释健康促进项目如何作用于公司的整体目标 ● 解释方向、目的、结构和健康促进项目的原理
树立榜样	● 采用健康生活方式影响员工 ● 告诉员工你采取的是更健康的行为方式 ● 参加公司的健康活动
获得资源方面的支持	● 有充足的健康促进资金 ● 调整公司政策,以便能更好地支持健康促进项目(例如提供参加健康促进活动的时间) ● 克服内部政策的障碍(例如鼓励部门领导以提供适当资源的方式来支持该项目)
对成功的奖励	● 意识到职工在获得更健康的生活方式上取得的成功 ● 追踪成果并庆祝积极的结果 ● 表彰那些积极传播健康促进项目的员工

3. **规范**　文化规范是在企业价值观的基础上，形成的一种共识性的行为方式，组织成员的行为特点是由文化规范所导向的，可将现存的文化水平拉升到期望的高度。

最容易理解的是社会文化规范，比如戒烟、限酒、系安全带等，这些规范会形成一种社会力量，促使人们不断地去接近、接受并改变。企业往往如同一个小型社会（尤其大型企业），因为人群聚集效应更容易彰显文化规范的力量，比如在有午休习惯的企业，人们会自然的午休；在跑步成风的企业，职工也很容易加入跑团。企业文化改造的一个重要方向就是调整文化规范，追求与健康促进价值观趋向一致。

4. **企业支持**　企业文化最终要表现在对项目的实质性支持上，这种支持可能是正式的或者无形的，创建有利于健康促进的企业支持，是健康促进工作者的主要任务之一。表10-5 提供了一个实例。

表10-5　企业支持案例

支持内容	实施现状	改进策略
榜样	中高层干部参加私人健康俱乐部，却不使用公司的健身设施	让大多数职工看见中高层管理者为健康所做的努力
培训	公司开展工作安全、运动健身和戒烟活动的培训	主题多而杂，进入围绕项目目标的计划性系列培训
定位	公司意识到提高当前较低工作效率的目标是改善职工的健康状况	项目定位中，没有把公司的健康促进项目描述成一个对职工有益的项目，相反，强调了职工的低效率
障碍	职工反对那些抵制戒烟政策的人	为吸烟者提供特定的休息时间与吸烟区域
关系和相互影响	公司的运动队常为人们提供相互了解的机会	立即邀请新职工参加公司的健身活动
仪式和象征	无	设金胡萝卜奖，颁发给那些生活习惯较平衡的人

5. **团队意识与同伴支持**　团队意识是一种归属感和对别人的信任，包括认识到其他人对自己的照顾和自己有责任去照顾别人。当存在团队意识时，人们之间的相互了解会超越工作的需求，对于开展健康促进项目而言，人们更容易认同充满关心的团队，更容易接受能够改变的建议，也更乐于尝试在舒适环境中新的行为。需要强调的是：强烈的团队意识会带来优质的同伴支持。

在行为改变中，我们知道建立参考力量的重要性，职业场所因为有很多同事资源，在获取同伴支持方面具有独特的优势，同伴支持更多来自于情感上的鼓励。同事成为共同参与健康项目的同伴，彼此的支持不仅有利于健康目标的达成，更能增进团队友谊，加强企业凝聚力。同伴支持的主要任务有协助建立目标、做好榜样、解决障碍、给予信心、正向反馈与庆祝成功等。

一个以文化为基础的系统方法，会通过改善个体的生活方式来提高工作效率。加强认知、改变行为和创造文化环境能促进生活方式的改变，这三者中，支持性的文化环境影响力最大。为了增加项目的成功率，健康促进项目的实施者也应该不断促进并加强企业文化，推动企业建立系统的、不断进步的文化氛围，包括早期的文化评估分析、制定目标和取得领导支持等。宣传与促使人们参与新的文化目标，注重把改变的文化因子融入原有的文化氛围之中，做好阶段性的项目评估，总结所取得的成绩，并不断去除妨碍氛围改变的因素。

第三节　职业健康促进管理

实践证明，管理因素对项目是否成功的影响要大于项目本身。良好的职业场所健康促进项目主要决定于：优秀的管理人员、科学的内容设计、企业高级管理人员的支持力度、充足的经费等。职业场所的健康促进管理可以分解为项目设计、项目管理和项目评估三个步骤。

一、项目设计

（一）需求导向

越是清晰的问题与明确的需求，对项目设计越是有利。需求一般来自四个方面：健康需求、福利需求、商业需求和社会需求。

1. 健康需求 一般是围绕突出的健康问题而展开，例如：一家万人企业每日的常见病发病率达到了 1%，每日约有 100 人受到感冒、呼吸系统、消化系统、轻微外伤等健康问题困扰；某企业职工超过 50% 尿酸指数超标；企业职工存在颈肩腰劳损等慢性疼痛困扰等。

2. 福利需求 企业对职工的待遇除了物质和薪酬等，往往还有软性的福利计划，并有专项经费预算。福利可以令职工感受到温暖与关怀，增强他们对企业的归属感，帮助企业吸引人才和留住人才等。随着社会经济发展，人们健康意识的改变、亚健康慢性病的普遍性增多、就医资源就医环境等诸多因素的重要性越来越突出，健康福利越来越受到职工欢迎，将可能成为最佳的福利选项之一。

3. 商业需求 因为健康问题能给企业造成生产力下降，带来直接或间接的经济损失和社会声誉损失，比如发生意外事故、晕厥、心脏骤停等突发事件，职工病假缺勤率增多等；再比如因职工患病者增多，到医院门诊看病或住院者同步增加、重大疾病病人增加或因病身故者增加等，都会导致商业保险理赔增加，带来企业间接医疗成本的增高。更重要的是，职工缺勤直接造成生产和效益双下降，支出增多和收入减少，是企业经营的重大负担。

4. 社会需求 企业需要履行社会责任，体现以人为本的企业精神，维护最佳雇主形象等。

大多数情况下健康促进项目符合于多重需求，项目设计者首先要确定这些需求之间的优先顺序。企业对项目目标不是非常明确的，设计者应当引导企业对各种需求进行梳理，并要对解决问题预留充足的时间，切实保证合理的项目周期。项目设计者也应当充分理解企业的需求与目标。

（二）专业知识

团体健康促进项目具有很强的综合性，需要多学科结合。除了医学领域，对社会学科有更大的依赖，比如社会心理学所涉及的人群，在什么样的情况下会坚持一项行为改变；再比如一项传统的、但非常有益且有效的健康项目如何克服人群厌倦症，产生新的吸引力，这往往需要创意，因为经典医学理论相对不会变，所以这一创意往往要来自于其他学科。所需要的专业知识基本概括如：职业健康危害评估、健康数据采集与分析评估、医疗设计、医疗法规、基础常见病诊疗、慢性病干预方案、心理健康、运动科学、营养学、市场营销学、组织管理学、社会心理学等。

事实上，很少有企业具有上述所有领域知识的职工，这就需要对负责项目的主要人员进行培训，或雇佣具备这些知识的新职工，也可以与专业服务商或顾问合作。

经验要素也非常重要，职场健康促进项目没有非常标准化的模式，这是因为各企业文化的不同、资源的不同等因素所导致的，所以丰富的项目经验是重要的资源，没有经验的人员即便是拿到参考样本，也难以做出最适合企业的设计规划，而经验丰富的人员则可能灵活应用，确保项目设计的科学性与实施的效果。

（三）决策

决策者的级别与项目在企业中的地位有直接的关系。由企业股东或高级经理人发起并决策的项目，往往具有更高的地位，在实施中更容易获得各方的支持，效果也更好。

健康促进项目的最终目的，是使企业能更好地达到其战略目标，因此健康促进项目必须适应企业的模式，而非企业适应健康促进项目。

资源要素是制定目标时首先要考虑的，主要包括：经验、人力投入、资金、为项目提供的场所、对项目接受的时长等，这些资源的多寡都将决定项目的力度。

　　明确的需求会带来明确的目标方向，决策当紧密围绕需求，同一个问题或需求往往有多种方案，而选择哪种方案，则要根据企业的实际综合情况来定，包括政策法规的要求、企业的财政预算、企业文化的适用性，相关资源的程度等，所以设定目标要建立在需求与资源平衡的基础之上。

　　另外还需要企业高级管理人员意见与职工代表意见的平衡，这两方面的意见都应该得到重视，并选择趋同平衡，职工参与有利于项目成功，因为职工最了解他们对项目的需求，一般情况下职工有可能参与项目设计，但很难参与决策。而企业中的上述两个角色很多时候对同一问题有不同的出发点与目的，比如高级管理人员可能会更多考虑企业的效益，比如商业需求与社会需求，而职工可能更为看重自身的利益，比如自身健康问题的解决或获得便捷实惠的医疗服务，以及期望得到更多免费的福利。

　　高层意见、职工代表意见、专业意见合并模式见图10-3决策意见模型。

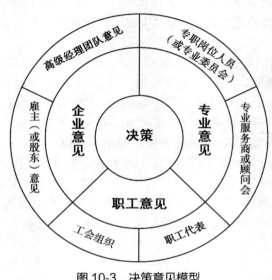

图 10-3　决策意见模型

（四）项目管理设计

　　除了决策项目主题与内容，项目的运营管理结构也应当在设计阶段完成，主要包括确定管理部门与人员配置、项目场所、财政预算确立、选择服务商、项目的时间进度计划、评估计划等。

　　1. 确定管理部门　这与企业的组织架构与部门职能有关，一般在来自发达国家的外资企业以及大型制造业，会有专设的职业健康与安全部门，在其他企业，主要会由行政部、工会或人力资源部负责，一般涉及房屋场所的使用以及证照办理等内容会由行政部负责，比如企业设立诊所这类医疗机构；工会经费主要来自于职工，一般也需要用于职工，医疗健康福利是一项不错的选择；薪酬福利是人力资源部的主要模块之一，也可作为人力资源部的服务。可以看出，这些部门职能有重复之处，因此在现实中很多企业的健康促进项目，是由多个部门"联合"提供的，例如行政部提供基础医疗福利（设立企业医务室，提供常见病诊疗），人力资源部提供心理咨询服务与保险服务，工会则为职工设立了健身房，开展健身运动项目，或出于关怀职工的颈腰椎健康而开展康复理疗项目，以及引入专家举办健康讲座服务等。一般是具体项目与哪个部门关系更为密切，就由哪个部门负责。这种情况既有利也有弊，优势在于职工能得到更全面的健康服务，且各部门之间可能存在竞争，而这种竞争有助于项目质量；弊端则在于健康促进项目是一个整体，分部门负责存在沟通障碍，使得资源分散不能形成合力，难以发挥协同效应。所以，企业在项目设立之初，应确定好是由多部门运营还是统一归属某部门运营。

　　主导健康促进项目的部门级别越高越好，代表对项目的重视度高，同时高级别的部门会更具有影响力,可以促使更多职工参与。理想的部门应当具备相关的经验、对项目理念认可、支持并受到职工欢迎,对项目有使命感以及有足够的时间精力。

运营部门应争取企业更高级别管理者的长期支持是十分必要的。应当让高层更重视和了解项目,并满足他们对项目的要求,也应当定期向高层汇报项目的主要成果。在项目的开业仪式中邀请高层出席致辞,也可以请企业的高级管理者为项目代言,他们的权威性可以给项目带来很多有利的影响。

另外需要注意的是,因为项目需要解决的问题往往涉及全员,例如降低病假缺勤率、改善眼疲劳、提升企业的社会形象等,因此健康促进与公司每个部门都有关系,所以运营部门与其他部门的管理人员建立联系是十分必要的。还有一些部门也需要对项目形成支持,比如职工的电子健康档案建立与管理、医疗健康服务的互联网预约、线上健康互动等,需要信息技术部门支持;如果涉及证照办理,例如办理医疗机构许可证,就有可能需要公关部门协助取得当地政府的支持。

2. 项目场所　很多优质的职场健康项目,均需要专业的房屋场所,这里介绍几种常用场所规划:

(1)企业医务室:企业医务室一直都是我国重要的基层医疗单位之一,是职场健康促进的有力保障,企业医务室能够及时处理职场常见病,以及协助处理各类与健康相关的突发情况,为职工提供便捷的常见病诊疗与生命安全保障。医务室的设立卫生部门有明确的场地要求,具体要求各地区可能有一定差异,一般包括房屋面积、功能室设置、卫生学布局、特殊科室要求、消毒及环保要求等,所以在启动前,一定要先了解当地的标准,仔细学习与评估后再投入设计。

(2)企业理疗室:针对现在职场中颈腰椎疾病、腰背部劳损等高发的情况,设立企业理疗室极受职工欢迎,理疗室的设计,应先评估需求,每个理疗位需预留 $5m^2$ 面积,还需要考虑隐私性与安全性,除了相关的理疗设备器械外,也应装设用于放松的轻音乐音响、芳香精油设施等。

(3)企业健身房:最小的企业健身房至少应配置 5 台有氧训练设备和 5 台力量训练设备,最小面积也应有 $60m^2$,一般 $100m^2$ 的健身房最多可同时容纳 30 人。健身房的器械配置与位置设计都应当专业规划,电源设计、安全设计都是重要的细节,此外还需配设更衣室与淋浴间。

(4)企业心理咨询室:实用面积约 $10\sim15m^2$,太大会令咨询者缺乏安全感,而太小则会产生压迫感。心理软件和硬件设备主要包括:心理沙盘、心理测评管理系统、心理行为反馈训练系统、团体辅导工具箱、音乐放松椅、宣泄设备等。另外需配设放松室、接待室、心理档案室等功能室。

3. 财政预算　项目费用一般由筹建费用(启动费用)和运营费用构成。启动筹建即已关系到投资,比如购置设备、场地装修、证照办理等,运营费用主要由人力成本与项目日常发生的费用构成。

(五)形成目标

所有的项目设计最终要形成目标,在做完前面所述工作后,应制定明确的项目目标。对于健康促进项目而言,达到下列目标是切合实际的:降低高血糖指标、通过有效预防减少流感、背部力量增强改善驼背、缓解疲劳、养成跑步的习惯;下面的目标是不切合实际的:不再发生晕厥和心脏骤停现象、不良健康习惯不会再次出现、商业保险理赔费用短时间内显著减少、缺勤率迅速下降、期望项目有 100% 的参与率。

下面从四个角度,设计四种不同类型的项目目标,供设计者参考。

(1)企业选择设立的项目能发挥的作用以及可以实现的目标,见表10-6。

(2)实现不同健康目标最适合的项目方案,见表10-7。

(3)适合不同企业目标的项目,见表10-8。

(4)对专项健康主题的促进活动,见表10-9。

表 10-6 不同项目可以实现的健康目标

企业医务室	企业理疗室	企业健身房	营养工作室
常见病诊疗	颈肩腰劳损调理	有氧运动锻炼	个人营养诊断与指导
药品服务	背部疼痛缓解	力量训练	企业食堂配餐
健康宣教与咨询	缓解疲劳	柔韧度训练	慢病管理
慢病管理	中医保健	团体体操课	体重管理
就医指导	运动指导	科学运动指导	
急救保障	缓解压力	慢病管理	

表 10-7 实现不同健康目标最适合的干预方案

控制高血压	减重	压力管理	戒烟
医学检查和调整用药	健身	职工协助项目（EAP）	控烟政策
合理营养和健身	合理营养	健身或户外活动	健身
控制体重	自尊训练	社团社交活动	压力管理
戒烟	压力管理		控制体重
压力管理			

表 10-8 适合不同的企业目标的项目主题

高额保险理赔费用支出	人才吸引力不足	职工态度消极
开设企业医务室，降低在社会门诊的高额诊疗费用	全面的健康体检福利 健康度假福利 开设健身房 / 理疗室等	健康关怀类宣教； 惠及家属的亲子关系等福利
心血管疾病高风险人群管理 开展急救项目，减少意外伤害	丰富多彩的健康活动 健康管理计划	职工协助项目（EAP） 开设健身房 / 理疗室等； 开展团建活动
开展慢性病管理，防止重大疾病		

表 10-9 对不同运动者的健康促进活动主题

阶段	措施
没有准备运动者	• 多给予信息，少给予压力 • 运动对其他人的影响参考 ——不运动对其他人已产生的健康危害 ——运动对于其他人健康、精神、人际关系已产生的明显变化 • 分析不运动的各种原因 • 使其先参加其他的健康促进项目
对运动有所考虑	• 提供运动方案 • 强调运动的好处 • 鼓励尝试体验
准备采取行动者	• 制定运动的日程和行动计划 • 记录运动数据 • 正视运动的挑战 • 建立运动的人际环境
正常运动者	• 看到运动的变化 • 养成运动的习惯 • 形成运动的圈子
运动结束后未保持着	• 回忆运动期间的好处 • 恢复运动的信心

二、项目管理

（一）管理任务

经典管理学将管理分解为计划、组织、领导、协调、控制等职能。健康促进项目管理包括制定愿景目标、项目实施、人员管理、风险控制、经营核算等主要方面，思维方式与管理纲要同样符合经典管理学定义。具体的管理任务包括项目内容管理、项目运行管理、人员管理等。

（二）宏观规划

宏观规划代表了项目的长期目标、项目的发展方向、项目的深层意义、项目运行的原则，对项目长远的未来具有决定性作用。

1. **愿景**　愿景就是构想未来，为项目指明方向，应当是大家的共识。愿景也可以根据不同时期不同现状而做阶段性调整。

2. **使命**　使命会赋予项目以深层意义，也会焕发责任感与成就感。

3. **理念**　理念确定了项目运行与管理的原则。比如"合规、用心、专业、创新"的项目理念。

4. **中短期目标**　中短期目标是对愿景与长期目标的分解，应当特别明确并具体。

5. **实施方式**　实施方式应当在宏观规划时完成，比如是自建团队实施还是外包给专业服务商实施，这是两种完全不同的实施形式，也会带来完全不同的项目管理方式。实施方式也可能会有聘请外围专家、自有团队与外部资源合作等。

（三）项目内容管理

如果把每项健康促进内容当成一个具体的产品来看待，并从商业化角度来思考，就不免会遇到一些经典的问题，诸如：产品的特点与优点是什么、目标用户群应该具有什么特点？谁是目标用户？如何让用户接触与了解到产品？如何获得用户的信赖？用户的使用体验怎么样？是否能帮助用户真正解决问题？产品需要怎样优化、是否有更好的替代产品等？这些都是非常好的问题，在健康促进项目上完全适用，都需要去寻找答案。

在健康促进项目中，项目组合是一种常见现象，下面介绍一个实用的项目内容分析模型，也是源于产品管理的思路启发。见表 10-10。

表 10-10　项目组合分析表

	广度：窄	广度：宽
深度：浅	项目类型很少和每个类型中的选择少	项目类型多和每个类型中的选择少
深度：深	项目类型很少和每个类型中的选择多	项目类型多和每个类型中的选择多

上表中所指的项目组合，由项目的广度和深度确定，项目类型代表项目的广度，例如某企业开展了健康检查、医疗服务、健康保险，这就是三个类型；而其中医疗服务项目中又开展了驻场医生的常见病诊疗、外聘坐堂中医开展慢性病调理、与口腔科眼科等机构合作为职工提供专科服务、与大医院合作为职工提供疑难病症远程医疗服务以及安排就医服务等，构成了医疗服务的深度。

在项目管理中，可以通过组合分析法，清晰判别项目的实际广度与深度，并据此对项目合理性做出进一步的分析，例如：可能会发现项目类型太少，广度不够，难以延展，满足不了员工多样化的需求；也可能会发现项目类型过多，没有焦点与亮点，广而不深会造成资源浪费与管理精力分散，导致投入收益比低，效果差、职工满意度低。

很多时候，新的健康促进项目都是从单一的类型及少量的选择开始，因为早期需要经验积累与资源沉淀，一般会先选择员工最感兴趣的类型，待这些项目取得成功后，再扩大广度、延展深度。比如急救项目，开始只是对职工进行泛泛的急救培训，根据企业需求可以逐步增加急救设施配置、制定急救流程、开展急救演习、与附近大型医院建立急救通道等，从深度上加以拓展与强化，再进一步则可能增设企业医务室，引入专业医护团队，提供现场急救保障以及高危人群日常健康监护管理等，这就又扩大了项目广度，增设了医疗服务类型，医务室再向常见病诊疗、健康咨询、慢病管理等深度与广度继续发展，整体项目就会稳健的滚动性向前推进，实现良好的效果。

（四）风险管理

医疗健康项目的风险管理永远排在第一位，要作为头等大事并时刻不能松懈。项目风险主要包括政策法规风险和医疗事故风险，在项目管理中应当确定，以不发生任何风险事故为核心原则。

风险管理的常见办法有：

1. 制度建设与流程制订　健全的制度与规范的流程是最重要的安全保障，在所有可能存在的风险点上，都应当设立制度与流程，并强调所有工作人员都要严格遵守。

2. 人员专业素养　医疗健康专业人才必须完全符合法规与岗位要求，具有完全胜任能力和足够的专业素养，比如聘请的医生应当具有合格的医师资格证、与从业科室相吻合、常见病诊疗技能达标、熟练掌握院前急救技能等。

3. 培训与学习　所有的风险项都应该在工作人员上岗前完成培训，并通过考评。工作期间也应定期强化培训，以确保员工对于风险的掌控能力。

4. 成立风险控制委员会或小组　一般适合大型项目，委员会或小组成员由代表性专业人士组成，应该包括：医疗质量管理专家、紧急救援专家、政策法规专员、人事专员、药品和物资采购专员、税务专员等。

5. 开展例行检查　制定详细明确的检查标准，由专人或指定人员开展定期例行检查与不定期的抽查，对检查结果可以按制度追究责任、给予奖惩与及时改善。

（五）项目质量管理

项目质量包括项目进程是否按规划实施，以及实施质量与效果。要实现预期的质量，一种好的办法是，质量标准要定在实际标准之上，追求更高的质量目标，可以更为确保项目基础目标的达成。项目质量应当定期评估与总结，比如每月通过统计项目的实施内容、进行数据分析、总结成果发现不足，做出下一步计划，长期坚持，将对项目质量有很好的保障，并可能持续提高项目质量。

（六）人员绩效管理

绩效管理是人力资源管理的重点。所有人员的绩效总和就是项目的总成果，健康促进小组大多在 2～25 人，小组的建立要考虑技术的互补与人员的个性特点相适应。每个人的分工与岗位职责、工作目标与对项目贡献大小的考核，则是该阶段的重点。专业的绩效考核有很多种先进办法，项目管理人员可以选择一种最为适合的加以应用。一般情况下需要制定绩效管理原则、设计绩效考核的流程、明确绩效考核反馈机制以及对考核结果有合理的应用。

（七）财务管理

所有的项目决策，都不同程度地以预算标准为基础。健康促进项目中，财务和预算对项目的成功尤显重要，确定部门或项目的成本与收益（项目效果），是建立和管理项目的必要步骤，了解财务情况，可以让管理者更好的理解项目，更好地处理收效、费用、人员的关系。

1. 预算计划　从考察项目时就应当有预算。预算可以分为两个板块，行政方面和项目方面，行政方面的预算分成市场、宣传、管理、职工、设施和设备几类；项目方面例如健身、缓解压力、三高慢病管理、心血管疾病高危人群监测等。

2. 实施预算　一般情况下，项目经费与项目效果成正比，最佳的预算实施是在预算范围内，并接近预算标准。健康促进项目通常都可以控制在预算范围内完成，偶尔也会出现预算失误，导致超预算或预算使用不足。超出预算 ±30% 既属于严重超支或严重不足，严重超标往往会带来上级部门及财务部门的意见,项目可能遭遇批评;预算使用严重不足,可能是项目实施过程中发现了更节省费用的方法,花更少的钱达到了同样的目的,更多时候则是因项目实施遇到了困难。

（八）管理工具——信息系统

信息系统既是项目的一部分,又是重要的管理工具。

1. 健康促进项目可能涉及的系统模块

（1）健康档案系统:一般包括职工的家族病史、既往病史、手术史、生活习惯、体征数据、体检数据、诊疗档案等。

（2）诊疗系统:标准的门诊功能包括:预约、挂号、医生看诊、处方、收费、取药、电子病历、门诊设置等功能等,如能配套辅助诊疗系统则更加完善。

（3）服务预约系统:对健康服务类项目提供通用的 IT 支持,包括预约、服务执行、支付、服务设置等。

（4）内容管理系统:具有发布资讯,宣传活动等诸多功能。

（5）慢病管理系统:是一套针对特别病人群体的慢病、危险指标进行管理的 IT 系统。经对体检后评估、健康档案、随访、日记录、周计划工作的集成分析,借助移动互联网实现个案管理团队与病人直接进行沟通,对运动处方、膳食处方、药品处方执行透明化的便捷服务。

（6）机构运营管理:包括库存管理,项目管理,花名册管理,服务评价管理等。

（7）数据统计:提供就诊、用量、活动、消费等诸项过程的实用统计功能。

（8）用户端:上述种种健康促进项目的实施过程,都可以充分利用移动互联网用户端,要让职工能在手机上使用与自身需求相关的功能,包括健康档案查询、体检预约、体检报告查询、体检报告在线咨询、理疗服务预约、心理咨询师预约、在线专家咨询、预约挂号、健康活动报名,慢病管理进度查看等。

2. 数据安全 信息安全是底线,健康促进系统包含极多的重要信息,包括企业职工信息、健康隐私信息、银行支付信息等,健康隐私更是受到法律保护,所以数据安全应当有极为严谨的管理方案,应包括抗攻击安全性、权限访问安全性、数据库安全性和稳定性等。系统应通过权威安全认证,技术团队应当在防数据库注入、防暴力破解、数据加密传输等方面有丰富的经验。

三、项目评估

职场健康促进项目,从设计到实施管理,再到效果评估,构成一个完整的闭环。有价值的效果评估是健康促进项目发展的重要环节,既有助于项目实施调整与更新,更有助于判断投资的合理性与项目实际价值,以及对企业目标的影响,是投资者与管理者都关注和需要的。

项目评估者要非常清楚企业引进项目的动机,要非常明白企业需要得到什么结果。

有些效果是相对量化容易评估的,比如职工满意度调查、急救成功率、健康活动的参与人数等。然而如何在现实的职业场所中,设计与实施科学有效的评估,如何获得有效的证据来说明项目的效果,却是一项挑战。健康促进项目的很多效果难以用数字来衡量,比如职工的幸福感提升了多少,企业社会形象有多大的改善等,在具体评估上有一定的难度与不确定性。项目评估具有局限性,对难以评估的项目应保持坦诚求实的态度,并不断探求新的评估方法。

效果评估在项目设计阶段就应当考虑到,比如需要留存哪些数据、数据信息如何获取、哪些部门收集数据等。项目评估不可能通过非常简单的方法一蹴而就,而是需要资金与人力的投入,一般项目的评估费用约占总费用的 5% 左右。

有些项目是在其他企业已经广泛实施的,并已证明效果良好,是否还需要再行评估?从科学的角度说,在不同企业实施的同类型项目进行专项评估,效果一定会更好,因为项目的影响因素很多,诸如:实施强度、针对人群、执行人员、开展形式、激励措施、企业高管支持度、职工时间的灵活性等都有影响,同样的项目在不同企业的实施效果往往会有差距。当然,如果时间与经费确实有限,同类项目也可以不开展专项评估,借鉴通用效果或别人的评估结果未尝不可。

现实中,健康促进项目未达预期目标者或者失败者也很多,原因有:项目设计有缺陷、执行不力、项目初始评估有误。

项目评估常常会被终止的主要原因有:企业认为时间与费用不是直接用于健康项目,不予优先考虑;评估需要的数据和资料难以获得;可能出现负面结果导致对项目产生不良影响;受限于繁杂的方法学等。

（一）评估内容

健康促进项目评估（改自 Wagner 和 Guild,1989）应该在如下三个领域进行（表 10-11）。

表 10-11　项目评估报告内容

评估事项	评估内容
结构	● 项目涵盖了哪些领域与具体内容？ ● 干预措施是什么？ ● 项目是在哪里进行的？ ● 项目信息是如何传递给参与者的？ ● 由谁来管理项目？
过程	● 有多少人知道项目的存在,并了解项目的意义？ ● 有多少人参与了该项目？ ● 有多少人成功完成了项目？ ● 参与者是否满意？ ● 哪项活动的参与人数最多？
结果	● 项目是否提高了职工对健康的认知水平？ ● 项目是否改变了职工的行为习惯？ ● 项目是否实现了设定的目标？ ● 投资回报率（ROI）是多少？

1. **项目结构评估**　项目结构评估反映了项目的实施内容、是否按照预期在执行、是否有创新等。这项评估较为简单,仅需做详细的实施记录,并将实际结果与预定的目标进行对比,对未能按计划开展的项目做出原因分析,即可得出结果。通过项目结构评估有助于分析其设计的合理性,有利于对项目的进一步认识。

2. **项目过程评估**　项目过程评估主要是了解项目的执行情况,该项评估需做详细的统计,并可能需要借助工具,有助于对项目过程的了解与分析,根据分析结果可以为项目的优化或者设定新的目标提供帮助,比如什么项目参与人数最多,最受职工欢迎的项目有哪些,什么项目职工满意度最高等。

3. **项目结果评估**　项目结果评估是要验证某项目最终产生的实际效果,无论项目结构多么合理,过程多么严谨,都需要最终结果来证明。项目结果是投资者与管理者最为关心的,所以既是重点也是难点,如何证明每项结果的确定性,都有对应的流程和方法,具体内容将在后面的章节分别阐述。

结构合理和过程良好往往是实现效果的前提,有些项目效果欠佳的原因往往是结构或过程出现了问题。评估中发现的问题如何去弥补？那些已被证明效果良好的项目如何拓展？如何应用于更多的场所？都需要结果评估指导重新选择,这也是评估者的主要工作和评估工作本身意义所在。

（二）评估方法

1. **资料来源**

（1）日常记录:信息系统已成为越来越重要的数据储存与汇总工具,利用信息系统做数据记录与数据分析,比人工操作的优势不言而喻。信息系统的数据包括日接诊量、就诊者的病种分布、部门分布、工作环境、工种分布、性别比例、年龄比例、高发病种、季节因素等。除诊疗数据外，健康评估调查需要的数据、各项服务预约与活动报名人数、员工的满意度评价信息、有效投诉等都可以一并实现。需要特别注意的是：无论信息系统多么发达，传统的纸笔记录都应该作为有效的补充，比如个人签字、纸质问卷等。

（2）观察：有些评估内容难以在数据记录中体现，则可以通过刻意的专项观察去获取，比如在吸烟区对吸烟人群的观察、在停车场对使用安全带人数的观察等。

（3）卷宗档案：例如，商业保险因健康问题的理赔数据、人事部门的考勤数据等。

2. 评估方法 关于健康促进项目的效果评估方法，与项目本身一样处于不断地发现、总结、进步与发展中，业者应保持长期的关注与研究。

下面介绍几种当前普用的方法：

（1）数据统计与分析评估：如上述日常记录以及卷宗档案中都可以获取丰富的数据，然后用于各种角度的分析和评估。简单的如每个项目有多少人参加，这种直观数据本身就是一项评估；再如医生的看诊量、急救次数与成功率，健康讲座的参加人数，疫苗注射人数等；对数据进行对比是常用的方法，比如从每月就诊人数的同比与环比分析得出变化趋势；还有病人就诊部门的分布情况、就诊病种的比例情况；健身房的人流情况与分布时段；康复理疗的预约情况；项目之间的使用率对比等，都可以形成曲线图表做趋势分析，是非常实用的评估方法。

列举几项数据对比图表（图10-4、图10-5、图10-6、图10-7）供评估者参考。

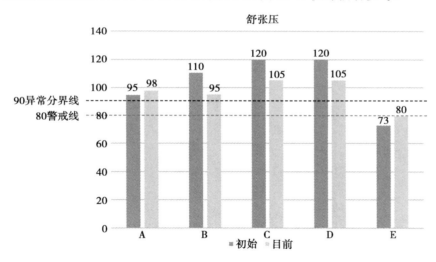

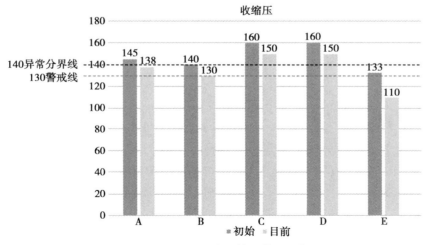

图 10-4 职工高血压管理效果评估

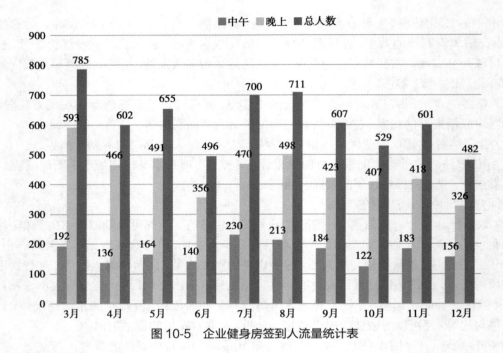

图 10-5　企业健身房签到人流量统计表

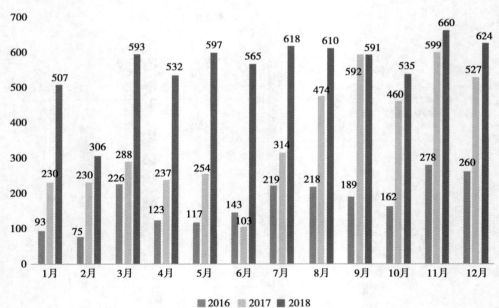

图 10-6　企业理疗室月度平均理疗人数统计表

（2）调查

1）满意度调查：健康促进项目的主要受益者是广大职工，他们的满意度高低在很大程度上决定着项目的成败。满意度调查通常包括项目内容、流程、服务、质量、后勤安排等。现实中，有很多项目将职工满意直接列为项目评估的唯一指标，代表了项目评估的全部，这种评估方法在简单的项目中是可以采用的，有些高级管理人员也会将职工满意度设为项目评估的唯一指标，但项目具体负责人员却应当进行全面地评估，即使是对于满意度高低这样简单直观的评判，也应该通过专业深入的统计学处理后，分析出原因与规律，日积月累，得出经验，这不但具备学术价值，而且对健康促进项目整体具有长期的指导意义。

满意度调查的常见操作方法有：发放与收集满意度调查问卷、在现场及时完成满意度反馈、

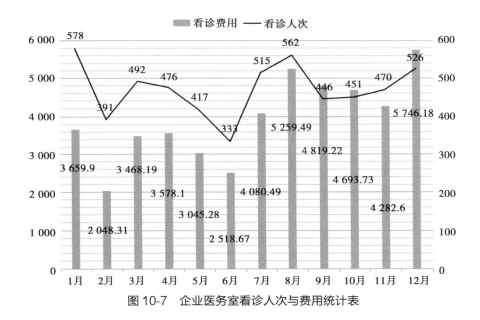

图 10-7　企业医务室看诊人次与费用统计表

线上评级（比如对医生评星）、电话回访等。为了实现高应答率，设定调查的问题应当比较简短，并且由封闭问题组成，或可给完成者以奖励。需要注重匿名和强调保密性、便捷性。

有时可能遇到满意者不需表达而默不做声，不满意者亟需宣泄途径或寻求解决问题而急于反馈，后者通常被记为投诉。

2）项目知晓率与参与率："有多少人知道项目的存在，并了解项目的意义？"这在大型企业是一个突出的问题。大型企业往往有成千上万人，组织结构庞大、部门林立，每位职工都有自己的关注焦点。

在这样的企业里，一个好的健康项目除了要让职工知道项目的存在外，还应想方设法让职工清楚如何报名、如何参与、参加项目有什么具体的好处。要做到以上所说，首先要做知晓率的评估，通过详尽地调查统计得出有多少人对项目完全不了解，或通过直接询问有些人为什么没有参加，进而深入了解真实的原因。

项目成功的另一个要素是吸引和留住曾经参与者。健康促进项目在职业场所中的人群参与意愿和参与率比在非职业场所都要高，通过提升项目内容与加强鼓动引导，参与率可以继续提高。参与率统计包括两个方面，一是"参与面"，至少参加一次或一项的职工有多少，占项目适宜人数的比例；二是"积极参与者"，要明确在一定时间内参与过多少次或多少项的才可以被定义为"积极参与者"，以及他们占总人数的比例和占参与者的比例。项目的参与水平越高，产生的结果越好。

3）宏观目标调查：企业设立健康促进项目的初衷可以理解为：通过关心职工健康与美好生活，使职工更热爱企业更忠实于企业，以更好的工作状态，低缺勤率等回报企业。

这一朴素的情感出发点也代表一个重要的项目目标，应当予以评估。简单的方法可以通过直接调查询问"健康促进项目对你的积极性、生产率、态度有什么影响？"参与者被提供以下备选答案："没有影响""消极影响"或"积极影响"如图 10-8。

（3）经济回报测算方法：项目管理者通常需要证明他们的项目是省钱的，甚至是有回报的。与经费有关的目标有：医疗保险项目、缺勤率、人员流动率、职工的补偿、短期和长期劳动力丧失、职工的生产力等。

1）介绍一种降低缺勤的经济回报计算办法：企业的间接经济回报＝职工单位时间产值（元/h）×节约的总工时（h）

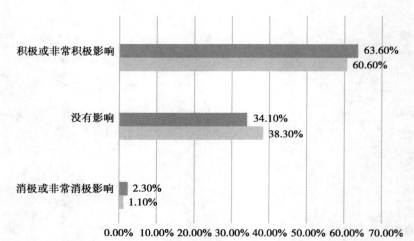

图 10-8　健康促进项目对职工满意度的影响（随机抽样）

职工单位时间产值 = 企业全年总产值（元）/ 企业总人数（人）/ 人均上班天数（d）/ 人均上班时长（h/d）

节约的总工时（h）=（职工请假外出就医时长（h）− 职工在企业内设医疗室的就医时长（h））× 就诊总人次（年）× 纠正系数

纠正系数是去除企业内设医疗室便利性因素后，员工外出就医的概率。可以通过职工调查"如果没有企业内设医疗室是否会选择请假外出就医"来测算概率，也可以结合疾病病种统计，比如某些疾病是必须及时就医的。

2）健康促进项目作为福利项目，可以协助企业吸引人才与留住人才，人员流动费用（尤其是关键岗位人才）是昂贵的，人员流动相关的费用包括新职工的加入、培训以及由此而带来的最初生产力的降低。

3）严重外伤事故、心脏骤停猝死、恶性肿瘤等重大疾病，会对企业带来重大损失，导致人才损失、高额补偿、甚至企业社会声誉受损。健康促进可以在这些方面发挥作用，通过健全的应急保障体系或者对典型的高危疾病专项管理，比如心血管疾病高危人群、心理压力超负荷人群等，以及通过科学有效的慢性病管理，可能实现恶性肿瘤发病率的降低。虽然这些问题通过健康促进项目解决也是有限的，与社会大环境和很多不可控因素都有关。但是这类项目的价值巨大，甚至难以用经济来衡量。

（4）常见目标与评估办法汇总，见表 10-12。

表 10-12　常见目标与评估办法汇总

指标类型	指标明细	评估办法	数据来源
非直接经济指标	提升职工的健康水平	数据对比	体检数据 医疗保险理赔数据 其他检查数据
	职工健康状况改善带来生产效率提升	数据分析与调查	考勤数据 企业经济增长数据
	满足职工利益和要求	调查	满意度调查
	增强企业凝聚力与职工对企业的归属感	调查	问卷调查 访谈 观察
	吸引人才与留住人才	数据分析	招聘成功率 人员离职率

续表

指标类型	指标明细	评估办法	数据来源
	提升企业的社会责任感与雇主形象	调查	媒体报道数据 第三方评估数据 职工满意度调查
直接经济指标	降低病假缺勤率带来的经济贡献	统计与计算	考勤数据 项目相关数据 企业相关数据
	降低企业对职工补充医疗商业保险的支出	数据对比	商业保险数据
	有效控制及降低在职职工死亡发生率	数据对比	项目记录数据

　　这些直接经济指标与非直接经济指标都是企业为健康促进项目投资的主要目的，根据经验，不同企业对目标重要性的排序会有不同，整体来说，当前中国企业更为看重非直接经济指标，一方面是因为企业出于对职工的真心关怀大于利益，更多是健康需求与福利需求，另一方面是因为企业往往对经济指标应该如何计算没有科学的方法与值得信赖的结果。项目的开设依赖于企业整体经济情况的良好，而健康促进也将对企业经济增长发挥出看得见或看不见的综合作用，与企业经济发展是良性循环关系。

（刘志胜　李卫东）

思考题

　　1. 职业人群健康促进的策略与原则是什么？

　　2. 请阐述健康教育、健康行为改变和健康文化建设三大职业健康促进的核心内容之间的关系。

　　3. 请制订一份团队运动行为改变的实施方案。

　　4. 企业医疗费用每年大幅上涨，经分析主要原因有：门诊量增加与门诊单次花费大、癌症等重大疾病发生率增加、心源性猝死率增加。针对这一情况如何设计企业健康管理方案才能达成控制甚至降低医疗费用的目标？

第十一章 职业健康服务与管理实践案例

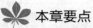**本章要点**

1. **掌握** 通过案例，掌握职业健康服务与管理的实操技能。
2. **熟悉** 职业健康服务与管理在实操中的运作方法与实际效果。
3. **了解** 职业健康服务与管理在各类企业中的开展现状，以及不同类型企业的选择偏向。

第一节 写字楼情景的案例

本案例涉及的应用项目主要包括：年度健康体检及健康体检数据的分析与利用；健康宣教与企业健康文化建设；针对写字楼人群生活方式相关疾病的健康促进活动；颈腰椎疾病应对措施；慢性病管理；心理健康咨询与促进。

随着我国改革开放的不断深化，城镇化进程不断加快，产业结构不断升级，在经济发展迅猛的核心城市圈聚集了众多企业，伴随而来的城市写字楼如雨后春笋般林立而起，成为了一种常规的职业场所。写字楼职场人群普遍以脑力劳动为主，面临工作时间长，竞争压力大，久坐少动，睡眠不足，紧张焦虑等典型问题，这些问题被冠以新名词："白领病""亚健康""职业倦怠""慢性疲劳"等。工作场景与工作方式的改变，也带来疾病谱的改变，颈腰椎病、眼科疾病、慢性咽炎、超重、心理疾病、慢性病年轻化等成为了困扰写字楼人群的主要健康问题。

近年来，一些效益好的大型国企、金融企业、互联网企业、外企、高端制造企业等都已开始重视这些健康问题，并逐步采取应对措施，尤其一些世界五百强企业，有着相对完善的健康福利体系和健康管理经验，他们对健康服务的需求推动了国内职场健康管理事业的发展。与此同时，国家卫生管理部门逐步的重视，以及健康保险、健康管理等相关行业的涉足，也促使了职场健康服务的完善与细化。

某家高科技技术型企业，总部位于上海，共有约 2 200 名员工，平均年龄 34 岁。该企业秉承"人才是最宝贵的资产，应当不遗余力地保障员工身心健康"的理念，积极为企业员工提供全方位的健康福利。

一、年度健康体检及其数据的分析与利用

近二十年来，随着民众健康意识和企业对职工健康体检重视度的提高以及健康体检行业的快速发展，国民体检覆盖率逐年上升，2018 年我国年体检人次已超 6 亿，国内主要城市的职场员工年度健康体检已成为企业员工的基本健康福利，并且体检项目日趋合理、科学。

该企业每年开展一次覆盖全员的年度健康体检，体检项目完整并具有针对性，员工可以在基础体检项目上，自行选择适合自己的加项包检查项目。

表 11-1　2019 年度体检异常结果汇总表

项目	男性		女性		总计	
	人数	占比	人数	占比	总人数	总占比
参加体检人数	1 363		870		2 233	
屈光不正	736	54%	470	54%	1 206	54%
乳腺增生	/	/	705	81%	/	/
血脂异常	654	48%	244	28%	898	40.2%
颈椎异常	627	46%	253	29%	880	39.4%
肾结石	395	29%	235	27%	630	28.2%
脂肪肝	450	33%	105	12%	555	24.8%
超重	409	30%	113	13%	522	23.4%
甲状腺异常	272	20%	244	28%	516	23.1%
血尿酸升高	477	35%	35	4%	512	22.9%
转氨酶升高	327	24%	26	3%	353	15.8%

表 11-1 是检出率较高的异常情况。该企业已不满足于单纯的健康体检，同时还重视体检后数据分析，如逐年数据对比分析及体检报告解读等。同时，根据体检数据和员工健康需求，开展了更深入细致的、体系化的健康服务管理。

二、健康宣教与企业健康文化

该企业在 2019 年举办了 24 场健康讲座，讲座主题包括：认识亚健康，适合白领的健身运动，日常饮食误区，瑜伽，三高预防，爱眼护眼，健康美食节，白领日常保健攻略，职场减压攻略，脊柱保健操与工间操，健康饮食与健康睡眠等。

健康讲座主讲者全部是国内健康领域知名专家，他们在各自学科有较深入的研究和丰富的临床经验。根据课程反馈表调查，员工对讲座的满意度达到 97.5%，总体评价好。写字楼员工最感兴趣的前五位健康话题是：脊柱健康、中医养生、营养学、女性健康和有益健康的"绿色治疗"。

针对体检中发现的健康问题以及日常健康保健知识的误区，公司设计制作了每月一次的健康海报在食堂和活动室张贴，并编辑文章通过电子邮件向员工推送，在企业内营造出了积极维护健康的良好氛围。

三、健康促进活动——写字楼人群生活方式相关疾病

疾病与生活方式有着密切关系，而死亡因素中行为和生活方式原因占比最大，写字楼工作群体的"行为和生活方式病"较多见的有：

心脑血管疾病：高血压、冠心病、脑卒中、动脉硬化症等；

内分泌及代谢性疾病：糖尿病、肥胖、高脂血症、高尿酸血症、痛风、骨质疏松症等；

消化系统疾病：慢性胃炎、胃溃疡、脂肪肝等；

运动系统和眼病：颈椎病、肩周炎、鼠标手、干眼症等；

神经精神症状：焦虑或抑郁症、失眠等。

这些疾病大多数是可以通过生活方式干预及规范的治疗来改善和控制。写字楼人群的年龄集中在 20～55 岁之间，多数受过良好教育，简单健康宣教收效甚微，设计寓教于乐、多种形式的健康活动是一种更为有效的方式，不但让员工感受到企业的健康关爱，潜移默化地改变着不良生活习惯，同时还营造了积极向上、崇尚健康的良好企业文化环境。

该企业针对员工中普遍存在的喝水少、缺乏运动、用眼过度等不健康行为生活方式，设计了

一套覆盖全员，贯穿全年的健康主题系列活动，通过线上宣传、线下扫描二维码获得健康积分的形式来干预员工健康行为，提高员工健康意识。活动主题分四个季，分别是：补水大作战、健康新 FUN 享、登高进行时、EYE 要放轻松。为了把活动办得有趣且引人入胜，工作人员分别在饮水机旁、楼梯间、健身房、窗边张贴活动二维码，参与活动的员工通过扫描二维码可获得积分奖励，引起了绝大多数员工的参与热情。该活动集知识性、趣味性、安全性、有益性为一体，员工参与度与关注度高，覆盖面广，利用移动互联网媒介的便利性，使员工在不知不觉中受益，并对他们日常习惯和行为的改变产生了深远的影响。

四、颈腰椎疾病应对措施

1. 人体工程学的研究与实践　人体工程学是研究"人 - 机 - 环境"系统三大要素之间的关系，以及为解决人的效能、健康问题提供理论与方法的科学。人体工程学也研究人体的工作能力、活动姿势，从而探寻人类在所从事的工作环境中，如何更适应人体解剖学、生理学、心理学各种特征从而达到"人 - 机 - 环境"系统的最佳状态。

该企业针对员工的颈腰椎等问题，选用了可升降的办公桌，员工可根据身高灵活调节高度，并可升至足够的高度站立办公，这有效缓解了久坐引起的健康问题，并提高了工作效率。

2. 中医理疗与西医康复治疗相结合　颈腰椎疾病是办公室人群最突出的健康问题。久坐、缺乏运动、长时间低头使用手机，造成颈肩部肌肉紧张、颈椎病、肩肘关节错位、腰椎间盘突出、腰肌劳损等突出问题。

为了缓解这一症状，该企业内设置了中医理疗室，由驻场理疗师为员工提供推拿按摩，拔罐刮痧艾灸等服务，缓解颈肩腰椎肌肉疲劳紧张和疼痛不适。同时，不定期请西医康复科医生上门，指导员工采取正确的站坐卧姿，开展有针对性的肌肉训练与自我放松方法。

3. 健身房与工间操　企业健身房已逐渐成为大型企业和新型企业的标配之一，让员工足不出户就能健身，将健身融入日常工作和生活中。为了使多数员工都能动起来，该企业聘请了专业的健身教练指导员工科学健身，并开展工间操、减重营、增肌营、健身达人等活动。

五、开展慢病管理

随着生活水平提高，生活和工作方式的改变，高血压、高血脂、高尿酸、糖尿病、脂肪肝等慢性病呈现出年轻化趋势，并随着平均年龄的增长，呈逐年上升趋势。

办公室职场人群普遍年轻耐受性好，对疾病认知度不够，大多数慢病指标异常人群均未采取措施，大部分人对于终身服药比较排斥。同时，慢性病人群自律性、依从性较差，主动的健康干预难以实施，所以多数慢性病病人不能定期检查和有效治疗。

该企业尝试性地做了慢病指标管理，取得了可喜的成果。

1. 筛选与设计　根据办公室员工年度体检结果，筛选出慢病相关指标异常人群，由企业医务室医生和护士分批进行一对一面谈，了解他们对疾病的认知情况，当面评估健康风险，对其日常医疗、饮食、运动等提出指导性建议。

2. 跟踪管理

（1）在慢病指标异常人群中发布活动通知，招募志愿者，每期 20～30 人，建立"慢病管理营"，进行为期 10～12 周的跟踪管理，在开营仪式上进行慢病指标危害性宣教，并一对一建档。

（2）由企业医生、营养专家、运动康复医学专家共同制订干预方案，企业医务室、健身房、员工餐厅协作，为参与人员制定膳食处方，由食堂负责烹饪低盐、低脂、低嘌呤的健康餐，医生为每位营员制定运动处方，健身房则负责员工运动指导及定期集训。

（3）建立专用社交群，开展线上每日运动，饮食打卡积分，及丰富的互动性活动，包括健身秀、健康美食秀、医生护士健康提醒、纠正误区、相互鼓励、结伴运动等。

（4）医务室医生护士每周进行回访，监测慢病指标，对方案进行微调。

（5）社交群每周公布积分排名，指标好转喜讯，励志事例等。

（6）项目结束进行关营仪式，公布数据，奖励优秀学员，同时布置年度目标，继续跟踪随访一年。

3. 项目要点

（1）方案完整详细，包括活动规则、奖励机制，宣传与动员技巧等；

（2）强调权威性、科学性、仪式化，项目中注重引入权威专家，容易让员工产生信赖感与威慑力。项目中设计的运动处方、营养处方等应当具有高度的专业性，项目开始和结束都应当注重仪式感，仪式化与制度化可以让员工感觉到参与项目的严肃认真性，有利于他们的坚持与效果。

（3）提高趣味性与灵活性，注重日常宣传、鼓励与互动交流。充满趣味的设计更有魅力，容易吸引员工参与并坚持。在规则基础上，对于某些出发点很好，但与规则不符的情况可以保持适当的灵活性。从活动之初到最后结束，整个过程都应当保持足够的宣传，强化大家的意念，并可以形成舆论的监督，尽量多的鼓励与互动交流，对项目成功至关重要。

（4）用心是成败的关键。慢病管理期间有很多非常琐细的工作，需要足够的耐心，工作人员只有做到真正用心，才能实现最好的项目质量。

4. 项目结果 经过 10～12 周的紧密跟踪管理，80% 以上的员工都能达到指标好转或正常，更大的意义是使这部分员工学习到了如何科学运动和自我膳食管理，理解了通过生活方式的调整，可以控制慢性病的发生和发展，甚至告别长期药物治疗。所以，多数员工在活动结束后，仍能坚持良好的运动习惯和适当的饮食控制。

六、心理健康

社会经济的高速发展，伴随生活节奏、工作节奏的加快和竞争带来的不确定因素相应增多，每个社会成员的身心健康都遇到了一定的挑战。随着企业管理理念的成熟，国内企业正由粗放型管理走向更为科学的、精细的管理，多数企业开始关注员工心理健康对企业效益带来的影响，越来越多的企业开始引入企业员工辅助计划（Employee Assistance Program，EAP）服务。

EAP 是企业组织为员工提供的系统的、长期的援助与福利项目，它能充分发挥心理学对企业生存发展的作用，是一项由应用心理学专家队伍深入企业，根据企业具体情况，对组织以及员工进行诊断和建议，提供的专业指导、培训和咨询，旨在帮助员工及其家庭成员解决各种心理和行为问题，同时为管理者提供专业解决方案。

1. 开展 EAP 的目标 该企业开展 EAP 服务的主要目标有：缓解员工压力，促进员工心理健康，带来更佳的工作状态；辅助企业应对危机（变革、裁员等），缓解职场冲突；员工关怀，增强员工对企业归属感与凝聚力。在接受 EAP 服务中，员工比较关心的内容包括工作压力、职业发展与职场问题、情绪障碍、婚姻家庭问题等。

2. 实施细则

（1）项目主题：平衡·和谐。

（2）项目内容：心理咨询、心理体检和心理培训课程。心理咨询形式包括电询、面询和驻场。心理体检报告分为个人报告和团体报告。心理培训课程主要内容包括情绪压力管理、心理学技巧、危机干预技术、心理测评在招聘中的应用、异常情绪识别等。

（3）项目建设：宣传推广活动（幸福月刊 / 节日 EDM/ 关爱手册 / 关爱卡 / 宣传小礼品）；危机干预（突发性异常事件）；评估报告（季报 / 半年报 / 年报）。

3. 2018 年度项目成果 咨询使用率为 16.7%，电话咨询返约率为 46%；心理体检测出不良状态与较差状态的员工占比分别为 9.7% 和 4.6%；帮助识别并有效处理了一例员工突发性事件；课程培训满意度为 97%；在招聘体系中建立了心理测评的模型，提高了招聘过程中的人岗匹配。

第二节　工厂情景的案例

在《中国制造 2025》十年行动纲领中,中国正从制造业大国向制造业强国转变。某家国内汽车制造企业,凭借自身的技术优势和现代化生产方面的突出表现,被评为"2016 年度全球卓越运营最佳工厂 & 最佳大规模制造厂商"。该厂在企业健康管理方面认为,关注员工健康,不仅是保持长期竞争力的根本,也体现了以人为本的经营哲学和关爱员工健康的社会责任,是企业建立良好社会形象不可或缺的重要内容。随着企业的发展和壮大,员工面临着越来越快的工作节奏和越来越大的工作压力,随之带来亚健康、慢性病等健康风险。员工的健康状况直接关系到企业的生产效率,因此,关注、研究、改善员工的健康即成为主管部门的使命,并以打造中国原始设备制造商(original equipment manufacture,OEM)领域最佳职业健康服务提供商为愿景目标。该企业通过创新管理、开拓思路,构建出新时代职业健康及医疗服务管理体系,为员工健康提供专业的服务与管理,不断提升企业职场健康管理水平,推动企业整体健康发展。

一、健康管理规划

该企业规划的职工健康管理以三大基础服务功能为核心,包括职业健康管理、日常医疗服务、应急救护服务,并为满足员工不断增长的个性化需求,建立了诸如理疗康复、专家坐诊、转诊就医绿色通道等特色服务。

1. 职业健康管理　该企业制定了以实现职工职业健康零伤害为目标的多项管理措施,同时严格遵守国家相关法律法规的各项要求;严格识别与控制各类职业危害因素,对厂区内存在的职业危害因素包括粉尘、苯系物、噪声、酸碱物质等定期检测;采用对人体健康危害最小的、最先进的设备、工业技术和生产工艺。

职业健康管理内容规划:

(1)职业健康风险识别及预警管控;

(2)制订专业职业健康管理方案,含危害因素监测、管理预防措施等;

(3)建立职业健康管理与人力资源岗位调整联动的机制;

(4)职业健康与人机工程改善的联动;

(5)建立员工专属健康档案;

(6)员工健康知识普及和意识提升;

(7)整合职业健康体检、福利体检;开发多样化职业健康体检套餐;

(8)提供职业健康体检报告分析及预防性指导等。

2. 医疗健康服务　为了满足职工日常医疗保健需求,企业与专业医疗服务公司合作,设立了职业健康与医疗服务中心,依托优秀的医护专家团队及强大的医疗后台资源,采用先进的健康管理模式和现代化的信息管理手段,为全体职工提供专业、系统、规范的医疗服务、健康管理及应急救护服务,以常规的医疗诊疗服务为基础,开展多样化的健康指导,针对突出健康问题提供预防和解决方案等,有效缓解了职工看病难问题,并提升了他们的幸福感和企业归属感,对降低缺勤率,控制商业保险费用上涨等方面也发挥了作用。

开展的医疗服务内容:

(1)配置中英双语专业医疗团队;

(2)实现 365d×7d×24h 的医疗服务;

(3)购置满足诊疗的专业设备;

(4)开发"员工健康管理信息系统";

(5)组织医疗保健知识宣教等。

依托职业健康与医疗服务中心,配置健全的应急救护体系。

（1）配置专业医疗急救设备；

（2）提供专业医疗应急服务；

（3）开展医疗应急知识宣教；

（4）组织开展急救员培训取证；

（5）开辟应急转院救治通道等。

在基础服务功能的基础上,该企业开设了多项受员工欢迎的特色服务。

（1）定期巡诊服务；

（2）名医坐诊服务；

（3）专属医疗咨询；

（4）心理咨询服务；

（5）营养健康服务；

（6）职场保健理疗服务；

（7）母婴健康指导等。

二、健康管理的具体措施

1. 职业健康管理

（1）职业危害因素的风险识别和评价：严格落实法律法规要求,新建、改建、扩建项目从规划阶段,就要启动实施职业病防护设施"三同时"工作,通过辨识工作场所的职业危害风险,提出并采取相应的职业病防护措施,使职业病防护设施与项目同时设计、同时施工、同时投入使用,从项目源头降低职业病发生的风险。该企业自建立以来,已完成职业病防护设施"三同时"的新改扩建项目40个,完成率100%。正常生产运营阶段,组织实施定期的职业危害因素检测及风险评估,并针对具体的某项职业危害风险,提出技术改进及管理改善措施。

（2）职业危害因素管控措施：经过职业危害因素的风险识别和评价,对那些较为严重的职业危害因素不断采取技术措施和管理措施,以求降低或消除这些职业危害,实现职业安全目标。

例如,在降噪方面,通过调研及现场分析,发现在发动机装配过程中使用的气动工具发出较大噪声,存在对员工听力造成损害的风险,当即决定更换工具,使该岗位噪声从80多分贝降至70分贝以下,大大降低了噪声的危害；在防暑降温方面,企业为各分厂投资达2 000余万元,加装先进的地源热泵系统,为车间提供冬季采暖与夏季制冷,保障员工舒适的工作环境,防止夏季厂房内温度过高诱发中暑现象；另外每年夏季,为职工发放藿香正气胶囊、十滴水、人丹、清凉油、花露水等防暑降温药品,食堂配合熬制绿豆汤与防暑降温汤等,最大限度保障职工在高温暑期的身体健康；在新建的总装车间,全部安装了汽车尾气收集系统,将下线车辆检测产生的尾气收集过滤后排放,有效地降低了对岗位员工的危害；在工艺改良方面,用新焊装技术点焊替代沿用已久的焊条焊,以铆钉连接替代焊连接,极大地降低了生产性污染物的排放等。

（3）职场健康监护及健康管理：对涉及危害因素岗位的职工,在入岗、离岗和调岗时都严格进行体检,选择有资质的体检机构提供与工种相对应的体检项目,凡是检查指标有异常项的职工,安排到职业病防治机构进行复查和医学鉴定。对常规体检指标异常的职工也进行分类管理,发现重大疾病者,给予及时的就医指导和必要的协助；高危健康人群开展专项管理；慢性病人群纳入长期干预计划。职业健康及医疗服务中心对历年体检的数据汇总,进行年度横向对比,分析健康总体趋势,评估整体健康水平。

2. 建立职业健康及医疗服务中心

（1）专业的职场健康管理硬件配置：职业健康及医疗服务中心严格按照当地卫生和健康管理部门发布的医疗机构设置条件与标准,从场地规划、设施设备、人员配置等方面均严格按照要求,取得医疗机构许可证。配备双语专业医疗团队,设置诊室、检测室、换药室、处置室、治疗室、健康培训室、职业健康管理室、档案室等,配有 200 余种常用药品,内科、外科、理疗所需的 30 余种先进设备仪器,提供内科、外科、理疗康复、紧急救援等医疗健康服务,解决员工的基本医疗需求。

(2) 医疗诊治服务:职业健康及医疗服务中心提供全年 365d×7d×24h 无间断的诊疗服务,医生采用轻问诊的模式,对症开具必要的口服药品,在接诊过程中,注重了解职工的生活方式与健康状态,当即给以专业的、个性化的预防保健和身心健康咨询宣教与指导。护士通过电话回访,了解病人诊后情况,对未康复者建议到职业健康及医疗服务中心复诊,或给出进一步就医指导。利用健康信息管理系统,把职工诊疗过程生成的电子病历与历次体检数据一起合并成健康档案,为其终身的医疗健康保健等活动提供可靠的资料和依据。

2018 年,全年看诊 7 576 人次,为员工提供血压、血糖、眼压、心电图等日常健康检测 2 014 人次,理疗服务 181 人次,合计服务 9 771 次。邀请知名三甲医院 19 个不同科室,合计 52 位专家为员工提供了 844 人次咨询服务,专家中高级职称者占比 90%(图 11-1)。

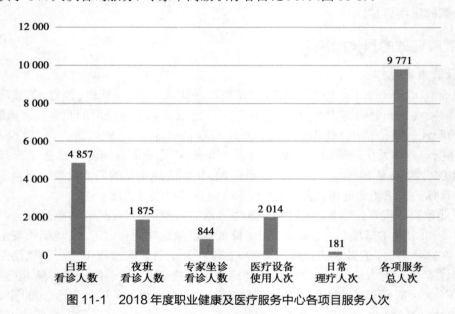

图 11-1　2018 年度职业健康及医疗服务中心各项目服务人次

3. 应急救护服务　2018 年,企业为车间配备一线急救箱 600 多个,举办多期急救员培训,使持证急救员占比达到 5%。

(1) 完善的制度与流程:企业制定了《职业健康及医疗服务中心应急救护流程》《急救箱及药品管理流程》等系列制度与规范,构建多层次、快速响应、专业水准的内部院前救援机制,实现了 5min 到达现场,最快 16min 完成救护及转运任务,以最高效率保障了员工生命安全(图 11-2)。

(2) 专业的应急救护技术与充足物资保障:企业建立了完善的院前医疗应急救援体系,配置专业人员与设备,所有医护人员均具有专业急救技能,并定期进行急救技能演练;职业健康及医疗服务中心设有清晰明确的急救流程,配置急救药箱、便携式除颤仪、氧气袋、担架、轮椅等设备物资;厂区配有急救专用车辆,用于接送医生护士携带急救物品以最快时间(5min 内)赶至事发现场展开急救。

(3) 开展急救员培训:企业与具有资质的专业培训中心合作,邀请专家到厂区开展急救员取证培训。内容主要包括心肺复苏术、外伤包扎、止血、搬运、骨折固定等内容。培训结束考核合格并颁发急救员证书。该企业计划每年安排 5% 的职工参加急救员取证培训,实现持证急救员比例每年递增,到 2020 年实现并保持 20% 的职工持证率。

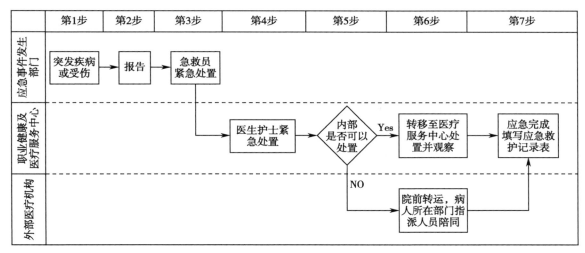

图 11-2 应急救援流程图

（4）与综合医院合作：与附近综合医院建立合作，开通紧急救援通道，保障重症转院病人能得到及时救治。

（5）急救宣教：定期开展急救知识学习和急救技术培训与演练，企业各部门可根据实际工作情况和需求组织职工参加，急救知识定期通过信息平台、海报、活动等形式，经常性的进行线上线下的宣传。

三、创新职场健康管理服务

1. 创新职场健康体检模式

（1）体检项目合并：企业每年为员工安排两次在岗体检（职业健康岗中体检和年度福利体检），由于部分检测项目重复，经过充分调研及分析，职业健康及医疗服务中心在满足国家职业健康法规要求的前提下，对重复体检项目进行梳理合并，制定出了更加合理的、全新的体检套餐（图 11-3）。

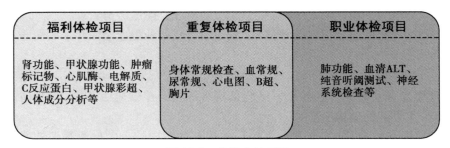

图 11-3 体检合并项目

（2）体检项目优化：针对员工工作特点进行分析，为及早识别员工眼部及心脑血管疾病的健康风险，针对性地增加如眼底立体成像、超敏 C 反应蛋白等体检项目；针对 40 岁以上员工结合肾功能检查，增加尿微白肌酐比体检项目，预防性监控员工肾脏健康风险；针对公司管理层人员脑力工作强度大，工作压力大，平均年龄相对较大等特点，全面优化体检项目，以肿瘤筛查、心脑血管疾病检查、颈腰椎检查为重点，从影像和生化两个方面优化定制体检项目，更加全面地监控管理层人员身体健康状况。

（3）体检流程创新：基于汽车制造企业人数众多的现状，若采用传统人工线下安排预约，各部门主管人员需投入大量时间及精力，包括人工进行员工信息统计、体检套餐选择、医院安排、日体检量和男女比例平衡等方面的协调及沟通，工作量非常大，沟通成本高。同时，员工体检选择自主性差，体检安排准确性低，既影响员工体检体验，也影响整体体检进度。针对这一问题，该企业开发了先进的线上体检管理系统，实现了员工手机端可便捷的自主选择体检日期、自动生成体检套餐类别、自动生成体检预约码、体检爽约管理、体检提醒、结果查看等功能。后台管理端则实现了体检部门安排、体检人数上限设置、体检机构上线、体检套餐设置、体检人员批量导入等功能。该系统自上线投入使用后，实现了规划的体检预约各项功能，通过信息化技术创新体检流程，建立"线上＋线下"闭环体检管理新模式，为全体员工提供了便捷优质的健康服务。

2. 心血管疾病高危人群健康管理　在企业快速发展、职工工作强度和压力持续增加的情势下，心血管疾病（CVD）需要引起高度重视。医疗服务中心为此设计了 CVD 高风险职工专项管理办法，主要通过以下步骤实现：

职业健康及医疗服务中心筛选出高危人群。目标针对 40 岁以上、BMI 指数超过 $35kg/m^2$，经过职业健康及医疗服务中心现场测评与生活习惯调查等方法进行筛选。

专科体检筛选出高危人群，对高危人群进行专项体检，包括心脏彩超、颈动脉彩超、动态心电图等，职业健康及医疗服务中心汇总报告进行筛选。

持续跟踪管理，对高危人员逐一说明情况，并达成协议，将他们列入长期管控名单，依照专项管控方案完成 3 年期的管理和随访。

科学方式论证，在管控过程中以循证医学的思路设定管理方案，以科研文章的形式论证此管理的有效性。

四、未来规划

该企业在职业健康服务与管理实践中，做到了规划清晰，管理科学，项目吻合企业特征，充分考虑广大职工健康需求，多项措施并举，且经总结证实是行之有效的。在职业病管理方面，通过先进的生产工艺和技术消除了职业危害，在风险辨识、评价、职业危害因素检测和职工体检等方面，均严格按照法规要求，开展了更为严格和具有科研价值的职业健康管理。整体项目具有多项创新，投入了高端配置的职工职业健康及医疗服务中心，引进了专业机构和团队、整合各方资源，在职工基础医疗、应急救护体系、健康管理、大数据健康系统、CVD 高危人群管理等多个方面均实现了良好的效果，为企业及个体提供了优质的职业健康服务与管理。

该厂追求不断完善的职业健康管理体系，构建新时代职业健康及医疗服务管理模式，打造职场健康管理新标杆。

企业的远景规划如下：

1. 医疗健康服务全覆盖　在各个厂区全部实现综合医疗健康服务，并将其向线上发展，让全体员工都享受更便捷的健康服务。

2. 医疗健康服务专业化、多元化　从单一的诊疗服务向综合的健康管理转变，进行疾病管理、健康评估（包括体检、健康风险评估、心理测评等）以及基于测评结果提供的生活方式指导，促使员工形成良好的健康行为和习惯。

3. 构建智能医疗服务网络和物联网系统　通过升级职业健康及医疗服务中心软件系统，在各车间铺设无人智能检测、问诊与自动药品发放设备，与职业健康及医疗服务中心联动形成智能医疗服务网络，实现智能挂号、智能药品出入库，自主健康数据管理和满意度调查等功能。

4. 履行社会责任　积极响应国家分级诊疗政策，实现常见病与普通检查不出厂区，为社会节约就医资源。培训 20% 的员工为持证急救员，将急救技能应用于日常生活，为家庭和公众场所提供专业水准的安全保障服务。

身心健康的员工是企业不断发展、基业长青的动力和保证。促进员工的健康不仅能降低医疗支出、节约成本，还能提高员工企业归属感和工作热情，提高工作效率，从而提高企业竞争力。

该企业将员工健康上升到企业战略和社会责任的高度,借助职业健康及医疗服务中心的平台,通过全员共同努力,实现"卓越健康"的目标,从而助力企业走向更加美好的明天。

（刘志胜　杨　磊）

 思考题

　　1. 企业健康管理如何应用健康体检数据?

　　2. 职场人群慢性病管理具有哪些优势与挑战?

　　3. 畅想未来职业健康服务与管理中智能科技的发展方向与应用。

参 考 文 献

[1] 李涛. 中外职业健康监护与职业病诊断鉴定制度研究. 北京：人民卫生出版社，2013.

[2] 丁钢强，张美辨. 国外职业健康风险评估指南. 上海：复旦大学出版社，2014.

[3] Schonfeld I S. Occupational Health Psychology. New York：Springer Publishing Company，2017.

[4] 邬堂春. 职业卫生与职业医学. 8 版. 北京：人民卫生出版社，2017.

[5] 张东华. 法理学. 武汉：武汉大学出版社，2017.

[6] 中国保健协会，国家卫生计生委卫生发展研究中心. 健康管理与促进理论及实践. 北京：人民卫生出版社，2017.

[7] 李智民，李涛，杨径. 现代职业卫生学. 北京：人民卫生出版社，2018.

[8] 郭清. 健康管理学. 北京：人民卫生出版社，2018.

[9] 米歇尔 P. 奥唐奈. 常春，译. 3 版. 工作场所健康促进. 北京：化学工业出版社，2009.

[10] 奎克，蒂特里克. 蒋奖，许燕，译. 职业健康心理学手册. 北京：高等教育出版社，2010.

中英文名词对照索引